Konversionsstörungen mit funktionellen neurologischen Symptomen

Leitfaden Kinder- und Jugendpsychotherapie
Band 32

Konversionsstörungen mit funktionellen neurologischen Symptomen

Prof. Dr. Meinolf Noeker

Die Reihe wird herausgegeben von:

Prof. Dr. Manfred Döpfner, Prof. Dr. Charlotte Hanisch, Prof. Dr. Nina Heinrichs,
Prof. Dr. Dr. Martin Holtmann, Prof. Dr. Paul Plener

Die Reihe wurde begründet von:

Manfred Döpfner, Gerd Lehmkuhl, Franz Petermann

Meinolf Noeker

Konversionsstörungen mit funktionellen neurologischen Symptomen

hogrefe

Prof. Dr. Meinolf Noeker, geb. 1958. 1977–1984 Studium der Psychologie in Bonn. 1985–1990 Tätigkeit in der Abteilung für Pädiatrische Onkologie der Unikinderklinik Bonn. 1990–1991 Mitarbeiter im Bereich Klinische Psychologie der Universität Bremen. 1991 Promotion. 1991–2011 Leitung des Psychologischen Dienstes am Zentrum für Kinderheilkunde der Universität Bonn. 2008 Habilitation. Seit 2012 Krankenhausdezernent LWL-PsychiatrieVerbund Westfalen beim Landschaftsverband Westfalen-Lippe (LWL), Münster. Psychologischer Psychotherapeut für Kinder und Jugendliche sowie Erwachsene und seit 1995 als Dozent, Supervisor und Selbsterfahrungsleiter (Verhaltenstherapie) tätig.

Bibliografische Information der Deutschen Nationalbibliothek
Die Deutsche Nationalbibliothek verzeichnet diese Publikation in der Deutschen Nationalbibliografie; detaillierte bibliografische Daten sind im Internet über http://dnb.dnb.de abrufbar.

Hogrefe Verlag GmbH & Co. KG
Merkelstraße 3
37085 Göttingen
Deutschland
Tel. +49 551 999 50 0
Fax +49 551 999 50 111
info@hogrefe.de
www.hogrefe.de

Satz: Sabine Rosenfeldt, Hogrefe Verlag GmbH & Co. KG, Göttingen
Druck: mediaprint solutions GmbH, Paderborn
Printed in Germany
Auf säurefreiem Papier gedruckt

1. Auflage 2023

(E-Book-ISBN [PDF] 978-3-8409-2313-5; E-Book-ISBN [EPUB] 978-3-8444-2313-6)
ISBN 978-3-8017-2313-2
https://doi.org/10.1026/02313-000

Einleitung: Grundlagen und Aufbau des Buches

Konversionsstörungen bzw. Störungen mit funktionellen neurologischen Symptomen umfassen ein breites Spektrum von auf den ersten Blick sich neurologisch präsentierenden Symptombildern. Die medizinisch-diagnostische Abklärung erbringt jedoch regelmäßig keinen hinreichenden Nachweis einer somatisch-neurologischen Verursachung. Drei Gruppen stehen im Vordergrund: Bewegungsstörungen, wie z.B. Gangstörungen oder Lähmungen der Extremitäten, sensorische Störungen, wie z.B. eine Sehschwäche bis hin zu einer Blindheit, sowie Anfälle, die zunächst an eine Epilepsie denken lassen, aber auch während des Anfalls ein vollständig normales EEG zeigen.

Gemeinsam ist diesen symptomatisch so unterschiedlichen Störungsbildern regelmäßig ein Zusammenhang mit psychisch wirksamen Entstehungs- und Auslösebedingungen. Diese können im aktuellen Befund ein breites Spektrum an aktuell wirksamen Belastungen, Bedrohungseinschätzungen, nicht auflösbaren Konfliktkonstellationen oder nicht mitteilbaren Bedürfnisse umfassen. In der Eigen- und Familienanamnese kann sich ein ebenso breites Spektrum an Vulnerabilitätsfaktoren zeigen. Ebenso gemeinsam ist ihnen der Störungsmechanismus der Dissoziation. Die Dissoziation betrifft hier eine Entkoppelung der bewussten und willkürlichen Steuerungsfunktion des zentralen Nervensystems von den körperlichen motorischen oder sensorischen Funktionen in der Peripherie. Sie werden daher auch als dissoziative Störungen vom Körpertypus zusammengefasst. Sie weisen Gemeinsamkeiten in den Störungsmechanismen mit den dissoziativen Störungen des Bewusstseinstypus auf, die sich z.B. als Derealisations- oder Depersonalisationserleben manifestieren. In beiden Fällen ist das normale, koordinierte Zusammenwirken von mentalen Subsystemen entkoppelt, also dissoziiert.

Die Untersuchung und Behandlung von Konversionsstörungen stand spätestens seit den Arbeiten des jungen Sigmund Freud paradigmatisch am Anfang der modernen Psychotherapiegeschichte. Sie haben bis heute nichts von ihrer Rätselhaftigkeit verloren. Kaum eine Störungsgruppe zeigt so eindrucksvoll die untrennbare funktionelle Einheitlichkeit von psychologischen und zentralen wie peripheren neurologischen Signalverarbeitungsmechanismen auf. Prozesse der Wahrnehmung und Verarbeitung affektiv „aufgeladener", sich in der Körpersphäre zeigender und dennoch bewusst nicht prägnant wahrnehmbarer bzw. verbalisierbarer Empfindungen sind charakteristisch für Konversionsstörungen. Damit ergeben sich über die kognitive Verhaltenstherapie hinausgehend konzeptionelle und therapeutische Brückenschläge einerseits zu den aktuellen psychotherapeutischen Entwicklungen der dritten Welle der Verhaltenstherapie und der mentalisierungsbasierten Strömungen. Andererseits ergeben sich neue Anknüpfungspunkte zu den frühen, weiterhin wertvollen und zu Unrecht fast vergessenen Traditionen der Instinkt- und Reflexpsychologie, der psychologischen Evolutionsbiologie und den aktuellen neurobiologischen Netzwerkmodellen. Die differenzierte Ausarbeitung dieser Brückenschläge und Anknüpfungspunkte steht noch in den Anfängen. Sie sind bis jetzt weder elaboriert ausgearbeitet und erst recht nicht hinreichend empirisch hinterlegt. Dennoch darf die intensivierte Forschung in diesen Schnittstellen als sehr aussichtsreich gelten. Die Rätsel um die Konversionsstörungen aus dem frühen zwanzigsten Jahrhundert kehren damit in einem neuen Forschungsumfeld zurück und erfahren eine gewisse Neuauflage. Erneut haben die Konversionsstörungen „das Zeug dazu", zu einer Modellerkrankung für die Aufschlüsselung mancher ganz grundständiger Funktionsprinzipien des sich entwickelnden Gehirns und der sich entwickelnden Psyche des Kindes zu werden.

Die jüngeren Entwicklungen in den Klassifikationssystemen ICD und DSM lassen erkennen, dass der Terminus der Konversionsstörung wohl in näherer Zukunft aufgegeben werden wird. Ähnlich wie bei den klassischen Störungsbildern der Hysterie oder der somatoformen Störung können auch mit dem Begriff der Konversionsstörung überkommende Störungsmodelle und auch herabsetzende Konnotationen verknüpft werden. Die Klassifikationssysteme gehen hier zu rein deskriptiven Termini wie „Störungen mit funktionellen Symptomen“ bzw. „Funktionelle neurologische Störungen“ über. Im Titel des vorliegenden Bandes sind der klassische Konversionsbegriff und die neuere Bezeichnung miteinander verknüpft worden. Der Terminus der Konversionsstörungen wird fortgeführt, weil er aktuell den meisten Klinikern noch am besten vertraut ist und in der Kommunikation mit Kollegen schnell deutlich macht, an welche Verdachtsdiagnose gedacht wird. Die Terminologie „funktionelle neurologische Symptome“ ist aufgegriffen worden, um eine Anschlussfähigkeit an die zukünftige Entwicklung der Störungsbegriffe zu gewährleisten. Im Text sollen die Begriffe synonym verstanden werden.

Der Leitfaden beinhaltet insgesamt fünf Kapitel:

1 Im ersten Kapitel wird der Stand der Forschung zu Definition, Symptomatik, Klassifikation, Epidemiologie und Verlauf, zu Risikofaktoren sowie zu ätiologischen Modellen vorgestellt.

2 Im zweiten Kapitel werden die Leitlinien zur klinischen, handlungsleitenden Diagnostik und Therapie beschrieben. Einen besonderen Schwerpunkt bilden dabei die interdisziplinäre Differenzialdiagnostik zur Sicherung der Diagnose sowie das Vorgehen bei der Diagnosemitteilung, der Edukation zum Störungsbild sowie die unterschiedlichen Facetten der psychotherapeutischen Intervention.

3 Im dritten Kapitel werden die Verfahren beschrieben, die für die Diagnostik insbesondere der vorausgehenden, begleitenden und nachfolgenden psychischen Komorbiditäten sowie zur Verlaufskontrolle eingesetzt werden können.

4 Im vierten Kapitel werden hilfreiche diagnostische und therapeutische Materialien vorgestellt. Einen Schwerpunkt bilden Materialien zur Edukation und Aufklärung in Laiensprache zur Vermittlung dieser schwer verständlichen Störungsbilder an die Familie.

5 Im fünften Kapitel wird anhand von zwei Fallbeispielen die Umsetzung der Leitlinien in die klinische Praxis dargestellt. Ein Fallbeispiel bezieht sich auf die Therapie eines Kindes mit dissoziativen Anfällen, das andere auf ein Kind mit einer Bewegungsstörung im Sinne eines Kraftverlustes bis hin zu einer Lähmung.

Ergänzt wird dieser Band durch einen Ratgeber für betroffene Jugendliche, Eltern, Lehrer und andere Bezugspersonen (Noeker, in Vorb.). Der Ratgeber informiert über Symptomatik, Verlauf und Interventionsmöglichkeiten bei dissoziativen Störungen und Konversionsstörungen.

Zur leichteren Lesbarkeit wird im gesamten Leitfaden das generische Maskulinum verwendet.

St. Katharinen und Münster, Dezember 2022 *Meinolf Noeker*

Inhaltsverzeichnis

1 Stand der Forschung

1.1 Symptomatik

Kernsymptome

Konversionsstörungen umfassen Störungen der willentlichen und bewussten Steuerung von körperlichen Funktionen in den Bereichen der motorischen Bewegung, der sensorischen Empfindung sowie der dissoziativen Krampfanfälle ohne umschriebene organisch-neurologische Erklärung. Bei den Bewegungsstörungen können sehr eindrückliche Lähmungen oder auffällige Bewegungsmuster zum Beispiel der oberen oder unteren Extremitäten trotz vollkommen intakter Reizweiterleitung vorliegen. Bei den sensorischen Störungen kann es zum Beispiel zu einer Sehschwäche oder sogar einem Sehverlust kommen, obwohl augenärztlich und neurologisch eine normale, physiologische Funktionsfähigkeit aller zum Sehen erforderlichen anatomischen Strukturen und Sehnerven im Auge und zentral in der Sehrinde bestätigt wird. Allen, im beobachtbaren Beschwerdebild vielfach sehr individuell ausgestalteten Symptomen liegt eine Entkoppelung, also Dissoziation der mentalen, bewussten und dem Willen zugänglichen Steuerungseinheiten des Gehirns von den peripheren motorischen bzw. sensorischen Einheiten vor, die einen Bewegungsimpuls ausführen bzw. einen Wahrnehmungsinput aufnehmen und weiterleiten. Auch bei nichtepileptischen, dissoziativen Anfällen liegt eine solche Entkoppelung vor. Sie können vordergründig wie „normale" epileptische Anfälle aussehen und werden daher vielfach auch mit solchen verwechselt. Sie sind aber ursächlich vollständig anders bedingt und strikt von diesen abzugrenzen. So weisen die Gehirnströme während eines dissoziativen Anfalls keine hypersynchrone Aktivität auf, sie zeigen also im Unterschied zu einem epileptischen Anfall ein vollständig normales EEG.

Die Hauptgruppen sind dissoziative Anfälle, Bewegungsstörungen und sensorische Störungen

Diese Dissoziation von Bewusstsein und peripherer Motorik bzw. Sensorik rückt die Konversionsstörungen in die Nähe der dissoziativen Störungen des Bewusstseinstypus. Auch bei den dissoziativen Störungen des Bewusstseinstypus liegen solche Phänomene der Entkoppelung zwischen mentalen Subsystemen vor. Bei den Störungen des Bewusstseinstypus bestehen diese dissoziativen Entkoppelungen jedoch nicht in einem Splitting zwischen zentralen und peripheren Strukturen und Funktionen, sondern innerhalb von zentralen mentalen Einheiten. Dies kann zum Beispiel eine Entkoppelung des Bewusstseins von Gedächtnisfunktionen wie einem dissoziativen, retrograden Verlust der Erinnerung an biografisch wichtige Ereignisse sein. Ein weiteres Beispiel ist ein Depersonalisationserleben, bei dem bestimmte Empfindungen als fremd und der eigenen Person als nicht zugehörig erlebt werden.

Dissoziation bedeutet Entkoppelung von neuronalen bzw. mentalen Subsystemen, die normalisiert integriert zusammenarbeiten

Dieser gemeinsame Mechanismus einer Entkoppelung und des sich Verselbständigens von mentalen Subsystemen, die im gesunden Regelzustand integriert zusammenarbeiten, führt die dissoziativen Störungen vom Bewusstseinstypus und die dissoziativen Störungen vom Konversionstypus in der Klassifikation des ICD in die Störungsgruppe der dissoziativen Störungen zusammen (ICD F44). Die analogen dissoziativen Mechanismen lassen ähnliche und teilweise einheitliche Pathomechanismen vermuten, auch wenn die beobachtbare klinische Präsentation von Störungen des Bewusstseinstypus und des Konversionstypus sich sehr unterschiedlich darstellt.

Die psychiatrisch-psychotherapeutische Versorgung der beiden dissoziativen Störungsgruppen folgt nun stärker den stark unterschiedlichen Symptompräsentationen als den gemeinsamen dissoziativen Störungsmechanismen. Die diagnostische und therapeutische Versorgung des Bewusstseinstypus erfolgt von der Erstdiagnostik bis zur langfristigen Psychotherapie vorrangig im kinder- und jugendpsychiatrischen bzw. -psychotherapeutischen Setting. Die Erstversorgung von Störungen des Konversionstypus erfolgt nicht zuletzt wegen der notwendigen differenzialdiagnostischen Abgrenzung von neurologischen Grunderkrankungen im medizinischen bzw. pädiatrischen und hier meistens kinderneurologischen bzw. kinderepileptologischen Setting bzw. in der Neurologie und Epileptologie bei erwachsenen Patienten (Popkirov, 2020).

Die Erstversorgung erfolgt meistens in der somatischen Medizin, bevorzugt in der Neuropädiatrie oder Epileptologie

Klinische Symptomatik und therapeutisches Setting unterscheiden sich also ungeachtet ähnlicher basaler Störungsmechanismen gravierend voneinander. Da dissoziative Anfälle epileptischen Anfällen ähneln, werden Patienten normalerweise Neurologen oder Epilepsie-Überwachungseinheiten vorgestellt. Nach einer umfassenden neurologischen Untersuchung wird der Patient für die laufende Behandlung an psychiatrische-psychotherapeutische Dienste überwiesen.

Konversionsstörungen weisen unterschiedliche Verlaufsmuster auf. Manche Störungen remittieren spontan, viele können durch Therapie überwunden werden, manche chronifizieren aber auch, entweder weil sie keiner adäquaten Behandlung zugeführt werden oder weil diese nicht erfolgreich verläuft. Familien suchen eher selten Psychotherapie auf, vielmehr suchen sie ähnlich zu Patienten mit somatoformen Störungen vorrangig medizinische Praxen und Kliniken auf – in der Hoffnung auf eine organmedizinische Diagnose. Ein solches Inanspruchnahmeverhalten erhöht das Risiko einer Chronifizierung. Im Ergebnis wird die Einleitung einer fachspezifischen Behandlung verfehlt. Die therapeutische Arbeit an einem angemessenen Störungs- und Behandlungskonzept wird so zu einer essenziellen Herausforderung und Voraussetzung für eine Akzeptanz sich anschließender psychotherapeutischer Interventionen im engeren Sinne.

Viele Familien streben bevorzugt ein pädiatrisch-somatisches, nicht ein psychiatrisch-psychotherapeutisches Behandlungssetting an

Symptomspektrum

Am Beispiel einer Bewegungsstörung können zusammenfassend folgende Anhaltspunkte zur Stützung der Diagnose einer Konversionsstörung angeführt werden: eine mitunter bizarr wirkende Symptomatik exzessiver Langsamkeit oder Bewegungsmuster, eine Beteiligung vorwiegend der unteren Extremitäten, ein begleitender Tremor, ein zur Symptomatik relativ massiv ausgeprägtes Funktionsdefizit, vorangegangene Episoden von Konversionssymptomatik in der Eigen- und/oder Familienanamnese, ein Modell für die Symptombildung im Umfeld der betroffenen Person, multiple Klagen über Körperbeschwerden beziehungsweise früher eingetretene Phasen von Symptomremission mit Lösung einer zeitgleich bestehenden Konfliktsituation. Oftmals bildet ein unbedeutendes physisches Trauma den Auslöser einer Konversionssymptomatik, Spontanremissionen sind nicht selten.

Es wäre verkürzt, allein aufgrund einer psychischen Störung in der Anamnese auf eine Konversionsstörung anstelle einer genuinen neurologischen Störung zu schließen (Perez, Edwards et al., 2021a; Sunde, Hilliker & Fischer, 2020). In der Zusammenschau mit den neurologischen und epileptologischen Befunden verdichtet sich die Hypothese einer Konversionsstörung aus psychologisch-psychiatrischer Sicht vielfach, wenn sich nachweisen lässt:

- dass eine dazu prädisponierte Person (im Sinne einer Vulnerabilität, die sich lebensgeschichtlich herausgebildet hat) die Symptomatik entwickelte;
- dass ein auslösender Faktor, eine Belastung, ein Trauma, ein Konflikt in zeitlich engem Zusammenhang mit der aufkommenden Symptomatik steht;
- dass ein (langjähriger) Verlauf durch Kontextfaktoren (Konflikte, Krankheitsgewinn, Anreizfaktoren, eventuell iatrogene Faktoren) und systemische Einflussfaktoren (Schulumfeld, Familie) vermutlich aufrechterhalten wurde.

Die Patienten sind insbesondere im Rahmen der Erstabklärung eher in organmedizinisch ausgerichteten (hier pädiatrischen bzw. neuropädiatrischen) und nicht in psychiatrisch-psychotherapeutischen Behandlungssettings anzutreffen.

1.2 Entwicklung des Konversionsbegriffs und Grenzen des empirisch gesicherten Wissens

Begriffsgeschichte

Bis heute weisen die Begriffe „Dissoziation“ und „Konversion“ eine ausgeprägte terminologische und konzeptionelle Unschärfe auf, die nach weiterer wissenschaftlicher Präzisierung verlangt. Sehr restriktive wie extensive bis hin zu fast inflationären Verwendungen der Begrifflichkeiten finden sich. Im Kontrast zur eher sparsam vergebenen Diagnose einer dissoziativen Störung bzw. Konversionsstörung werden „Dissoziation“ und „Konversion“ sehr breit zur Beschreibung und Erklärung für Bewältigungsreaktionen bei extremem Stress und Traumatisierung verwendet. Im Gegensatz zur Tiefenpsychologie haben die empirische Klinische Psychologie, die Bio- und Neuropsychologie sowie die Psychotherapieforschung der Erforschung der Dissoziation und Konversion über viele Jahrzehnte nur wenig Beachtung geschenkt. Zu dieser Zurückhaltung mag eine Skepsis beigetragen haben, dass die Begrifflichkeit untrennbar von der tiefenpsychologischen Konflikttheorie durchdrungen und empirisch nicht losgelöst von dieser Denktradition zu untersuchen sei.

Psychoanalytische Wurzeln des Konversionsbegriffs

Die Wurzeln der Konzepte zu Dissoziation und Konversion gehen bis in das 19. Jahrhundert zurück und standen damals in enger Beziehung zum Störungsbild der Hysterie, die als Modellerkrankung für die Ausdifferenzierung der Behandlungstechniken der Hypnose und der Tiefenpsychologie fungierte. Der Psychiater Janet (1889), ein Schüler von Charcot, führte den Begriff „Dissoziation“ als Reaktion auf die Erinnerung an ein real erlittenes Trauma ein. Im Jahre 1895 führten Freud und Breuer dieses Konzept zunächst in ihren „Studien zur Hysterie“ weiter.

Ausgehend von diesen frühen Wurzeln haben die Konzepte der Dissoziation und der Konversion die Terminologie und Störungstheorien der Psychoanalyse und der tiefenpsychologisch fundierten Psychosomatik bis heute stark beeinflusst (vgl. Kasten) und durchdringen diese implizit bis in aktuelle Arbeiten und Lehrbücher (z.B. Becker, 2021; Kapfhammer, 2018; O'Connor & Reuber, 2021; Wöller, 2022; Wöller & Kruse, 2018).

Tiefenpsychologisches Konzept der Konversionsstörung und des primären Krankheitsgewinns

- *Konversion als Umwandlung eines psychischen Konflikts in körperliche Symptombildung.* Freud und Breuer (1895) verstanden unter der Konversion einen psychischen Mechanismus der Umsetzung der Erregung unerträglicher seelischer Vorstellungen in die körperliche Sphäre („rätselhafter Sprung aus dem Seelischen in die somatische Innervation"; „Bei der Hysterie erfolgt die Unschädlichmachung der unerträglichen Vorstellung dadurch, dass deren Erregungssumme ins Körperliche umgesetzt wird, wofür ich den Namen der Konversion vorschlagen möchte."). Diese Umwandlung eines unbewussten, psychischen Konfliktes in eine körperliche Symptomatik reduziere quälende Angst. Die Konversion neutralisiert einen psychischen Konflikt im Bewusstsein und bietet den sogenannten primären Krankheitsgewinn. Im Unterschied zum sehr viel bekannteren, sekundären Krankheitsgewinn besteht dieser nicht in einer äußeren Vergünstigung, sondern in der intrapsychischen Angstabwehr und Spannungsreduktion.
- *Empirische wie diagnostische Unbeweisbarkeit eines Konversionsmechanismus.* Diese tiefenpsychologische Konzeption ist – ungeachtet ihres vielleicht in klinischen Einzelfällen heuristischen Wertes – aus empirisch-wissenschaftlicher Sicht kritisch zu bewerten. Im Rahmen der psychologischen Exploration und Anamneseerhebung führt dies mitunter zu einem logischen Zirkelschluss. Es ergibt sich nämlich die Frage, ob der Verdacht auf das Vorliegen einer Konversionsstörung eher bestätigt werden kann, wenn der Patient gravierende psychische Konflikte formuliert oder wenn er dies umgekehrt eben genau nicht tut. Das Konversionskonzept basiert auf der Grundannahme, dass der Patient keinen psychischen Konflikt benennen kann, da die Konversion genau darauf basiert, den unaushaltbaren Konflikt aus dem Bewusstsein fernzuhalten. Kann der Patient den Konflikt benennen, so wäre der Konflikt bewusstseinszugänglich und damit würde die Notwendigkeit für eine konversionsneurotische Symptomproduktion entfallen.
  Umgekehrt ist schwer nachvollziehbar, genau bei den Patienten eine psychogene Konversionsstörung zu unterstellen, die in der Anamnese von einem weitgehend konfliktfreien Leben berichten. Daraus ergibt sich das Dilemma, dass ein solches Störungskonzept im Rahmen der diagnostischen Exploration weder zu verifizieren noch zu falsifizieren ist, wenn sowohl die Anwesenheit wie die Abwesenheit von berichteten Konflikten als Beleg für das Vorliegen einer Konversionsstörung gewertet werden kann. Im Ergebnis ist die Diagnose damit empirisch nicht überprüfbar.

Heute ergibt sich die Relevanz des Dissoziations- und Konversionsbegriffes weniger aus dem Bezug zu den eher seltenen Entitäten der dissoziativen Störungen und Konversionsstörungen. Vielmehr gelten in der tiefenpsychologischen Tradition Dissoziation und Konversion als Pathomechanismen mit Bedeutung für eine Vielzahl von Störungsbildern. Dissoziative Mechanismen der Verarbeitung bedrohlicher Informationen bzw. dissoziative (Abwehr-)Mechanismen betreffen damit auch eine gestörte Affektregulation zum Beispiel bei emotional-impulsiven Persönlichkeitsstörungen (z. B. Borderline-Typus) oder bei emotional überflutenden, traumatischen Belastungserfahrungen (z. B. Posttraumatische Belastungsstörung). Bei der Verwendung des Begriffs der Dissoziation ist daher jeweils darauf zu achten, ob eine Störungsentität oder ein Störungsmechanismus gemeint ist.

Dissoziative Störungsmechanismen sind zu unterscheiden von dissoziativen Störungsentitäten

Grenzen des empirisch gesicherten Wissens

Die Reihe Leitfaden Kinder- und Jugendpsychotherapie ist grundsätzlich dem Anspruch verpflichtet, die allgemein akzeptierten Standards in der Diagnostik und Therapie einzelner psychischer Störungen im Kindes- und Jugendalter zu vermitteln. Diese Standards gründen sich auf die jeweils zum behandelten Störungsbild vorliegenden und empirisch begründbaren Wissensbestände. Verglichen mit diesen Standards stellt sich der Forschungsstand zu den Konversionsstörungen hinsichtlich der empirischen Datenlage als weitgehend lückenhaft und hinsichtlich der Theoriebildung als überwiegend hypothetisch und spekulativ dar (Perez et al, 2021a). Noch mehr als bei erwachsenen Patienten gilt dieser Befund sehr viel eindrücklicher für die Patienten im Kindes- und Jugendalter.

1.3 Klassifikation

Konversionsstörungen als dissoziative Störung in der ICD

Die Konversionsstörungen bilden gemeinsam mit den dissoziativen Bewusstseinsstörungen in der ICD-10 die Gesamtgruppe der dissoziativen Störungen. Dissoziative Störungen vom Konversionstypus umfassen die dissoziativen Bewegungsstörungen (F44.4), dissoziative Krampfanfälle (F44.5), dissoziative Sensibilitäts- und Empfindungsstörungen (F44.6) sowie dissoziative Störungen (Konversionsstörungen), gemischt (F44.7). Die Merkmale dieser Untergruppen führt Tabelle 1 auf. Als allgemeine diagnostische Kriterien fordert die ICD-10 für die Diagnosestellung einer dissoziativen Störung:

1. Kein Nachweis einer körperlichen Krankheit, welche die für diese Störung charakteristischen Symptome erklären könnte (es können jedoch körperliche Störungen vorliegen, die andere Symptome verursachen),
2. einen überzeugenden zeitlichen Zusammenhang zwischen den dissoziativen Symptomen und belastenden Ereignissen, Problemen oder Bedürfnissen.

Klassifikation der Untergruppen nach ICD-10

Tabelle 1: Die Klassifikation der Konversionsstörungen innerhalb der Störungsgruppe der dissoziativen Störungen in der ICD-10

Spezifische Konversionsstörung	Merkmale
F44.4 Dissoziative Bewegungsstörungen	Die häufigsten Formen zeigen den vollständigen oder teilweisen Verlust der Bewegungsfähigkeit eines oder mehrerer Körperglieder. Sie haben große Ähnlichkeit mit fast jeder Form von Ataxie, Apraxie, Akinesie, Aphonie, Dysarthrie, Dyskinesie, Anfällen oder Lähmungen.
F44.5 Dissoziative Krampfanfälle	Dissoziative Krampfanfälle können epileptischen Anfällen bezüglich ihrer Bewegungen sehr stark ähneln. Zungenbiss, Verletzungen beim Sturz oder Urininkontinenz sind jedoch selten. Ein Bewusstseinsverlust fehlt oder es findet sich stattdessen ein stupor- oder tranceähnlicher Zustand.
F44.6 Dissoziative Sensibilitäts- und Empfindungsstörungen	Die Grenzen anästhetischer Hautareale entsprechen oft eher den Vorstellungen des Patienten über Körperfunktionen als medizinischen Tatsachen. Es kann auch unterschiedliche Ausfälle der sensorischen Modalitäten geben, die nicht Folge einer neurologischen Läsion sein können. Sensorische Ausfälle können von Klagen über Parästhesien begleitet sein. Vollständige Seh- oder Hörverluste bei dissoziativen Störungen sind selten, meistens findet sich eine psychogene Schwerhörigkeit oder Taubheit.
F44.7 Dissoziative Störungen, gemischt	Kombinationen der unter F44.0 bis F44.6 beschriebenen Störungen.
F44.82 Vorübergehende dissoziative Störungen in der Kindheit und Jugend	Ohne nähere Angabe
F44.8 Andere näher bezeichnete dissoziative Störungen	Ohne nähere Angabe
F44.9 Nicht näher bezeichnete dissoziative Störungen	Ohne nähere Angabe

Konversionsstörung als somatische Belastungsstörung im DSM-5

Bei der Neuordnung psychischer Störungen im DSM-5 wurden die Konversionsstörungen in der Kategorie „Somatische Belastungsstörung und verwandte Störungen" eingruppiert (im amerikanischen Original: „Somatic Symptom Disorder"). Diese neue diagnostische Kategorie fasst nun Störungsbilder zusammen, die vorher im DSM-IV-TR oder auch in der ICD-10 verschiedenen anderen Störungsgruppen zugeordnet waren und nun unter dem gemeinsamen Aspekt des Vorliegens körperlicher Symptome im Kontext einer psychischen Störung zusammengefasst werden. Dazu zählen

- die somatische Belastungsstörung,
- die Krankheitsangststörung,
- die Konversionsstörung (Störung mit funktionellen neurologischen Symptomen),
- psychologische Faktoren, die eine körperliche Krankheit beeinflussen,
- die vorgetäuschte Störung,
- die andere näher bezeichnete somatische Belastungsstörung und verwandte Störungen sowie die nicht näher bezeichnete somatische Belastungsstörung und verwandte Störungen.

Verknüpfung dissoziativer und somatoformer Störungsmechanismen

Konversionsstörungen betreffen die motorische und sensorische Reizleitung, somatoforme Störungen betreffen vorrangig die unwillkürlich, autonom-vegetativ gesteuerten inneren Organe

Innerhalb der Gruppe der somatischen Belastungsstörungen bleiben grundlegende Unterschiede zwischen den Konversionsstörungen einerseits und den „klassischen" somatoformen Störungen andererseits bestehen. Die bei der Konversionsstörung betroffenen Systeme der Motorik und Sensorik stehen vorrangig unter zentralnervöser und damit grundsätzlicher bewusster und willentlicher Kontrolle. Die somatoformen Störungen dagegen betreffen vorrangig solche Organsysteme, die nicht der bewussten Wahrnehmung und willentlichen Steuerung unterliegen. Dies gilt besonders für die Störungskategorie der somatoformen autonomen Funktionsstörung (F45.30) mit den Unterkategorien des oberen und unteren Gastrointestinaltraktes, des respiratorischen Systems und des urogenitalen Systems. Diese autonom-vegetativ innervierten Organsysteme sind schon im gesunden, physiologischen Zustand von den Bewusstseinsfunktionen weitgehend „dissoziiert" und unterliegen keiner willkürlichen und bewussten Kontrolle. Eine gewisse Ausnahme stellt die Atmung dar, die normalerweise autonom-vegetativ gesteuert wird, aber auch willentlich verändert werden kann. Mit den somatoformen Störungsbildern teilen die Konversionsstörungen eine körperlich imponierende Symptomatik ohne hinreichende organmedizinische Begründbarkeit („somato-form") sowie vielfach eine mehr oder weniger hartnäckige Weigerung der Patienten oder Eltern, die medizinische Aussage zu akzeptieren, dass keine ausreichende körperliche Ursache für die Symptomatik nachzuweisen ist. Ähnlich wie bei somatoformen Störungen resultiert ein abweichendes und exzessives Krankheitsverhalten sowie häufig eine hypochondrische Fehlverarbeitung im Sinne einer ausgeprägten Angst vor einer unentdeckten, ernsten neurologischen oder internistischen Grunderkrankung sowie ein intensives Inanspruchnahmeverhalten von medizinischen Praxen und Kliniken.

Auf der anderen Seite rückt die Entkoppelung motorischer und sensorischer Funktionen von den Bewusstseinsfunktionen und der willkürlichen Steuerung die Konversionsstörungen wiederum nahe an die dissoziativen Störungen des Bewusstseins heran. Diese gemeinsamen Mechanismen stützt die Klassifikationssystematik in der ICD-10, die den Bewusstseinstypus und den Körpertypus zusammenführt. Denn auch bei der Konversionsstörung erlebt der Patient eine Fragmentierung in mindestens zwei Bewusstseinsanteile: ein dem Bewusstsein nicht zugänglicher Anteil, der die Symptomatik „produziert" und ein anderer Anteil im Sinne des Alltagsbewusstseins, der diesen Funktionsausfall distanziert beobachtet, als entfremdend erlebt und nicht kontrollieren kann. So wie bei den dissoziativen Störungen des Bewusstseinstyps bestimmte Einzelfunktionen innerhalb des Bewusstseins voneinander getrennt sind, so ist bei den Konversionsstörungen das zentrale Bewusstsein von der peripheren Motorik und Sensorik dissoziiert. In klassifikatorischer, ätiologischer und therapeutischer Hinsicht nehmen die Konversionssymptome damit eine Brückenfunktion zwischen den somatoformen und dissoziativen Störungen ein (Noeker, 2008a, 2010, 2011).

1.4 Epidemiologie und Gesundheitsökonomie

Prävalenz

Eine hohe Dunkelziffer liegt vor, insb. bei dissoziativen Anfällen, die als epileptische Anfälle fehlgedeutet und fehlbehandelt werden

Genaue epidemiologische Daten zur Häufigkeit dissoziativer Anfälle bei Kindern und Jugendlichen liegen nicht vor. Bis heute fehlen populationsbasierte Erhebungen. In der Literatur werden nur klinische und damit sehr selektive Kollektive beschrieben. Die meisten Studien stammen aus neurologischen bzw. epileptologischen Zentren und umfassen vielfach nur solche Fälle, bei denen mittels Video-EEG die Diagnose bestätigt werden konnte. Daher existiert wahrscheinlich eine hohe Dunkelziffer von Patienten, die fälschlich als Epileptiker geführt und behandelt werden (Reuber, 2008). Dänischen Krankenkassendaten zufolge hat die Diagnosestellung zwischen 1996 und 2014 kontinuierlich zugenommen. Schätzungen gehen davon aus, dass etwa 10 bis 20 % aller Kinder bzw. 10 bis 58 % aller Erwachsenen, die in Epilepsiezentren vorgestellt werden, dissoziative Anfälle aufweisen (Montenegro et al., 2008; Rotge et al., 2009):

- Demnach liegt der häufigste Altersbereich zwischen 7 und 15 Jahren, mit einem Durchschnittsalter von 12,5 Jahren. Kein Kind wurde jünger als 7 Jahre gesehen. Die Hauptsymptome waren: motorische Schwäche (63 %), abnorme Bewegungen (43 %), nichtepileptische Anfälle (40 %), Anästhesie/Parästhesie (32 %), verringerte Sehschärfe (29 %), Sehverlust (23 %), Lähmung der Gliedmaßen (22 %), Sprachverlust (19 %) und Hörverlust (8 %). Bei 69 % der Kinder gab es mehr als ein Kernsymptom. Etwa drei Viertel aller jungen Patienten mit dissoziativen Krampfanfällen sind weiblich. Epidemiologische Untersuchungen unter Verwendung strukturierter klinischer Interviews, die eine kategoriale Zuordnung zu den Diagnosen nach ICD-10 bzw. DSM-5 erlauben würden, liegen bislang für das Kindes- und Jugendalter nicht vor.
- In einer türkischen Studie zeigten sich als Risikofaktoren für dissoziative Anfälle und weitere Konversionsstörungen bei jugendlichen Patienten die Her-

kunft aus einem ländlichen Gebiet, eine zerrüttete Familienkonstellation, eine längere Trennung von den Eltern, Kommunikationsprobleme und emotionale Ausdruckshemmung in der Familie, hohe Angstwerte und eine positive Familienanamnese für Konversionsstörungen oder andere psychopathologische Auffälligkeiten bei der Mutter (Ercan, Varan & Veznedaroglu, 2003).

Gesundheitsökonomische Last durch verzögerte Diagnose und Fachtherapie

Kinder mit dissoziativen Anfällen, bei denen fälschlicherweise eine Epilepsie diagnostiziert wird, erhalten unnötige diagnostische Untersuchungen und eine Gabe von Antiepileptika (Valente, Alessi, Vincentiis, Santos & Rzezak, 2017). Die diagnostische Verzögerung liegt bei Kindern im Durchschnitt bei einigen Wochen bis zu 3,5 Jahren. Die Verzögerung ergibt sich durch mehrere Faktoren: Unkenntnis der Störung, Ausblenden dieser Differenzialdiagnose bei der Abklärung eines Verdachts auf Epilepsie, fehlende Verfügbarkeit eines Video-EEGs, fehlende Akzeptanz der Diagnose bei der Familie, die man dann ohne weitere Konsequenzen „ziehen lässt". Eine verzögerte Diagnosestellung verschlechtert die Behandlungsprognose. Die Zuweisungswege zur adäquaten neurologisch-pädiatrisch-psychiatrisch-psychotherapeutischen Erstdiagnostik sind bei Kindern nicht klar vorgezeichnet, sondern hängen vielfach von einer entsprechenden Vertrautheit der erstbehandelnden Dienste mit dem Störungsbild ab (Stephen, Fung, Lungu & Espay, 2021). Jemand muss an das mögliche Vorliegen einer funktionellen neurologischen Störung denken, um dann möglichst frühzeitig die richtigen Überweisungswege zu bahnen. In der Praxis können die Überweisungswege sehr „verschlungen" sein, bis das Kind eine fachkompetente Diagnostik und Therapie erhält. Dies ist gesundheitsökonomisch nachteilig und für Patienten wie Familien zermürbend und Vertrauen erodierend. So kann die Glaubwürdigkeit und das Vertrauen in die Professionalität des Behandlungspersonals ausgehöhlt werden, die später bei korrekter Diagnosemitteilung dringend benötigt wird.

Frühe Diagnosestellung und korrekte Therapiezuweisung sparen viel Geld und Leid

Eine Studie in den USA hat bei erwachsenen Patienten die Kosten der medizinischen Inanspruchnahme ein Jahr vor und ein Jahr nach Erhalt der Diagnose von dissoziativen Anfällen in einem Epilepsiezentrum untersucht (Ahmedani et al., 2013). Nach Diagnosestellung konnte ein Rückgang der Krankenhauseinweisungen und der Besuche in Notaufnahmen und damit eine durchschnittliche Kostenreduktion in Höhe von durchschnittlich 1800 Dollar pro Patient erreicht werden. Mindestens eine Halbierung der durchschnittlichen Jahreskosten kann erreicht werden, wenn im Vergleich zur Standardbehandlung (TAU) eine umfangreiche neurologische Abklärung inklusive einer stationären Video-EEG-Überwachung, neuropsychiatrische Verlaufstermine und zehn Stunden kognitiv-behaviorale Therapie angesetzt werden. Damit ergibt sich – analog zu unerkannten und chronifizierten Verläufen bei somatoformen Störungen (Noeker, 2018a) – ein überzeugender gesundheitsökonomischer Vorteil einer konsequent betriebenen Differenzialdiagnostik und Zuführung zu einer störungsgerechten Therapie.

1.5 Komorbide Störungen

Spektrum komorbider psychischer Störungen

Die wenigen vorhandenen Studien legen nahe, dass ein signifikanter Anteil der Kinder mit dissoziativen Anfällen eine komorbide psychische Störung aufweist:

Eher internalisierende Komorbidität

- Vincentiis et al. (2005) identifizieren bei fast der Hälfte der Kinder mit dissoziativen Anfällen mindestens eine psychische Störung basierend auf DSM-IV.
- Schwingenschuh, Pont-Sunyer, Surtees, Edwards und Bhatia (2008) finden nur bei 16 % der untersuchten Kinder keine psychischen Störungen.
- Im Vergleich zu ihren Geschwistern weisen Jugendliche mit dissoziativen Anfällen hochsignifikant häufiger eine Angststörung (83,6 % vs. 34,3 %), eine Depression (43,6 % vs. 14,3 %) und eine PTBS-Diagnose (25,5 % vs. 2,9 %) auf (Plioplys et al., 2014).
- Wyllie, Glazer, Benbadis, Kotagal und Wolgamuth (1999) finden bei Anwendung der DSM-IV-Kriterien bei etwa einem Drittel von 34 Kindern und Jugendlichen im Alter von 9 bis 18 Jahren mit einer gesicherten Diagnose eines dissoziativen Anfalls eine schwere Depression, bipolare Störung oder Dysthymia. Bei 25 Patienten (74 %) handelte es sich um Mädchen.

Begleitende dissoziative Bewusstseinsstörungen

Konversionsstörungen umfassen häufig auch Merkmale der dissoziativen Störung des Bewusstseinstypus. Diese Bewusstseinsstörungen erreichen meistens keine eigene Störungswertigkeit im Sinne der Klassifikationssysteme, sondern präsentieren sich eher auf subklinischem Niveau. Sie sind also eher dimensional angeordnet als kategorial distinkt abgrenzbar und wirken als verlaufsmodulierende Begleitphänomene. Aufgrund ihrer pathogenetischen Nähe zur Konversionsstörung sind sie für die Therapieplanung besonders beachtenswert.

Normvariante und störungswertige Bewusstseinsstörungen. Das Spektrum dissoziativen Erlebens im Sinne des Bewusstseinstypus reicht von geringfügigen physiologischen, also normalen und entwicklungsgerechten Verhaltensweisen wie zum Beispiel exzessivem Tagträumen über periodisch auftretende Depersonalisationszustände bis hin zu ausgeprägten psychischen Störungen wie der dissoziativen Identitätsstörung. Kinder können als Teil ihrer normalen Entwicklung vielgestaltige dissoziative Erlebnis- und Verhaltensweisen ohne jedwede pathologische Bedeutsamkeit zeigen. Tagträumen und abschweifende Fantasietätigkeit („neben sich stehen"; „nicht bei der Sache sein") lenken das Bewusstsein auf Inhalte, die vom aktuellen Handlungsbezug entkoppelt sind (z. B. beim Erledigen der Hausaufgaben). Manche dissoziativen Trancezustände suchen Kinder aktiv auf, weil sie lustvoll genossen werden (z. B. bei Bewegungsspielen wie Karussellfahren). Kinder nutzen ein dissoziatives Abschweifen ihrer Aufmerksamkeit zur Regulation unangenehmer Tätigkeiten und Emotionen. Schmerzreize, die Stimme des Lehrers bei langweiligen Unterrichtsthemen und lästige erzieherische Ermahnungen der Eltern („Kannst du nicht hören?!") können durch Abspalten des Bewusstseins und Abschweifen auf angenehmere Inhalte erträglicher reguliert werden. Es können sich dabei auch fließende Übergänge zu (subklinischen) Ausprägungen einfacher Aktivitäts- und Aufmerksamkeitsstörungen (ICD F90.0) ergeben. Tranceartige Zustände, exzessives Aufgesogensein im Spiel, Vor-sich-hin-Starren fallen ebenso in das normale Spektrum kindlicher und jugendlicher Verhaltensweisen. Auch vorübergehende Depersonalisationserfahrungen können als normale Phänomene des Jugendalters auftreten. Imaginäre Spielgefährten und exzessive Fantasietätigkeit sind eher als entwicklungsbedingte, in der Regel transiente, nicht pathologische dissoziative Phänomene einzuordnen.

Aus entwicklungspsychologischer Sicht besteht einerseits die Gefahr, solche normvarianten dissoziativen Entwicklungsphänomene vorschnell zu pathologisieren. Andererseits können vor allem bei älteren Jugendlichen und Erwachsenen solche Phänomene schon als Hinweis auf einen pathologischen Realitätsverlust gewertet werden, insbesondere wenn eine Distanzierungsfähigkeit fehlt. Im Kindesalter überschreiten sie die Grenze zur Pathologie, wenn sie mit relevanten psychosozialen Funktionseinschränkungen und einer gestörten Realitätsprüfung einhergehen.

Fließende, dimensionale Übergänge von normvarianter zu pathologischer Dissoziation

Der folgende Kasten beinhaltet eine Typologie dissoziativer Bewusstseinszustände mit solchen dimensionalen Übergängen von normalpsychologischen in psychopathologische Phänomene. Dissoziative Bewältigungsmechanismen zeigen graduelle Abstufungen zwischen funktionalen und dysfunktionalen Reaktionen. Bei der Konfrontation mit Alltagsstressoren zeigt sich vielfach eine hohe Funktionalität und Adaptivität dissoziativer Mechanismen für eine prompte Affektregulation. Bei extrem belastenden oder akuten traumatischen Erfahrungen (z. B. Verkehrsunfall, körperliche Misshandlung, sexualisierte Gewalt) kann eine dissoziative Abspaltung das Bewusstsein zunächst sehr effektiv vor sensorischer, kognitiver und affektiver Überstimulation und Überlastung schützen. Patienten können bei der Überbringung belastender Botschaften oder Diagnosen in dissoziative Zustände überwechseln, wenn sie plötzlich „durch uns hindurchsehen“ oder mit ihrer Aufmerksamkeit „wegdriften“ und so im Alltagsbewusstsein sonst zusammengehörige Denk-, Empfindungs-, Handlungs- oder Verhaltensabläufe sich entkoppeln. Wenn solche situativ entlastenden, dissoziativen Affektregulationsmechanismen habitualisieren und stereotyp abgerufen werden, werden sie zunehmend dysfunktional bzw. pathologisch. Hier zeigt sich eine Parallele zu Konversionsreaktionen, bei denen das Chronifizierungsrisiko ansteigt, wenn sie – kurzfristig erfolgreich – zur Stress- und Affektregulation eingesetzt werden und keine alternativen, funktionaleren Bewältigungsstrategien entwickelt werden.

Typologie dissoziativer Bewusstseinsphänomene im fließenden Übergang von Normvariation zu Pathologie

1. Dissoziation als nicht bewusste oder nicht integrierte mentale Subsysteme.
   a. Dissoziation als fehlende bzw. subliminale Reizverarbeitung, z. B. bei automatisierten Handlungen wie Fahrradfahren.
   b. Dissoziation als Koexistenz getrennter Subsysteme der Informationsverarbeitung, die normalerweise im Bewusstsein, im Gedächtnis oder in der Identität der Person integriert sind.
   c. Eindrückliche Erfahrungen, die im episodischen Gedächtnis trotz entsprechender Erfahrungen nicht abrufbar sind.
   d. Phänomen des „verborgenen Beobachters“ (hidden observer) unter Hypnose.

2. Dissoziation als Entkoppelung von innerem Erleben der Person und motorischem Verhalten.
   a. Hypnotische Zustände mit der Entkoppelung von Bewegungsabläufen (z.B. Armlevitation) von der inneren, subjektiven Steuerung bzw. der sensorischen oder schmerzbezogenen Perzeption vom inneren Erleben (z.B. Eiswassertest).
   b. Konversionssymptome als Entkoppelung der Willkürmotorik bzw. Sensorik von der bewussten und intentionalen Steuerung des Bewusstseins.
3. Dissoziation als verändertes Bewusstsein mit einer Entfremdung von Selbst- und Umwelterfahrung.
   a. Depersonalisation, Derealisation.
   b. Ekstaseerlebnisse, „Out-of-body"-Erlebnisse (bei Kindern selten).
   c. Trugwahrnehmungen der eigenen Körpergestalt (z.B. Mikropsie, Makropsie).
4. Dissoziation als Strategie der Emotions- und Affektregulation (tiefenpsychologisch: Abwehrmechanismus) bei nicht aushaltbarer Bedrohung.

1.6 Risikofaktoren, Ätiologie und Pathogenese

Psychische Bedingungsfaktoren beim Kind

Konflikte im aktuellen Befund, traumatische Vorbelastung in der Anamnese

Folgende psychosoziale Ursachen, Begleiterscheinungen und Folgen konnten empirisch erhoben worden:

- In einer Studie von Verrotti et al. (2009) wurden Schulphobie und Leistungsängste bei einem Drittel der Befragten als häufigste begleitende Belastungsfaktoren genannt, gefolgt von Angst vor Ablehnung und Stigmatisierung bei etwa jedem fünften Kind.
- Zu ähnlichen Zahlen kommen Bhatia und Sapra (2005). Sie berichten von Schulphobie bei 30 % und Angst vor Ablehnung bei 26 %.
- Patel, Scott, Dunn und Garg (2007) identifizieren als häufigste Stressoren Schulschwierigkeiten (46 %), innerfamiliäre Konflikte (42 %) und sonstige zwischenmenschliche Konflikte (25 %).
- Wyllie et al. (1999) identifizieren als psychosoziale Stressoren schweren Familienstress (44 %), sexuellen Missbrauch in der Anamnese (32 %), körperliche Misshandlung (6 %) und Schulversagen (9 %).

Es kann zusammengefasst werden, dass zwischenmenschliche Konflikte und innerfamiliäre Probleme, eine Anamnese von körperlichem oder sexuellem Missbrauch, begleitende Symptome von Depression und Angst bei Kindern mit dissoziativen Anfällen gehäuft auftreten und entsprechend bei der Psychodiagnostik berücksichtigt werden sollten (Keynejad et al., 2019; Popkirov et al., 2019).

Eine Anamnese hoher Stressbelastung darf bei Kindern mit unklaren Anfällen jedoch nicht vorschnell als hinreichender Beleg für das Vorliegen einer Konversionsstörung gewertet werden. Zwar sind die Raten psychopathologischer Komorbidität bei dissoziativen im Vergleich zu zerebralen Anfällen nachweislich deutlich erhöht, es gilt aber zu beachten, dass auch Kinder mit einer genuinen, zerebralen

Epilepsie im Vergleich zu gesunden Kontrollen ebenfalls eine erhöhte Stressbelastung, Rate psychopathologischer Komorbidität sowie neuropsychologische Auffälligkeiten aufweisen (Noeker, Haverkamp-Krois & Haverkamp, 2005; Plioplys, Doss & Siddarth, 2016). Hoher Stress und Psychopathologie sind also nicht spezifisch für dissoziative Anfälle und eignen sich damit nicht allein für eine differenzialdiagnostische Abgrenzung zwischen den beiden Anfallsformen. Psychosoziale Stressfaktoren können nicht nur Ursache, sondern auch Folge epileptischer wie dissoziativer Anfälle sein, insbesondere bei längerem Störungsverlauf (Lawton, Mayor, Howlett & Reuber, 2009).

Cave: Hohe psychosoziale Belastung auch bei Epilepsie, daher nicht zur Abgrenzung geeignet

Beeinträchtigungen der Affektregulation. Nach Literatur (Sojka et al., 2019; Williams, Levita & Reuber, 2018) und klinischer Erfahrung ist ein Risikocluster in störungsspezifischer Hinsicht besonders charakteristisch für die Entwicklung einer Konversionsstörung. Es betrifft im weiteren Sinne den Bereich der emotionalen Skills bzw. Affektregulation (Holtmann, Legenbauer & Grasmann, 2017). Dazu zählen hier vor allem die Fähigkeit des Kindes, eigene Konflikte und Emotionen wahrzunehmen, eigene und fremde Gefühlszustände und Intentionen zu mentalisieren, begrifflich zu differenzieren, akzeptieren, verbalisieren und selbstsicher zu kommunizieren. Diese Fertigkeiten sind vielfach bei der Konversionsstörung nicht hinreichend entwickelt bzw. durch ungünstige erzieherische Bedingungen in der Entwicklung und im Ausdruck blockiert. Die therapeutischen Hinweise, die in der allgemeinen kinder- und jugendpsychotherapeutischen Fachliteratur zur Stärkung der emotionalen Kompetenz und der Affektregulation vermittelt werden, haben damit auch eine hohe Relevanz in der spezifischen Anwendung bei Kindern mit Konversionsstörungen.

Spezifische Defizite bei Affektregulation und Mentalisierung

Mentalisierungsdefizite und Kommunikationsbarrieren. Im Rahmen von Affektregulationsstörungen sind zwei Risikocluster besonders bedeutsam für die Manifestation einer Konversionsreaktion:

- Grundlegende Kompetenzdefizite im Sinne von unzureichenden Perzeptions-, Mentalisierungs- und Kommunikationsfertigkeiten. In lerntheoretischer Terminologie handelt es sich um in der Lernentwicklung unzulänglich entwickelte Skills im Verhaltensrepertoire, in tiefenpsychologischer Terminologie handelt es sich um „strukturelle Störungsanteile“ (z. B. im Sinne einer Alexithymie).
- Situative Performanzdefizite im Sinne einer blockierten Anwendung von prinzipiell im Verhaltensrepertoire vorhandenen Bewältigungsstrategien, die aber zum Beispiel aus Motiven der Angst-, Scham-, oder Schuldregulation nicht zur Anwendung gebracht werden. Im Fall von solchen Performanzdefiziten verfügt das Kind in anderen Kontexten zwar über altersgerechte Kompetenzen, eigene psychische Belastungen adäquat wahrzunehmen, zu benennen und zu versprachlichen, sowie über sozial-kommunikative und assertive Skills, diese Belastungen selbstsicher mitzuteilen und zu vertreten, kann diese aber nicht in der konkret vorliegenden Konfliktkonstellation aktualisieren. Das Kind ist in der adäquaten Wahrnehmung und Kommunikation seiner Konflikte und Gefühle blockiert, weil es entweder vollkommen realistisch oder aber phobisch-katastrophisierend negative soziale Rückwirkungen befürchtet. So kann es befürchten, beschämt, belächelt, nicht ernst genommen, bedroht oder sanktioniert zu werden. In solchen Konstellationen liegt ein situativ gebundenes Performanzdefizit und kein grundlegendes Kompetenzdefizit vor. Für die Behandlungsplanung bedeutet dies, dass es weniger um die Verhaltenseinübung von sozial-kommunikativen Skills geht, sondern vielmehr um die kognitiv-emotionale Klärung,

Invalidierendes Familienklima und unzureichende Responsivität blockieren Ausdruck von Bedürfnissen und inneren Nöten

ob die Erwartung der befürchteten Konsequenzen realistisch begründet ist oder ob das Kind in der Lage wäre, diese zu tolerieren, wenn sie tatsächlich eintreten würde, bzw. ob es andere Bewältigungsstrategien einsetzen kann, um sich vor diesen negativen Rückwirkungen zu schützen.

Die Wahrscheinlichkeit von konfliktbedingten Konversionsreaktionen steigt an, wenn das Kind seine Gefühls-, Bedürfnis- und Konfliktlage entweder nicht adäquat wahrnehmen, mentalisieren oder zum Ausdruck bringen kann. Solche Defizite können sich aufaddieren.

Familiär-systemische Bedingungsfaktoren

Kommunikative Ausdruckshemmung. Als charakteristisches Merkmal wird durchgehend eine Hemmung der Kinder beschrieben, eigene emotionale Bedürfnisse gegenüber den Eltern auszudrücken bzw. ihr Leiden an innerfamiliären Konflikten offen zu verbalisieren. Die Angst des Kindes ist in vielen Fällen real begründet, ist also nicht nur als ein Skilldefizit des Kindes, sondern vor allem als ein systemisches Störungsmerkmal aufseiten der Familie zu werten. Die Entwicklung einer solchen Sprachlosigkeit zwischen Eltern und Kind wird zusätzlich durch eine psychopathologische Vulnerabilität beim Kind oder den Eltern begünstigt. Charakteristisch ist ein emotional invalidierendes Familienklima. Dies kann klinisch in solchen Familien als Hinweis beachtet werden, dass der Konversionsreaktion eine verdeckte, nonverbale kommunikative Signalfunktion innerhalb der Familie zukommen kann. Die Konversionsreaktion deutet unausgesprochen auf schwelende, unbewältigte Konfliktfaktoren und ein latentes Belastungserleben des Kindes hin. Die rätselhafte Symptomatik kommuniziert in die Familie, „dass etwas nicht in Ordnung ist" und erzeugt einen Veränderungsdruck, ohne das Konfliktthema konkret offenbaren zu müssen und zu riskieren, dafür abgewertet oder sanktioniert zu werden.

Missbrauch, Vernachlässigung und negatives Familienklima. Die Erfahrung sexuellen Missbrauchs ist einer der wichtigsten in der Literatur diskutierten Risikofaktoren für die Entwicklung dissoziativer Anfälle. Selkirk, Duncan, Oto und Pelosi (2008) fanden heraus, dass Patienten mit einer Missbrauchsanamnese schwerere Anfälle hatten als Patienten ohne eine solche Vorgeschichte. Der Schweregrad der Anfälle steigt aber ebenfalls an bei einer positiven Depressionsanamnese, einer Tendenz zur Selbstverletzung, weiteren medizinisch unklaren Symptomen, einer komorbiden Persönlichkeitsstörung und einer psychiatrischen Behandlungsanamnese. Eine Traumaanamnese ist kein monokausaler Mechanismus, sondern vielmehr verknüpft mit weiteren familiären wie psychosozialen Risikofaktoren. Es bleibt damit die Frage der Spezifität offen, also ob exakt die Traumaexposition dissoziative Anfälle bewirkt oder nicht vielmehr ein umfassendes Risikocluster der Misshandlung und Vernachlässigung, in das eine Traumatisierung eingebettet ist (Noeker, Franke & Herrmann, 2020a, 2020b).

Zu ähnlichen Schlussfolgerungen kommen Salmon, Al-Marzooqi, Baker und Reilly (2003). Sie untersuchten in einer kontrollierten Studie die pathogenetische Bedeutung eines frühen sexuellen Missbrauchs für die spätere Entwicklung dissoziativer Anfälle. Dazu verglichen sie anamnestische Angaben von 81 Patienten mit dissoziativen Anfällen mit einer Kontrollgruppe von 81 Epilepsiepatienten. Dabei zeigte sich tatsächlich, dass Patienten mit dissoziativen Anfällen sehr viel häufiger von Erfahrungen sexuellen Missbrauchs berichten. Diese Patienten schildern zusätzlich Erfahrungen körperlicher Misshandlung und emotionaler Vernachlässigung. Die unterschiedlichen Missbrauchs- und Misshandlungsformen treten häufig miteinander assoziiert auf. Als Ergebnis einer pfadanalytischen Analyse war schließlich nur noch die emotionale Vernachlässigung mit dem Auftreten dissoziativer Anfälle statistisch assoziiert. Der Zusammenhang zwischen sexuellem Missbrauch und dissoziativen Anfällen erklärt sich als Konfundierung von sexuellem Missbrauch und globaler Vernachlässigung. Ursächlich ausschlaggebend wäre nach dieser Studie demnach die globale Vernachlässigung und weniger der sexuelle Missbrauch im engeren Sinne. Vernachlässigung steht wiederum in engem statistischem Zusammenhang mit einem insgesamt belastenden Familienklima in Form einer rigiden Kontrolle und einer fehlenden emotionalen Responsivität auf Bedürfnisäußerungen des Kindes. Die Studie relativiert damit zunächst die viel diskutierte Bedeutung des sexuellen Missbrauchs in einem Gesamtbild familiärer Dysfunktion, bei dem individuelle Bedürfnisse und Interessen des Kindes vernachlässigt und starren elterlichen Regeln und Kontrollerwartungen unterworfen werden.

Missbrauch und Misshandlung sind eingebettet in umfassenderes Risikocluster von Vernachlässigung und fehlender Responsivität gegenüber Bedürfnissen und Sorgen des Kindes

Neurobiologische Bedingungsfaktoren

Im letzten Jahrzehnt wurden Anstrengungen unternommen, das Vorliegen dissoziativer Anfälle auf der neurobiologischen und bildgebenden Ebene nicht nur auf dem Wege der Ausschlussdiagnostik von organischen und neurologischen Grunderkrankungen, sondern vielmehr durch spezifische positive Hinweise und Marker zu belegen (Allendorfer & Szaflarski, 2014; Aybek et al., 2015; Mcsweeney, Reuber & Levita, 2017; Perez, Nicholson et al., 2021; Sasikumar & Strafella, 2021; Sundararajan, Tesar & Jimenez, 2016; Sueri et al., 2018; Wardrope, Newberry & Reuber, 2018; Weiss et al., 2021):

Neurobiologische Korrelate wurden identifiziert, bleiben kausal aber weiterhin unspezifisch

- Ristic et al. (2015) fanden bestimmte hirnmorphologische Merkmale bei Patienten mit dissoziativen Anfällen (erhöhte kortikale Dicke in der linken Insula und bilateral im medialen orbitofrontalen Kortex), aber auch hier bleibt die Verknüpfung zwischen Struktur und Funktion noch vollkommen spekulativ. Es kann sich auch um stichprobenabhängige Zufallsbefunde handeln oder aber um Merkmale, die eher für die Kontrollgruppe, also die epileptischen Patienten spezifisch sind.
- Studien zu funktioneller Magnetresonanzdiagnostik haben veränderte Muster der funktionellen Konnektivität von bestimmten Hirnregionen (wechselseitige Aktivierung von Cingulum und insularem Cortex) identifiziert (Aybek & Vuilleumier, 2016; Ding et al., 2014; van der Kruijs et al., 2014; Perez et al., 2021a). Solche Studien müssen mit psychopathologischen Daten in Beziehung gesetzt werden, um klinisch und therapeutisch bedeutsam interpretiert werden zu können. Dies ist bis jetzt nur sehr begrenzt der Fall.
- Interiktale, also im Intervall zwischen Anfallsepisoden auftretende, physiologische Abweichungen wurden auch in Studien gefunden, in denen das Zusammenspiel von Gehirnnetzwerken mittels funktioneller Magnetresonanztomographie (fMRT) untersucht wurde. Bei Patienten mit dissoziativen Anfällen findet sich

eine stärkere Verbindung zwischen den Bereichen der Emotionsverarbeitung (lokalisiert in der Insula), der exekutiven kognitiven Kontrolle (lokalisiert im inferioren frontalen Gyrus und parietalen Kortex) sowie der motorischen Steuerung (präzentraler Sulcus). Diese funktionell-neurobiologischen Besonderheiten sind wiederum positiv korreliert mit hohen Dissoziationswerten (van der Kruijs et al., 2012). Die Konnektivität (neuronale Verbindungsstärke) zeigt eine hohe Sensitivität und Spezifität bei der diagnostischen Abgrenzung von Patienten mit dissoziativen Anfällen von gesunden Kontrollpersonen (Ding et al., 2014).

- Dissoziative Anfälle weisen einen niedrigeren Tonus des Parasympathikus bzw. höheren Tonus des Sympathikus auf. Konversionspatienten haben auch im Ruhezustand erhöhte Cortisolspiegel, die wiederum mit einer erhöhten Vigilanz für Bedrohungsreize einhergehen. Sie können also als „Spitze des Eisbergs" eines Zustands der Übererregung auch außerhalb von Anfallssituationen verstanden werden (Yeom, Bernard & Koh, 2021).
- Besonderes Interesse gewinnt hier die Herzratenvariabilität, also die Wirkungen der zentralnervösen Entladungen auf den Herzschlag (Eggleston, Olin & Fisher, 2014). Dies führt zu der diagnostisch langfristig interessanten Fragestellung, ob ein epileptischer Anfall zukünftig nicht nur über ein EEG, sondern auch durch Ableitung der Beschleunigung der Herzfrequenz (Puls) und deren Variabilität, also mittels EKG identifizierbar sein wird. Dies könnte nicht zuletzt auch für eine Abgrenzung dissoziativer Anfälle hilfreich sein (Ponnusamy, Marques & Reuber, 2012). Ein schneller Anstieg der Herzfrequenz hat einen hohen positiven prädiktiven Wert für die Identifizierung von epileptischen Anfällen (Reinsberger, Perez, Murphy & Dworetzky, 2012).
- Neuere neurophysiologische Studien diskutieren als weiteren Störungsmechanismus Störungen der zerebralen Netzwerkarchitektur, also Veränderungen im Zusammenspiel (Konnektivität) von bestimmten Gehirnnetzwerken im Ruhezustand (Perez et al., 2015; Perez & LaFrance, 2016; Radmanesh, Jalili & Kozlowska, 2020). Durch die unzureichende Netzwerkintegration können sich Störungen der Emotionsregulation und -erregung, kognitiven Kontrolle sowie motorischen Planung und Koordination ergeben. Nachdem die biologische Psychiatrie sich über viele Jahrzehnte u. a. stark auf Abweichungen bei der Reizweiterleitung auf Ebene der Neurotransmitter im synaptischen Spalt konzentriert hat, geraten bei vielen psychischen Störungsbildern nun solche Regulationsstörungen auf der Netzwerkebene des funktionellen Zusammenspiels der einzelnen ZNS-Areale stärker in den Blick der Forschung. Ob dieses noch junge Forschungsparadigma auch störungsspezifische Fortschritte beim Verständnis von Konversionsstörungen erzeugen wird, kann noch nicht abgesehen werden. Vielversprechend ist, dass dieses Forschungsparadigma der Konnektivität theoretische Brückenschläge zu den evolutionsbiologischen Modellen erlaubt, die Konversionsstörungen als Manifestation einer subkortikal lokalisierten, angeborenen Schutzreaktion (z. B. Totstellreflex) verstehen, bei denen zuvor die kortikale Stressregulation versagt hat. Die evolutionsbiologischen Modelle gehen also auch von einer Entgleisung eines geordneten Zusammenspiels verschiedener Hirnregionen aus. Sie forschen nicht nach neuroanatomischen Läsionen in bestimmten Hirnregionen oder Abweichungen auf Neurotransmitterebene, sondern vielmehr nach signifikanten Abweichungen in den Aktivierungsmustern zwischen subkortikalen und kortikalen Hirnregionen. In der Zusammenschau mit diesen evolutionsbiologischen Modellen gewinnen die neurophysiologischen

Störung des Zusammenspiels kortikaler und subkortikaler Netzwerke

Studien zur Konnektivität und Synchronisierung der kompletten Hirnfunktion und deren Dekompensation unter Stressbedingungen eine gemeinsame Plausibilität. Allerdings stehen solche Studien erst am Anfang, methodisch sind sie hochkomplex und anspruchsvoll. In Analogie zur klinisch-psychologischen Forschung stehen sie vor der Herausforderung, dass Messungen des „Trait" (also Ruhezustand außerhalb von akuten Konversionsreaktionen und außerhalb von Stresseinwirkung) nur begrenzt aussagefähig für die eigentlich entscheidende Frage des „State" sind. Im „State" wäre neurophysiologisch und neuropsychologisch die Reaktion des Gehirns „als System" bei beginnender Dekompensation und Auslösung von dissoziativen Anfällen und Bewegungsstörungen zu untersuchen. Dies ist experimentell keine einfach zu lösende Aufgabe.

Evolutionsbiologische Schutzreaktionen unter Bedrohung

Die Evolution hat Tiere und Menschen mit einem Kontinuum von angeborenen, automatisch aktivierbaren Abwehrverhaltensweisen ausgestattet. Dissoziative Anfallsreaktionen, funktionelle motorische Lähmungen und Starre, aber auch funktionelle Gangstörungen und Sensibilitätsstörungen können in diesem Sinne als Verhaltensreaktionen unter Stress auf Basis einer Reaktivierung dieser evolutionär vorgebahnten Reaktionsstereotypien interpretiert werden (Kozlowska, Walker, McLean & Carrive, 2015; Kozlowska et al., 2018a, 2018b).

Reaktionskaskade bei Gefahr und Stress. Die Aktivierung der evolutionären Abwehrkaskade bei Bedrohung geht zunächst mit einer psychophysiologischen Erregung einher. Flucht oder Kampf sind das erste Verhaltensprogramm, auf das der Organismus zur aktiven Verteidigung bei Konfrontation mit einer vitalen Gefahr zurückgreift. Wenn Flucht oder Kampf keine Aussicht auf erfolgreiche Verteidigung erwarten lassen, werden nachgeschaltete, archaische, biologisch und konstitutionell in der „Hardware" des Nervensystems „fest verdrahtete" Schutzreaktionen reaktiviert. Diese umfassen als letzten Ausweg auf unausweichliche Bedrohung den Totstellreflex oder eine tonische Unbeweglichkeit und Ohnmacht. Auf der neurobiologischen Ebene sind vorrangig subkortikale Areale beteiligt. Der Startpunkt liegt in einer Aktivierung von Stammhirn, Amygdala, Hypothalamus und damit mittelbar dem Vegetativum. Die Aktivierung erfolgt, wenn keine effektiven, reifen, bewusstseinsgesteuerten, adaptiven, zentral regulierten Coping-Strategien zur Verfügung stehen, um die Bedrohung erfolgreich abzuwenden. Wenn es zum Rückgriff auf diese stammesgeschichtlichen Notfallprogramme kommt, so haben vorher hierarchisch übergeordnete, kortikale Areale der kognitiven und bewussten Stressregulation schon versagt. Im Sinne der humanethologischen Verhaltensforschung in der Tradition von Konrad Lorenz und Irenäus Eibl-Eibesfeldt kann das Verhaltensprogramm als Instinktreaktion verstanden werden, die in Anwesenheit von bedrohungssensitiven Schlüsselreizen – einmal ausgelöst – nach einem angeborenen, automatischen Mechanismus (AAM) abläuft.

Leicht auslösbare, stammesgeschichtlich verankerte Instinktprogramme unter Bedrohung können im Einzelfall bedingungsanalytisch als Organismusvariable wirken

Diese archaischen Schutzprogramme zeigen nun eine bemerkenswerte Ähnlichkeit zu den Symptombildern der Konversionsreaktionen, insbesondere den dissoziativen Anfällen und den funktionellen Bewegungsstörungen. Für Patienten mit

Konversionsstörungen wäre charakteristisch, dass sie besonders erniedrigte Schwellenwerte zur Auslösung dieser Programme aufweisen. Die Verhaltensprogramme umfassen mindestens zwei Komponenten (Arnsten, 2015):

- eine zentralnervös vermittelte, motorische Komponente, die entweder eine exzessive Aktivierung (z.B. dissoziativer Anfall oder Tremor) oder aber den Tonusverlust der Skelettmuskulatur (z.B. dissoziative motorische Lähmung) beinhaltet,
- eine autonome Komponente (z.B. eine defensive vagale Aktivierung).

Konversionsreaktion als Totstellreflex und Lähmung bei Versagen von Kampf, Flucht und kognitiver Problemlösung

Totstellreflex als Schutzprogramm bei Menschen. Beim Menschen werden der Totstellreflex und die tonische Unbeweglichkeit am häufigsten im Kontext sexueller Nötigung beschrieben (Vergewaltigungslähmung) sowie in Berichten zu einer Schockstarre bei Flugzeug- bzw. Autounfallopfern oder bei Angriffen durch wilde Tiere. Fallberichte von Soldaten und Kriegsveteranen während der beiden Weltkriege zeigen als Reaktion auf Angst während militärischer Kampfhandlungen solche Zustände von motorischer Erstarrung ähnlich dem Totstellreflex im Tierreich.

Betroffene schildern ihre tonische Unbeweglichkeit als Verlust der Fähigkeit, sich zu bewegen oder um Hilfe zu rufen, begleitet von sensorischen Empfindungen wie Taubheitsgefühl und Analgesie, unkontrollierbarem Zittern, Augenschluss sowie Gefühle wie Angst, Unentrinnbarkeit, Unausweichlichkeit, Verzweiflung oder Hoffnungslosigkeit. Häufig wird das Gefühl beschrieben, die Situation nur noch passiv und abwartend vorüberziehen lassen zu wollen, verknüpft mit einer verbleibenden Hoffnung, am Ende alles noch lebend zu überstehen.

Manche Betroffene nehmen eine distanzierte Beobachterperspektive ein. Es zeigen sich fließende Übergänge zu Dissoziationen des Bewusstseins (Derealisation und Depersonalisation), ebenso zu peri- und posttraumatischen Erfahrungen. Man kann sogar Übergänge zur Katatonie, einer Subform der Schizophrenie zeichnen.

Tiere sind im Allgemeinen in der Lage, ihre physiologische Übererregung wieder herunterzuregulieren, wenn eine Gefahr vorbei ist. Einzelne Menschen können dagegen in einem solchen Zustand verharren, auch wenn die Gefahr vorbei ist. Sie können die Schwellenwerte schon bei geringfügigen Anlässen erreichen. Das Spektrum solcher Schutzreaktionen kann über Konversionsreaktionen hinaus eine breitere Palette von weiteren peritraumatischen und posttraumatischen Anpassungsreaktionen und Persönlichkeitsstörungen umfassen (Pick, Goldstein, Perez & Nicholson, 2019).

Passung evolutionsbiologischer und psychologischer Theoriebildung. Die evolutionsbiologisch angelegten Schutzreaktionen werden bei individuell unterschiedlichen Schwellenwerten ausgelöst. Charakteristisch ist durchgängig eine Verschiebung der Stressregulation von der kortikalen (bewussten, gesteuerten) auf die subkortikale (unbewusste, instinktgesteuerte, reflexgesteuerte, automatisiert ablaufende) Ebene. Über die evolutionsbiologischen Modellvorstellungen hinaus finden sich auch in der psychologischen Theoriebildung verschiedene Modelle zur Beschreibung dieser Phänomene.

Die Auslösung und das Zusammenspiel der unterschiedlich beteiligten Informationsprozesse werden in der Terminologie unterschiedlicher neuropsychologischer und klinisch-psychologischer Theorieentwicklungen mit je eigenen Begriffen, im Inhalt aber wieder mit überraschend hoher Übereinstimmung beschrieben:

- Aus neurobiologischer Sicht können diese Reaktionen als Überforderung und Kollaps der frontokortikalen Netzwerke und damit der bewussten, willentlich gesteuerten Stressbewältungsprogramme verstanden werden. Damit einher geht eine Verlagerung bzw. ein Rückgriff auf basale, im Wesentlichen ungelernte, subkortikale bzw. instinktgesteuerte Überlebensprogramme bzw. unkonditionierte Reflexmechanismen zur Gefahrenabwehr und Angstkontrolle. Das Gehirn wechselt somit im akuten Krisenzustand schlagartig von einer bewusstseinsgesteuerten Willkürkontrolle zu reflexbasierten Reaktionsmustern.
- Aus tiefenpsychologischer Sicht kann eine solche archaische Reaktion als Regression auf ein sehr frühes und undifferenziertes Strukturniveau und eine damit einhergehende Aktivierung von noch sehr unreifen, dem Bewusstsein nur schwer zugänglichen, eher präverbalen Abwehrmechanismen verstanden werden.
- Aus stress- und bewältigungstheoretischer Sicht (Lazarus, 1991) kann eine solche Reaktion als Überforderung von kognitiv-emotionalen Einschätzungsprozessen und in der Folge von problemlösenden wie emotionsregulierenden Coping-Prozessen verstanden werden. Demnach löst eine gefährliche Situation subjektive, primäre Bedrohungseinschätzungen aus. Signalisieren diese eine extreme Gefahr für Leib und Leben bzw. eine Bedrohung fundamentaler Bedürfnisse (primary appraisal), so triggern diese automatisch Bewältigungs- und Ressourceneinschätzungen (secondary appraisal). Diese richten sich auf die verfügbaren Optionen, die Gefahr abzuwenden. Können blitzschnell keine eigenen Kompetenzen oder aussichtsreicher Rückgriff auf eigene bzw. soziale Ressourcen identifiziert werden, so steigen physiologisch die Erregungsbildung im autonomen Nervensystem, kognitiv die Einschätzung eigener Ratlosigkeit und Aussichtslosigkeit und emotional die Gefühle eigener Ohnmacht, Hilflosigkeit und Panik an. In der Zusammenschau von primärer, bedrohungsbezogener Einschätzung und sekundärer, bewältigungsressourcenbezogener Einschätzung resultiert eine Gesamt- und Neubewertung der Gefahrensituation (reappraisal). Diese Bilanz kann dann bei entsprechend disponierten Personen dazu führen, dass der Schwellenwert überschritten wird und die biologisch alten Reaktionsstereotypien reaktiviert werden und es so zur Manifestation der Konversionssymptome kommt.

Interessante Passung von Störungskonzepten aus Evolutionsbiologie, Neurobiologie und psychologischer Stressforschung

1.7 Integrative Störungsmodelle

Verhaltensanalytisches Störungsmodell

Verhaltensanalyse der Konversionsreaktion eröffnet therapeutische Ansatzpunkte

Die Tabelle 2 führt die oben aus der Literatur abgeleiteten neurobiologischen, evolutionsbiologischen, psychischen und familiären Risikofaktoren in ein verhaltensanalytisches Bedingungsmodell der Konversionsreaktion zusammen.

Tabelle 2: Verhaltensanalytisches Bedingungsmodell der Konversionsreaktion

Verhaltensanalytische Variable	Unterteilungen und illustrierende Beispiele
Auslösefaktoren	• Externe Trigger: z. B. Partnerschaftskonflikte der Eltern, schulische Überforderung, Mobbing
	• Interne Trigger: z. B. Konflikte zwischen entgegenstehenden Motivsystemen; unerfüllte Bedürfnisse; intrapsychisch nicht verarbeitbare und interpersonell nicht kommunizierbare Affekte (z. B. Kränkungsgefühle, Gefühle der Zurücksetzung gegenüber Geschwistern, Vernachlässigung)
Perzeptive Defizite	• Wahrnehmungs- und Mentalisierungsdefizite eigener Affekte und Bedürfnisse
Verhaltensdefizite (Kompetenzdefizite und Performanzdefizite)	• Sozial-kommunikative Defizite, eigene Befindlichkeiten und Bedürfnisse assertiv mitzuteilen, Defizite bei der Problemlösung und Bewältigung
Organismusvariable	• Angeborene und/oder erworbene Disposition (niedrige Schwellenwerte der Auslösung) zu evolutionär vorgebahnten, subkortikal verankerten, archaischen Reaktionsstereotypien, wie z. B. Totstellreflex • biografisch erworbene psychische Vulnerabilität im Sinne dysfunktionaler kognitiv-emotionaler Schemata und Glaubenssysteme, z. B. als Folge von Traumaexposition, Misshandlung und Vernachlässigung • Psychische Komorbidität: Angst, Depression, PTBS, dissoziative Bewusstseinsstörungen
Konversionsreaktion	• Dissoziativer Anfall, funktionelle Bewegungs- oder Sensibilitätsstörung
Konsequenzbedingungen	• Verstärkung der Konversionsreaktion durch familiensystemische Funktion: Verstärkung der Kommunikation von Unstimmigkeiten, ohne diese konkret benennen zu müssen • Entlastung von psychosozialen Anforderungen, Entwicklungsaufgaben und auslösenden Belastungsfaktoren • Positive Verstärkung durch vermehrte Zuwendung

Entwicklungsorientiertes Störungsmodell

Abbildung 1 stellt ein integratives Störungsmodell am Beispiel der Herausbildung einer Konversionsstörung vor (modifiziert nach Noeker, 2011; Noeker & Peter-

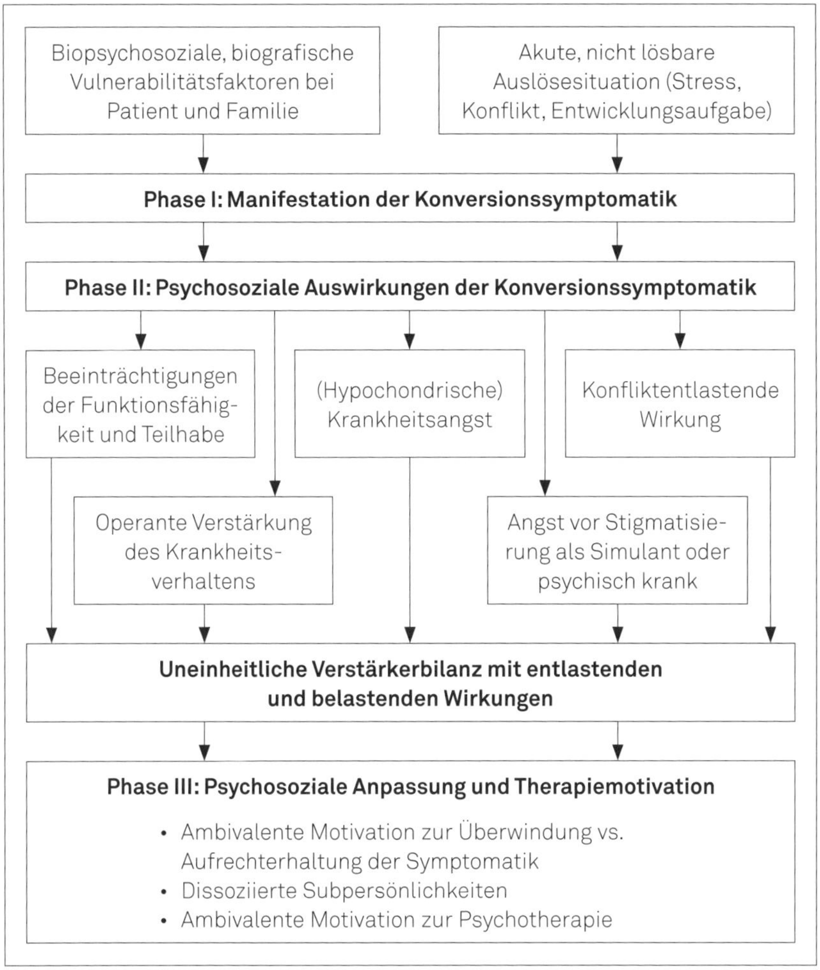

Abbildung 1: Störungs- und Verlaufsmodell der Konversionsstörung (modifiziert nach Noeker, 2011; Noeker & Petermann, 2003, 2011a; Petermann & Noeker, 2008)

mann, 2003, 2011a; Petermann & Noeker, 2008). Dieses ordnet die empirischen Einzelbefunde und Störungsmechanismen in ein ätiopathogenetisches Gesamtmodell. Die in dem Modell aufgeführten Faktoren können ebenfalls als Ausgangspunkt und Strukturierungshilfe für die Erhebung der Anamnese und Exploration genutzt werden. Das Modell ist grundlegend für die vorliegende Arbeit. Entwicklungspsychopathologisch unterscheidet das Modell mehrere Etappen der Störungsentwicklung.

Der Manifestation vorausgehende Risikofaktoren auf der Zeitachse abgrenzen von den Folgebelastungen

Erste Phase: Manifestation der Konversionssymptomatik. Im Sinne eines Diathese-Stress-Modells wirken im Vorfeld der Störungsmanifestation zwei ätiopathogenetische Faktorenbündel zusammen:

- Disponierende evolutions- und neurobiologische sowie psychische Vulnerabilitätsfaktoren aufseiten des Kindes wie auch aufseiten der Familie. Vulnerabili-

tätsfaktoren des Kindes umfassen erniedrigte Schwellenwerte für die Auslösung evolutionsbiologischer Schutzreaktionen, belastende bzw. traumatisierende Lebenserfahrungen in der Eigenanamnese und eine damit einhergehende Beeinträchtigung basaler kognitiv-emotionaler Schemata, unzureichend entwickelte Bewältigungsfertigkeiten sowohl im Bereich der effektiven Problemlösefertigkeiten als auch im Bereich der Affekt- und Emotionsregulation.
- Auslösende Faktoren im Sinne von Belastungsfaktoren, die die aktuellen Bewältigungsfertigkeiten des Kindes übersteigen. Diese umfassen aktuell wirksame Stressoren, kritische Lebensereignisse, aktuelle interpersonell, insbesondere innerfamiliär wirksame Konflikte und ungelöste normative Entwicklungsaufgaben.

Zweite Phase: Psychosoziale Folgewirkungen der entstandenen Konversionssymptomatik und deren Bewältigung. Die zweite Störungsetappe setzt mit der Manifestation der Konversionssymptomatik ein. Mit der Manifestation setzen gravierende, teilweise zusätzlich belastende, aber auch entlastende Folgewirkungen ein, die sich aus dem Leben mit der Symptomatik und den sich neu einstellende Einschränkungen und Sorgen ergeben. Das Muster und die Intensität dieser Folgewirkungen entscheiden wesentlich über den weiteren Störungsverlauf im Sinne einer Aufrechterhaltung und Chronifizierung gegenüber einer spontanen oder therapeutisch erzeugten Rückbildung.

Dritte Phase: Psychosoziale Anpassung und resultierende Therapiemotivation. Nach der Manifestation ergeben sich psychosoziale Folgen, die sowohl entlastend und damit aufrechterhaltend als auch belastend wirken können.

Konfliktentlastende und verstärkende Wirkungen.
- Als Wirkung ergibt sich zuallererst eine Entlastung im Zuge einer Entspannung der auslösenden Konflikt- und Stresssituation. In tiefenpsychologischem Verständnis würde diese entlastende Wirkung als primärer Krankheitsgewinn mit einer Entaktualisierung des Ausgangskonflikts konzeptualisiert. In verhaltenstherapeutischem Verständnis ergibt sich eine negative Verstärkung eines Vermeidungsverhaltens gegenüber den überfordernden Belastungsfaktoren (psychosozialen Konflikten, kritischen Lebensereignissen oder normativen Entwicklungsaufgaben).
- Als positive Verstärkung kann zusätzlich eine erhöhte Zuwendung gegenüber dem Kind wirksam werden.

Belastende Folgewirkungen. In Folge der Manifestation der Symptomatik treten zusätzliche Belastungen hinzu:

Die multiplen Folgebelastungen prägen die Agenda zu Therapiebeginn

- *Krankheitsangst.* Die schillernd imponierenden Beschwerden wirken hochgradig verunsichernd. Die rätselhaften Symptome und negativen medizinischen Untersuchungsbefunde lassen Sorgen vor einer unerkannten, ernsthaften, bedrohlichen somatischen oder neurologischen Krankheitsursache aufkeimen. Die Konversionsstörungen teilen die exzessive Krankheitsangst mit den somatoformen Störungen. Das Zusammentreffen von ausgeprägter Symptomatik einerseits (Lähmung, Sehverlust, Anfälle) und unauffällig bleibenden medizinischen Untersuchungsergebnissen andererseits ist für die Familie schwer zu tolerieren.
- *Beeinträchtigungen der Funktionsfähigkeit und Teilhabe.* Die Symptomatik geht einher mit vielfältigen Funktionseinschränkungen (Schulbesuch, Bewegungs-

radius, Angewiesenheit auf lebenspraktische Hilfen wie Rollstuhl etc.). Diese betreffen nicht nur das Kind, sondern erzeugen mittelbar auch Alltagseinschränkungen für die Eltern und Geschwister. Eltern eines Kindes mit einer Gangstörung müssen bei vielen Alltagsverrichtungen behilflich sein. Sie sind in ihrer Mobilität eingeschränkt und an das Haus gebunden. Flexibilität bei der Ausübung der eigenen Berufstätigkeit und Hobbys ist gefordert. Die lebenspraktischen Einschränkungen werden regelmäßig begleitet von Irritationen der Beziehung zum Kind. Die Bereitschaft der Eltern, die persönlichen Einschränkungen auf sich zu nehmen, ist begrenzt, wenn sie unterschwellig argwöhnen, dass ihr Kind die Beschwerden möglicherweise simuliert und damit bereitwillig in Kauf nimmt, ihnen diese Einschränkungen zuzumuten. Emotional können solche Mutmaßungen bei den Eltern unausgesprochenen Groll und Gereiztheit erzeugen. Auf der anderen Seite empfinden die Eltern angesichts der gravierenden Einschränkungen ihres Kindes Mitgefühl. Die Eltern schwanken emotional zwischen Ressentiment und Mitgefühl. Die Ungewissheit darüber, was „wirklich los ist", und die damit einhergehende emotionale Ambivalenz gegenüber ihrem Kind sind zusätzliche Motive, von den Ärzten medizinisch eindeutige Aussagen zu Art und Ursachen der Symptomatik einzufordern. Eine klare ärztliche Diagnose und Festlegung würde einen Ausweg aus der Ambivalenz versprechen. Eine organmedizinische Diagnose würde die Vertrauensbeziehung zum Kind sofort wiederherstellen und dem Kind legitim alle aus seiner Krankenrolle erwachsenen Rücksichtnahmen zubilligen. Würde das Kind dagegen durch ärztliche Befunde der Simulation überführt, so könnten die Eltern es erzieherisch konsequent konfrontieren. In jedem Fall würde eine eindeutige ärztliche Festlegung den Eltern nicht nur medizinische, sondern auch erzieherische Sicherheit zurückgeben.

Starke, auch erzieherische Verunsicherung und Orientierungsverlust bei den Eltern

- *Angst vor Stigmatisierung.* Die Angst richtet sich darauf, als Simulant oder psychisch kranke Person angesehen zu werden und so Respekt zu verlieren (Robson, Myers, Pretorius, Lian & Reuber, 2018). Entsprechende Andeutungen aus dem eigenen Bekanntenkreis („Führt er euch an der Nase herum?") oder von Seiten des Behandlungsteams („Der hat nichts!") können sehr kränkend, verunsichernd und belastend wirken. Das Drängen der Eltern auf Intensivierung der neurologischen Diagnostik dient somit auch dem Ziel, dass ein biomedizinisch „harter" Befund das Kind und die Familie vor dem sozialen Umfeld rehabilitiert. Ein positiver Befund soll die Mutmaßungen widerlegen, es handele sich um manipulierte, simulierte oder bestenfalls psychisch bedingte Symptome. Biomedizinische Befunde wären der beste Beweis, um das Gesicht zu wahren. Solange die medizinische Diagnostik fortgeführt wird, bleibt die Familie geschützt („Die Untersuchungen sind noch nicht abgeschlossen, es wird gerade ... überprüft"). Bei chronifizierten Verläufen kann das Diskutieren und Einfordern weiterer medizinischer Untersuchungen zu einem Ritual werden, um nach innen wie nach außen an der Erzählung (dem „Narrativ") einer unerkannten neurologischen Grunderkrankung weiter festhalten zu können und sich damit vor sozialer Herabsetzung zu schützen. Umgekehrt wird eine Einwilligung, die Fortführung der medizinischen Diagnostik einzustellen, mit dem Eingeständnis gleichgesetzt, dass eben doch keine „normale" Krankheit vorliegt.

Beachte: Insistieren auf somatische Diagnostik dient auch dem Schutz vor befürchteter Stigmatisierung

Uneinheitliche Verstärkerbilanz und ambivalente Therapiemotivation

Entlastende und belastende Folgen und Funktionalitäten bestehen nebeneinander

In operanter Hinsicht ergeben sich aus den multiplen belastenden wie entlastenden Folgewirkungen der Symptomatik bekräftigende wie aversive Verstärkungseffekte. Den konfliktentlastenden Wirkungen stehen auf der anderen Seite neue Herausforderungen und Folgebelastungen gegenüber. Damit ergibt sich eine Verschiebung der Themen, mit denen sich die Familie im Anschluss an die Manifestation der Symptomatik auseinandersetzen muss. Die Verstärkerbilanz als Resultante aus allen Einzelwirkungen ist insgesamt uneinheitlich.

Diese Fokusverschiebung kann verdeckt auch die Funktion erfüllen, die Auseinandderersetzung um vorbestehende, unterschwellige und auslösende Konfliktthemen zu vermeiden. Mit der Erstmanifestation der Konversionssymptomatik geraten die vielfältigen Sorgen, die sich nun aus dem Leben mit der „unerklärlichen und aufregenden" Symptomatik ergeben, in den Fokus der Aufmerksamkeit und werden nun zum vorrangigen Gesprächsthema („Narrativ") innerhalb der Familie, zwischen der Familie und dem weiteren sozialen Umfeld (Verwandte, Nachbarn, Lehrer, Mitschüler, Freunde) sowie zwischen der Familie und den Therapeuten. Im tiefenpsychologischen Verständnis der Abwehrmechanismen lässt sich dieser Prozess als Verschiebung im Dienste der Abwehr beschreiben. Die neuen Probleme treten als Figur vor den in den Hintergrund gerückten Auslösekonflikt, etwa analog zur Verschiebung des Aufmerksamkeitsfokus auf Gewichts- und Ernährungsprobleme bei essgestörten Patientinnen. In verhaltenstherapeutischer Terminologie kann diese Umfokussierung als negative Verstärkung im Sinne einer Vermeidung der Ursprungskonflikte interpretiert werden. Es resultiert eine ambivalente Therapiemotivation, nämlich einerseits, die Symptomatik aufgrund der entlastenden Wirkungen beibehalten zu wollen, und andererseits eine Motivation, die Symptomatik aufgrund der zusätzlich belastenden Wirkungen überwinden zu wollen.

Wie in einem Kräfteparallelogramm kann die Resultante aus den einzelnen, unterschiedlichen Verstärkungseffekten die Therapiemotivation stärken wie schwächen. Auf der Zeitachse kann sich die dominierende Motivation verändern und verschieben. Unmittelbar nach Symptommanifestation überwiegt häufig die entlastende und bekräftigende Wirkung. Über den weiteren Störungsverlauf nehmen dann vielfach die angenehmen operanten Wirkungen wie zum Beispiel die sozialen Zuwendungsreaktionen wieder ab und weichen einer zunehmenden Ungeduld und einem unterschwelligen Unverständnis gegenüber dem Patienten. Wächst der Überdruss an den Folgebelastungen, so steigt damit auch die Therapiemotivation.

Das Kind mag die eingeschränkte Funktionsfähigkeit zum Beispiel bei der Mobilität kurzfristig als angenehm erleben, manövriert diese die Eltern und Bezugspersonen doch in eine Unterstützungsrolle und sich selbst in eine Opferrolle. Der Effekt kann sich jedoch schnell „abnutzen" (Löschung). Ebenso kann der „erzwungene" soziale Rückzug zunehmend als deprivierend erlebt werden (Verstärkerverlust). Die soziale Wahrnehmung auf den Patienten verändert sich ebenfalls und verengt sich auf die Beobachtung und Bewertung des Auf und Ab des Störungsverlaufs. Diese soziale Blickverengung kann das Kind als zunehmend lästig, peinlich und entwertend erleben.

Im Ergebnis kann die resultierende Verstärkerbilanz „kippen“ zugunsten einer inneren (unbewussten) Bereitschaft, die Symptomatik wieder aufgeben zu wollen. Dennoch reicht eine solche Verschiebung der motivationalen Kräfteverhältnisse vielfach nicht aus, um auf der Verhaltensebene eine Rückbildung der Symptomatik einzuleiten. Ein Grund kann die unterschwellige Befürchtung des Kindes sein, dass eine spontane, scheinbar unerklärliche Rückbildung von der Umgebung als Beleg ausgelegt werden könnte, dass er die Symptome ohnehin über die ganze Zeit nur simuliert habe und nun das zunehmend lästige und langweilige Spiel eben wieder aufgegeben habe.

Chance zum gesichtswahrenden Ausstieg aus der Symptomatik inszenieren

In einer solchen Situation, in der zwar eine Motivation zur Aufgabe der Symptomatik überwiegt, aber weiterhin Barrieren vorliegen dies ohne Gesichtsverlust realisieren zu können, liegt eine entscheidende therapeutische Aufgabe darin, ein gesichtswahrendes „Ausstiegsszenario“ zu entwerfen und sozial zu konstruieren. Therapeutisch ist man mit zwei Motiv- und Persönlichkeitsanteilen konfrontiert. Ein Anteil strebt weiterhin die Beibehaltung der Symptomatik an, ein anderer möchte diese zunehmend überwinden. Entsprechend ambivalent ist in der Regel auch die Psychotherapiemotivation zur Mitarbeit versus „Widerstand“. Wichtige psychotherapeutische Interventionen zielen daher auf die Arbeit mit diesen abgegrenzten Anteilen.

1.8 Verlauf

Je früher der Beginn einer Psychotherapie, desto besser die Prognose

Für eine empirisch basierte Differenzierung prognostisch günstiger bzw. ungünstiger Verlaufsfaktoren ist die Datenbasis insgesamt noch sehr schmal. In einer aktuellen Verlaufsstudie von Fredwall et al. (2021) trat nach 12 Monaten bei einem Drittel der Patienten eine komplette Remission auf. Bei 89 % wurde immerhin eine Verbesserung der Anfallsereignisse beobachtet. Die Überweisung zur Psychotherapie binnen eines Monats war mit verbesserten Remissionsraten verbunden. Nach Diagnosesicherung sollte daher eine klare Empfehlung ausgesprochen werden, zeitnah eine störungsspezifische Psychotherapie aufzunehmen. Vorläufig lassen sich zusammenfassend die folgenden Faktoren als prognostisch günstig einschätzen.

Prognostisch günstige Verlaufsfaktoren bei dissoziativen Anfällen

- Akzeptanz der dissoziativen Natur der Anfallsepisoden,
- keine koexistierende, genuine Epilepsie,
- klinisch weniger eindrückliche Anfallsmerkmale (keine Inkontinenz, kein Zungenbiss, keine Aufnahme auf eine Intensivstation, kein Pseudostatus epilepticus),
- niedrige psychopathologische Komorbidität,
- kein begleitendes dissoziatives Erleben im Sinne des Bewusstseinstypus,
- kürzere Verlaufsdauer,
- jüngeres Alter bei Diagnosestellung,
- weibliches Geschlecht,
- höhere Intelligenz und Bildung,
- altersgerechte Autonomieentwicklung und deren Stärkung durch die Eltern, Schutz des Kindes vor Überforderung,

- stabile Freundschaften, gute Integration in die Gleichaltrigengruppe,
- Fähigkeit, Gefühle wahrnehmen und verbalisieren zu können,
- Bereitschaft zur Selbstöffnung,
- gute Affektregulation.

1.9 Therapie

Psychotherapie am wirkungsvollsten im Rahmen eines interdisziplinären Gesamtkonzeptes

Die diagnostische Abklärung, Fallkonzeptionierung und Patientenaufklärung erfolgt gemeinsam durch medizinisch-neurologische und psychiatrisch-psychotherapeutische Fachleute (LaFrance, Baker, Duncan, Goldstein & Reuber, 2013; Noeker, 2009; Popkirov et al., 2019; Popkirov, 2020; Weiss et al., 2021). Psychotherapie stellt nur eine, wenn auch zentrale und oft fallführende Komponente im Rahmen eines übergeordneten interdisziplinären Behandlungsplans dar (Demartini et al., 2014). Die wenigen Interventionsstudien beinhalten folgende ausgewählte Ergebnisse und Behandlungsempfehlungen:

- Irwin, Edwards und Robinson (2000) schlagen vor, dass der anfängliche Fokus sich auf die Identifikation und Kontrolle auslösender Reize und Situationen richten sollte. In der Folge sollten bei der Therapieplanung Techniken aus den Bereichen der individualisierten Stressbewältigungstechniken einschließlich Entspannung und kognitiver Techniken, der Aufbau von sozialen Fähigkeiten, der Steigerung des Selbstwertgefühls, der Anpassung der schulischen Leistungsanforderungen zur Anwendung kommen. Die Fallführung könne je nach Einzelfall sowohl bei einem Kinderpsychotherapeuten oder einem Neuropädiater liegen.
- Velani und Gledhill (2021) resümmieren, dass es nur wenige Studien gibt, die den speziellen Wirkungsgrad einzelner Therapiebausteine evaluieren. Es ist daher kaum möglich, aus der verfügbaren Literatur zu schließen, ob und vor allem durch welche besonderen Module ein Behandlungsprogramm einem anderen überlegen ist. Hinzu kommt das Problem, dass die Outcomeparameter über die Interventionsstudien hinweg variieren und damit schwer vergleichbar sind (Fobian, Long & Szaflarski, 2020).
- Plioplys et al. (2007) weisen darauf hin, dass möglichst kurzfristig wirksame Behandlungsziele definiert werden sollten. Diese können die gestufte Wiederaufnahme des Schulbesuchs, die Rücknahme von nicht wirklich erforderlichen Unterstützungsleistungen im häuslichen Umfeld und damit eine Wiederaufnahme von Alltagsverrichtungen durch das Kind oder das schrittweise aber konsequente Ausschleichen einer antiepileptischen (antikonvulsiven) Medikation sein.
- In einer Interventionsstudie von Verrotti et al. (2009) haben alle Kinder nach Diagnosestellung eine Psychotherapie mit begleitender, individuell indizierter Psychopharmakotherapie mit Anxiolytika oder Antidepressiva aufgenommen. Die psychotherapeutischen Interventionen umfassen im Wesentlichen Edukation, Suggestion, Konfrontation und Exposition sowie Exploration möglicher Anfallsursachen.
- Vincentiis et al. (2006) haben bei 10 von 21 Patienten mit einer Komorbidität von zerebralen und dissoziativen Anfällen psychotrop wirksame Medikamente eingesetzt.

- Wyllie et al. (1999) haben bei Patienten mit dissoziativen Anfällen und komorbider Trennungsangst und Schulverweigerung erfolgreich Familienberatung, Anpassung von Unterrichtsregeln sowie Behandlung mit Methylphenidat bei zusätzlich vorliegendem ADHS eingesetzt. Sie konnten 21 von 34 Patienten nachuntersuchen. Von diesen waren 15 (72 %) anfallsfrei, bei 6 Kindern (28 %) persistierten die Anfälle weiter.
- Chinta, Malhi, Singhi und Prabhakar (2008) haben aufbauend auf die Diagnosemitteilung eine Unterstützung für Kinder mit Schulproblemen, die Einleitung eines Schulwechsels bei signifikanten Anpassungsproblemen in der Schule oder eine Paarberatung eingeleitet. Zusätzlich wurden die Eltern angeleitet, aufrechterhaltende Faktoren zu begrenzen (Kontingenzmanagement bei auftretenden Anfällen) sowie im Fall von gravierenden Funktionsbeeinträchtigungen die Alltagsaktivitäten des Kindes wieder zu normalisieren. 6 von 17 nachuntersuchten Kindern waren nach drei Jahren anfallsfrei, 8 von 17 Kindern erlebten eine Reduktion von mindestens 50 % der Symptome.
- Nielsen et al. (2015) entwickelten und evaluierten ein fünftägiges, tagesklinisches multimodales Rehabilitationsprogramm mit physiotherapeutischem Behandlungsschwerpunkten für Patienten mit dissoziativen Bewegungsstörungen. Die Behandlung beinhaltet Psychoedukation sowie Bewegungsmobilisierung und -training in Verbindung mit Fokussierungs- und Achtsamkeitsübungen. Nach einer Behandlungswoche berichteten 65 % der Patienten eine signifikante Verbesserung, die bei 55 % der Patienten noch nach drei Monaten aufrechterhalten war.

Manche Autoren empfehlen eine starke Individualisierung des therapeutischen Vorgehens in Abhängigkeit von den spezifischen Belastungsfaktoren, Störungsmechanismen und Komorbiditäten (Baslet, 2012; Demartini et al., 2014; Goldstein et al., 2010; Reuber, 2008). Einer Forderung nach Individualisierung kann im Grunde nicht widersprochen werden, gleichwohl erschwert sie die Konzipierung von Gruppenstudien mit homogenen Modulen und damit dem Aufbau von Evidenz für Leitfäden.

Konsens mit der Familie zu Störung und Therapiekonzeption ist unverzichtbare Voraussetzung für alle Anschlussinterventionen

Es besteht allgemeine Übereinstimmung, dass die Suche eines Konsensus mit der Familie zu Art und Genese der Störung sowie zum therapeutischen Vorgehen Voraussetzung für alle Anschlussinterventionen ist. Diese Auffassung wird auch im vorliegenden Band nachdrücklich vertreten. Damit kommt der Patientenaufklärung, der Diagnosemittteilung und der Edukation eine „strategische" Schlüsselstellung im gesamten Therapiekonzept zu. Es finden sich immer wieder Fallkonstellationen, bei denen sich die Symptomatik nach einer überzeugend gelingenden Aufklärung von Patient und Familie drastisch bis hin zu einer vollständigen Remission zurückbildet (Rommelfanger, 2016; Stone, Carson & Hallet, 2016). Solche Phänomene sind „keine Wunderheilung", sondern aus kognitiv-behavioraler Perspektive nachvollziehbar, kann doch eine vollständige Neubewertung der Symptomatik massive Veränderungen habitualisierter Reaktionsstereotypien bewirken.

Eine gelingende Patientenaufklärung ist eine Conditio sine qua non. Ohne eine partizipative Konsensfindung zum Störungs- und Behandlungskonzept laufen alle sich anschließenden psychotherapeutischen Anschlussinterventionen Gefahr, aufgrund fehlender Akzeptanz und „Widerstand" der Familie ins Leere zu laufen. Auch wenn die Interventionen konzeptionell „richtig" sind, kann ihnen der klinische Erfolg versagt bleiben, wenn vorher edukativ kein fruchtbarer Boden für Akzeptanz und Mitarbeit geschaffen wurde.

Resümee der Literatur zur psychotherapeutischen Intervention

In der Literatur fehlt vielfach die Darstellung des konkreten therapeutischen Procederes

Die oben dargestellten Therapiestudien im Kinderbereich weisen aufgrund heterogener Patientengruppen (Diagnose, Symptomatik, somatische und psychiatrische Komorbidität, Altersspektrum), fehlender Kontrollgruppen sowie unterschiedlicher Zeiträume bis zur Nachuntersuchung nur einen geringen Evidenz- und Empfehlungsgrad auf (Doss & Plioplys, 2018). Fast alle veröffentlichten Studien zu dissoziativen Anfällen bei Kindern und Jugendlichen basieren auf retrospektiven Analysen kleiner Stichproben. In den Publikationen fehlt häufig eine genauere Beschreibung, welche spezifischen Interventionen exakt durchgeführt worden sind. In den Formulierungen werden vielfach sehr übergreifende, pauschalierende Formulierungen verwendet („Stressbewältigung"). Für den klinischen Praktiker bleibt unklar, wie genau vorgegangen wurde. Diese mangelnde Detaillierung mag dem Umstand geschuldet sein, dass die ursächlichen Bedingungsfaktoren, die Definition der Therapieziele und die Bestimmung der einzelnen Therapiemodule angesichts der Heterogenität der Patientenkollektive nachvollziehbar stark individualisiert sind. Im Rahmen von Interventionsstudien müssen solche stark individualisierten Vorgehensweisen zwangsläufig wieder gruppiert und aggregiert werden. Dabei geht die Prägnanz bei der Schilderung des therapeutischen Vorgehens wieder verloren. Für klinisch ausgerichtete Leser bleiben die Aussagen der Interventionsstudien zum konkreten praktischen Vorgehen daher vielfach konturlos.

Empfehlung zu einer zweigleisigen Verknüpfung symptombezogener und nicht symptombezogener Psychotherapie

Die ständige mentale Befassung mit der Konversionssymptomatik, ihren Ursachen und Folgen, die stetige Sorge vor einem latenten, unkontrollierten Voranschreiten sowie das Leiden an deren Folgewirkungen kann sich bei vielen Familien zu einem zentralen Teil der Identität auswachsen. Bei aller Nachvollziehbarkeit realer Lebenseinschränkungen kann die extensive kognitive, emotionale und verhaltensbezogene Beschäftigung mit diesem Lebensthema in den Mittelpunkt der Alltagsorganisation und Kommunikation rücken und andere, „normale" Lebensthemen und Entwicklungsaufgaben in den Hintergrund drücken. Neben den „Exzess" der Beschäftigung mit Fragen von Krankheit und Gesundheit tritt das „Defizit" der Beschäftigung mit anderen Lebensthemen, Entwicklungsaufgaben und Herausforderungen. In manchen Kasuistiken drängt sich der Eindruck auf, dass diese Entwicklung nicht nur billigend in Kauf genommen wird, sondern vielmehr eine relevante, aufrechterhaltende Funktion der Symptomatik beinhalten könnte. Analog zu anderen Patientengruppen, die zum Beispiel an Panikstörungen oder Essstörungen leiden, kann die so schleichend erzeugte und inszenierte Fokusverlagerung auf Fragen funktionierender Körperlichkeit auch ein Vermeidungsverhalten gegenüber anderen bedeutsamen Lebensthemen erlauben und nach außen wie innen hin legitimieren. Neben eine symptomorientierte Psychotherapie entlang der Regulation der Konversionssymptomatik mag dann komplementär auch eine nicht symptombezogene Ausrichtung der Psychotherapie erforderlich werden, die sich diesen vermiedenen Entwicklungsaufgaben, Stressoren, Konflikten und Krisen widmet. Es bewährt sich dann regelmäßig ein zweigleisiges Therapiekonzept mit einer Kombination von symptomorientierter und nicht symptomorientierter Therapie:

Ausgewogene Balance halten zwischen therapeutischer Arbeit an Symptomreduktion versus Arbeit an latenten Konflikten

- Aktive, symptomorientierte Interventionen umfassen zum Beispiel bei Bewegungsstörungen motorische Übungsbehandlungen aus Krankengymnastik und Körpertherapie. Bei konversionsbedingter Lähmung besteht diese etwa aus einem schrittweisen Wiederaufbau von Kraft, Kondition und Koordination durch das Gehen immer längerer Strecken an Krücken und stetiger Rücknahme von Hilfsmitteln. Diese aktivierenden Interventionen zielen über die krankengymnastischen Effekte im engeren Sinne immer auch auf eine zunehmende Übernahme von Selbstverantwortung des Patienten für den funktionellen Fortschritt, damit auch auf Selbstkontrolle und Stolz auf den geleisteten Eigenanteil. Als Faustregel ist daher den aktivierenden Funktionstherapien gegenüber passiv behandelnden Anwendungen wie Massagen oder Wärmebehandlungen der Vorzug zu geben. Zu Beginn kann bei noch brüchiger Motivation aber auch zunächst mit passiven Maßnahmen gestartet werden.
- Die nicht symptomatische, sondern „kausal“ konzipierte Therapie zielt auf die disponierenden und auslösenden Konflikt- und Belastungsfaktoren. Konfliktaufarbeitende bzw. bewältigungsorientierte Psychotherapie im Einzel-, Familien- und Gruppenformat dient dem Herausarbeiten der Funktion der Symptomatik und den Barrieren, die einem Aufgeben der Symptomatik (noch) im Wege stehen.

2 Leitlinien

2.1 Leitlinien zur Diagnostik und Verlaufskontrolle

Die diagnostische Abklärung umfasst in einem ersten Schritt die Abgrenzung anderer somatischer, neurologischer und psychopathologischer Störungen (Dreissen, Cath & Tijssen, 2016; Wardrope, Newberry & Reuber, 2018; Stone, Reuber & Carson, 2013). Das breite Spektrum differenzialdiagnostischer Alternativerklärungen für die Symptomatik erfordert interdisziplinäre Kooperation mit neuropädiatrischer, pädiatrischer, kinder- und jugendpsychiatrischer, psychotherapeutischer und klinisch-kinderpsychologischer Kompetenz. Die Tabelle 3 bietet eine Übersicht zu den einzelnen Leitlinien dieses Bandes für den diagnostischen Untersuchungsgang.

Tabelle 3: Übersicht der Leitlinien für das diagnostische Vorgehen

L1	Diagnostisch und interaktionell sinnvolle Etappenschritte bei der Strukturierung von Anamnese und Exploration
L2	Anamnese und Exploration der Symptomatik und ihrer Folgebeeinträchtigungen
L3	Diagnostische Verdachtshinweise für eine dissoziative Bewegungsstörung
L4	Diagnostik dissoziativer Anfälle
L4.1	Somatisch-neurologische Hinweiszeichen
L4.2	Psychologische Risikofaktoren, Verlaufsmerkmale und Hinweiszeichen
L4.3	Differenzialdiagnostische Abgrenzung von sonstigen Anfallsereignissen
L4.4	Differenzialdiagnostische Abgrenzung der wichtigsten psychischen Störungsbilder
L4.5	Abgrenzung von Formen abweichenden Krankheitsverhaltens
L5	Exploration der psychosozialen Auswirkungen der Konversionssymptomatik
L6	Therapierelevante Schwerpunkte bei der verhaltensanalytischen Exploration
L7	Verhaltensbeobachtung während der gemeinsamen Exploration von Kind und Eltern
L8	Exploration des subjektiven Störungskonzepts
L9	Exploration von Konflikt- und Belastungsfaktoren bei der Störungsgenese
L10	Generieren von Hypothesen zu übergeordneten Störungsmechanismen der Genese von Konversionsstörungen

2.1.1 Strukturierung des diagnostischen Vorgehens

Die Leitlinie 1 bietet eine Strukturierungshilfe für eine sinnvolle Schrittabfolge bei der Durchführung von Anamnese, Untersuchung und Exploration. Diese folgt theoriegeleitet dem oben vorgestellten entwicklungsorientierten Störungsmodell (vgl. Abbildung 1 auf Seite 21).

L1 Leitlinie 1: Diagnostisch und interaktionell sinnvolle Etappenschritte bei der Strukturierung von Anamnese und Exploration

Symptomatik und bisheriger Störungs- und Behandlungsverlauf

- Spektrum der einzelnen Konversionssymptome,
- bisheriger Symptomverlauf,
- begleitende dissoziative Empfindungen und Bewusstseinsstörungen,
- Komplettierung der allgemeinen medizinischen Anamnese,
- bisheriger Behandlungsverlauf.

Folgewirkungen des Lebens mit der Symptomatik und Adaptation von Kind und Familie (zweite Störungsetappe)

- Funktionelle Beeinträchtigungen und psychosoziale Teilhabe,
- subjektives Störungs- und Behandlungskonzept,
- Krankheitsängste,
- Angst vor Stigmatisierung,
- angenehme Konsequenzbedingungen,
- Beurteilung der bisherigen entlastenden wie belastenden Verstärkerbilanz.

Allgemeine psychologische Anamnese und Diagnostik bis zur Manifestation der Konversionssymptomatik (erste Störungsetappe)

- Komplettierung der psychologischen bzw. psychopathologischen Eigen- und Familienanamnese,
- Erkundung und Exploration möglicher auslösender Konflikt- und Belastungsfaktoren im Vorfeld der Manifestation.

Die Abfolge der Themen bei der Anamneseerhebung und Fallkonzeption ist so gewählt, dass sie möglichst den aktuell subjektiv drängenden Themen der Familie folgt. Der gemeinsame Fokus stärkt so die sich erst noch entwickelnde therapeutische Beziehung.

Erst die somatische, dann die psychosoziale Anamnese erheben

- Die Anamneseerhebung startet daher bewusst mit einer medizinisch-diagnostisch akzentuierten Erfassung der Konversionssymptomatik. So wird dem Kind und den Eltern gezielt die Sicherheit vermittelt, dass die Symptomatik in organmedizinischer Hinsicht unvoreingenommen ernst genommen wird.
- Als fließende Überleitung von medizinischen zu psychosozialen Aspekten erfolgt im zweiten Schritt die Exploration der psychosozialen Konsequenzen der Symptomatik sowohl in ihren negativen, einschränkenden als auch in ihren positiven, entlastenden Anteilen. Es schließt sich die Exploration der Bewältigungsstrategien an, mit denen die Familie mit den Folgewirkungen umgeht, und wie gut ihr dies gelingt (zweite Störungsetappe, vgl. Abbildung 1 auf Seite 21).

- Erst zum Schluss werden mithilfe von allgemeiner Eigen- und Fremdanamnese, der Verhaltensanalyse beispielsweise von Anfallsepisoden, Testdiagnostik und psychopathologischem Befund (Salpekar et al., 2010) sowie Exploration die Entwicklungsbedingungen untersucht, die ursächlich zur Störungsmanifestation beigetragen haben können (dispositionelle Vulnerabilitätsfaktoren und auslösende Belastungsfaktoren).

Auf Basis einer Sichtung der erhobenen diagnostischen Befunde erfolgt dann eine Generierung von orientierenden Hypothesen zur Entstehung und vor allem aktuellen Funktion der Symptomatik als Grundlage für das sich anschließende Diagnosegespräch und die individualisierte Interventionsplanung. Die Exploration und Anamnese umfassen gleichermaßen neurologische wie psychologische Untersuchungsaspekte. In neurologischer Hinsicht ist die Konfiguration der individuellen Einzelsymptome (querschnittliche Perspektive) und deren Verlauf über den Störungs- und Behandlungsverlauf (längsschnittliche Perspektive) aufzuklären. Das Leitprinzip der organmedizinischen Untersuchung ist das Abprüfen der präsentierten Symptomatik auf Konsistenz bzw. Inkonsistenz mit bekannten neurologischen Bildern und Funktionsausfällen. Wie bei allen anderen somatoformen und dissoziativen Störungen basiert auch die Diagnosestellung der Konversionsstörung einerseits auf dem gezielten, hypothesengeleiteten Ausschluss einer körperlich begründbaren Erkrankung und andererseits dem Nachweis von positiven Belegen für psychologisch wirksame auslösende, disponierende, vermittelnde und aufrechterhaltende Bedingungsfaktoren.

Psychologische Exploration und Anamnese, Psychoedukation, Diagnosemitteilung und Intervention bilden bei den Konversionsstörungen in ganz besonderer Weise eine Einheit. Exploration und Anamneseerhebung dienen nicht nur dem Ziel der Informationsgewinnung, sondern tragen durch eine ausgewogene Gewichtung von somatischen, neurologischen und psychologischen Aspekten implizit immer auch schon zu einer konstruktiven Behandlungs- und Vertrauensbeziehung bei (Reuber, 2009).

Frühzeitig Hypothesen zur Störungsgenese entwerfen, aber offen dafür bleiben, dass man vollkommen falsch liegen kann

Auf Basis einer Sichtung der erhobenen diagnostischen Befunde erfolgt schließlich eine Generierung von orientierenden Hypothesen zur Entstehung und vor allem aktuellen Funktion der Symptomatik als Grundlage für das sich anschließende Diagnosegespräch und die individualisierte Interventionsplanung.

Hilfreiche Materialien

In Kapitel 4 findet sich ein übergreifender Leitfaden zur Anamneseerhebung, Exploration und Hypothesenbildung (vgl. M01, S. 130).

2.1.2 Anamnese und Exploration von Symptomatik und Funktionsbeeinträchtigungen

Leitlinie 2 gibt eine Übersicht über die Anamnese und Exploration der Symptomatik und ihrer Folgebeeinträchtigungen.

L2 Leitlinie 2: Anamnese und Exploration der Symptomatik und ihrer Folgebeeinträchtigungen

- *Symptomliste:* Das komplette Spektrum aller aktuellen körperlichen Symptome des Patienten wird ermittelt. Dies ist nicht nur für die Diagnosestellung wichtig, sondern auch für den Vertrauensaufbau. Auch unspezifische Allgemeinbeschwerden wie Müdigkeit, Schlaf, Konzentration und Schmerzen werden erfragt.
- *Symptomverlauf im Längsschnitt:* Die Veränderungen im Schweregrad und im Symptombild werden am besten in Form eines Diagramms über die Zeitachse in Abhängigkeit von zeitgleichen Lebensveränderungen sowie in Abhängigkeit von durchgeführten Behandlungsmaßnahmen anschaulich nachgezeichnet.
- *Begleitende Bewusstseinsstörungen:* Komorbide Hinweiszeichen für dissoziative Symptome des Bewusstseinstypus (z. B. Derealisation, Depersonalisation) werden erfragt.
- *Alltagsfunktion, Funktionsbeeinträchtigung:* Aufstellung, was der Patient tun kann und was nicht. Der Patient wird sich bei seiner Beschreibung in der Regel darauf konzentrieren, was er nicht tun kann. Zu identifizieren, was er faktisch tun könnte, sich aber nicht zutraut oder vermeidet, gibt wichtige Hinweise auf Stimmung, Angst, erlebte Behinderung sowie Funktion der Symptomatik.
- *Begleitende funktionelle Störungen:* Gezieltes Erfassen weiterer Beschwerden im Umfeld funktioneller und somatoformer Störungen (funktioneller Bauchschmerz, Reizdarmsyndrom, Fibromyalgie, chronisches Erschöpfungssyndrom).
- *Krankheitsüberzeugungen:* Welche Annahmen haben der Patient und die Eltern, was das Problem und dessen Ursachen sein könnten, bzw. welche Vermutungen haben sie, was die Ärzte bis jetzt übersehen haben könnten? Was würde aus Sicht der Familie helfen? Welche Therapie wäre angezeigt?
- *Vorbehandlungen:* Die Abfolge der bisherigen diagnostischen und therapeutischen Kontakte auf der Zeitachse wird ermittelt (idealerweise werden Arztbriefe angefordert). Welche (Verdachts-)Diagnosen wurden bisher gestellt?
- *Bisherige Erfahrungen mit Ärzten/Therapeuten:* Welche Vorerfahrungen, Ergebnisse und Empfehlungen liegen vor? Gab es frustrierende, kränkende Erfahrungen? Warum sind ggf. Arzt-/Therapeutenwechsel erfolgt? Welche Erwartungen an die Behandlung sind bisher unerfüllt geblieben und werden nun an die neuen Behandler gerichtet? Können diese realistisch erfüllt werden?
- *Prüfen auf Konsistenz bzw. Inkonsistenz mit bekannten neuropädiatrischen Krankheitsbildern mit ähnlicher Symptomatik*
- *Familienanamnese zu ähnlicher Symptomatik:* Gibt es Hinweise auf genetische, konstitutionelle Vulnerabilität, Modelllerneffekte, gesamtfamiliäres somatoformes, exzessives Inanspruchnahme- und Krankheitsverhalten?

Exploration des aktuellen Spektrums der Symptome und Beeinträchtigungen. Bei Patienten mit einem monosymptomatischen Beschwerdebild (z. B. dissoziative Anfälle oder isolierte Gangstörung) wird die Anamnese entlang dieser Leitsymptomatik geführt. Bei polysymptomatischen, über den Verlauf und die beteiligten Organe fluktuierenden Beschwerdebildern wird zur besseren Übersicht zunächst eine Liste aller Einzelsymptome erstellt. Die Beschwerden werden so protokolliert, wie der Patient und die Eltern sie schildern. So entsteht rasch ein Gesamtbild über die präsentierte Symptomatik. Erst danach wird die Anamnese entlang der spezifischen Symptome komplettiert. Man vermeidet so, dass zu einem späteren Zeitpunkt ein neues Symptom berichtet wird, das der Beurteilung des Gesamtbildes eine vollständig neue Wendung gibt. Wenn die Familie nicht von sich aus psychische Symptome berichtet, wird die psychopathologische Anamnese und Befunderhebung zunächst zurückgestellt. Bei dissoziativer Schwäche oder Bewegungsstörung mit plötzlichem Beginn liegt ein Schwerpunkt auf dem Erfragen von körperlichen Verletzungen, Panikattacken, Dissoziation, Migräne, Medikamentennebenwirkungen, Viruserkrankungen oder anderen (patho-)physiologischen Auslösern. Bei dissoziativer Schwäche oder Bewegungsstörung mit schleichendem Beginn werden besonders weitere Zeichen von Schmerzen sowie Müdigkeit erfragt.

Mit der Familie Schaubilder zeichnen zu Breite und Verlauf der Einzelsymptome unter Einwirkung von Wendepunkten im Alltag und in der Therapie

Exploration des Symptomverlaufs im Längsschnitt. Um mit der Familie eine übersichtliche, gemeinsame Orientierung zum Störungsverlauf zu gewinnen, wird ein einfaches, übersichtliches Diagramm angefertigt. Auf der X-Achse wird die Zeit eingetragen und auf der Y-Achse der Schweregrad der Symptomatik. In das Diagramm wird dann der Kurvenverlauf vom Störungsbeginn bis zum aktuellen Zeitpunkt eingetragen. Um den Startpunkt für den Zeitstrahl zu bestimmen, eignet sich die Frage an das Kind: „Wann hast du dich zuletzt gesund und wohlgefühlt?" Das Diagramm kann im weiteren Untersuchungsgang immer wieder herangezogen werden, um medizinische und psychosoziale Veränderungen (z. B. kritische Lebensereignisse oder Behandlungserfordernisse wie die Anschaffung eines Rollstuhls) nachzutragen. Die Grafik verdeutlicht anschaulich den Verlauf des Beschwerdebildes in Abhängigkeit von positiven wie negativen Einflussfaktoren. Implizit wird der Blick geöffnet, jenseits der Suche nach einer einzigen, vermeintlich alles erklärenden Krankheitsursache auch die Wirkung modulierender Verlaufsfaktoren aufmerksam in den Blick zu nehmen und so implizit und frühzeitig den Fokus der Familie zu weiten.

Bei polysymptomatischen Patienten kann mit unterschiedlichen Farben der Verlauf der einzelnen Symptome über den Störungsverlauf eingetragen werden. So wird erkennbar, ob die Symptome einheitlich und parallel in ihrer Intensität korrelieren oder unabhängig voneinander fluktuieren. Je kohärenter sich der Störungsverlauf über die einzelnen Symptome hinweg darstellt, desto eher kann auch von einer einheitlichen Genese ausgegangen werden.

Exploration begleitender dissoziativer Bewusstseinsstörungen. Neben der motorischen, sensorischen und anfallsbezogenen Kernsymptomatik der Konversionsstörung wird begleitenden dissoziativen Symptomen im Bereich des Erlebens, Bewusstseins und Verhaltens besondere Aufmerksamkeit gewidmet (Brown, 2016; Brunner, 2012). Empfindungen der Depersonalisation (Gefühl der Loslösung vom eigenen Körper und der eigenen Person) und Derealisation (Gefühl der Unwirklichkeit der Welt) werden erfragt. Diese Exploration zielt darauf ab, eine Kombination von dissoziativer Konversionsstörung und dissoziativen Bewusstseinsstörungen zu erkennen.

Die Exploration zu dissoziativen Bewusstseinsstörungen erfordert besonderes Geschick. Kinder greifen häufig auf sehr unspezifische Begriffe wie „seltsames" und „komisches Gefühl" zurück. Manche Formulierungen („Mir ist schwindelig") können – wörtlich genommen – den diagnostischen Blick auf die dissoziative Symptomatik verstellen und den Untersuchungsgang vorschnell auf die vielfältigen neurologischen, kardiologischen und HNO-bezogenen Ursachen eines vermeintlichen Leitsymptoms Schwindel lenken. Die folgenden Beispiele sind typische Formulierungen von Kindern, die den Verdacht auf begleitende dissoziative Bewusstseinsstörungen lenken können.

Beispiele: Formulierungen, die Kinder für die Beschreibung dissoziativer Empfindungen nutzen

- „Ich fühle mich, als ob ich da wäre und doch nicht da wäre, als wenn ich außerhalb von mir selbst stehen würde und mir selber von außen zuschaue."
- „Alles um mich herum fühlt sich nicht wirklich, nicht echt an. Ich habe das Gefühl, dass ich alles wie auf einem Fernsehbildschirm oder im Kino sehe."
- „Mein Körper fühlt sich so fremd an, als wenn er gar nicht zu mir gehören würde."
- „Mein Bein gehorcht mir nicht mehr. Es bewegt sich einfach, obwohl ich das gar nicht will. Oder es bleibt einfach stehen, obwohl ich ihm sage, weiter vorwärtszugehen."

Kindern, die Schwierigkeiten haben, dissoziative Empfindungen zu verbalisieren, können *vorsichtig* Formulierungshilfen in der dritten Person angeboten werden, z. B.:

„Ich habe einmal ein Kind kennengelernt, das dieses seltsame Gefühl ungefähr so beschrieben hat: ... Was ist bei dir ähnlich und was ist bei dir anders als bei diesem Kind?"

Solche Angebote können dem Kind die Scheu nehmen, die dissoziativen Empfindungen offen anzusprechen, ohne Angst haben zu müssen, für verrückt erklärt zu werden. Die angebotenen Formulierungen zeigen dem Kind, dass solche Empfindungen dem Therapeuten vertraut sind. Dabei dürfen selbstverständlich keine Suggestionen gesetzt werden.

Behandlungsanamnese. Ähnlich wie Kinder mit somatoformen Störungen weisen viele Patienten mit Konversionsstörungen eine komplexe Behandlungsanamnese unter Beteiligung mehrerer Praxen und Kliniken auf. Unter Rückgriff auf das Verlaufsdiagramm wird nachgezeichnet, ob vorherige diagnostische und therapeutische Maßnahmen bestimmte Veränderungen über den Symptomverlauf bewirkt haben. Das oben dargestellte symptombezogene Verlaufsdiagramm kann dann um Einträge zu bisher erfolgten Behandlungsmaßnahmen ergänzt werden. Es wird so dokumentierbar, ob diese den Schweregrad der Symptomatik beeinflusst haben. So lassen sich erste Hinweise ableiten, welche Behandlungsmaßnahmen möglicherweise fortgeführt werden sollten oder auf welche verzichtet werden kann, weil sie sich schon im Rahmen von Vorbehandlungen als wirkungslos erwiesen hatten.

Wachsames Lernen aus den Behandlungseffekten für die weitere Ausdifferenzierung der Störungshypothesen: Was hat gewirkt und warum?

Verhaltensbeobachtung. Während der Exploration, der körperlichen Untersuchung und im Alltag wird begleitend eine Verhaltensbeobachtung zur Symptomatik und zum Bewältigungsverhalten durchgeführt. Diese besteht in neurologischer Hinsicht in der exakten Beobachtung der Konversionssymptomatik auf der Verhaltensebene, also beispielsweise der Phänomenologie (Semiologie) einer Anfallsreaktion oder Bewegungsstörung (Wolf et al., 2020). Diese Verhaltensbeobachtung wird auf ihre Passung mit neurophysiologischen Innervationsmustern abgeglichen.

Prüfung auf neurophysiologische Passung von beobachtbarem Bewegungsverhalten und Neuroanatomie

Eine Inkonsistenz zwischen der präsentierten Symptomatik in der Untersuchungssituation einerseits und der Alltagsbeobachtung andererseits liegt zum Beispiel vor, wenn ein Kind während der neurologischen Untersuchung eine Lähmung des Beins zeigt, bei scheinbar unbeobachteten Alltagsverrichtungen, im Schlaf oder unter forcierter Ablenkung (z. B. während einer testpsychologischen Untersuchung oder eines Computerspiels) jedoch eine subtile Kraftreaktion zeigt, die mit einer strukturellen neurologischen Läsion als Ursache für die gezeigte Lähmung physiologisch nicht vereinbar ist. Auch bei dokumentierten Inkonsistenzen zwischen präsentierter Symptomatik und Beobachtungen des Alltagsverhalten bleibt zu beachten, dass der Nachweis einer solchen Inkonsistenz

- keine Informationen darüber beinhaltet, ob die Symptomatik bewusst herbeigeführt wird (Simulation) oder aber auf einem dissoziativen und dem Bewusstsein nicht zugänglichen Mechanismus beruht, und
- nicht die Möglichkeit ausschließt, dass der Patient zusätzlich an einer genuinen Erkrankung leidet (Zusammentreffen einer Konversionsstörung mit einer genuinen neuropädiatrischen Erkrankung, wie zum Beispiel bei einer Koinzidenz von dissoziativer und epileptischer Anfallserkrankung).

Mehr-Ebenen-Auswertung der Familienanamnese

Herausgehobene Wertigkeit der Familienanamnese. Die Familienanamnese hat Relevanz auf drei Untersuchungsebenen:

- *Medizinische Relevanz:* Vorerkrankungen in der Familie, die die biologische (z. B. genetische) Vulnerabilität für die Manifestation der Konversionssymptomatik beim Kind erhöhen.
- *Lerntheoretische Relevanz:* Familiäre Krankheitsmodelle mit ähnlicher Symptomatik (z. B. Anamnese einer Zerebralparese oder eines Morbus Parkinson in der Familie) und anschließende Konversionsstörung im Sinne einer funktionellen Gangstörung.
- *Funktionelle-somatoforme Relevanz:* Weitere, medizinisch unklare Symptome mit somatoformem Krankheits- und Inanspruchnahmeverhalten.

2.1.3 Diagnostik dissoziativer Bewegungsstörungen

L3 **Leitlinie 3: Diagnostische Verdachtshinweise für eine dissoziative Bewegungsstörung**

Hinweiszeichen in der Anamnese

- Abrupter Beginn (Schweregrad direkt nach Erstmanifestation am stärksten),
- anfallsartige (paroxysmale) Symptomatik,
- spontane Remissionen oder Heilungen,
- psychiatrische Vorläuferstörungen oder Komorbiditäten,
- sekundäre Verstärkung/Krankheitsgewinn (oft verdeckt und nicht direkt beobachtbar),
- Bewegungsmuster mit organischen Bewegungsstörungen nicht vereinbar,
- positive psychologische Risikofaktoren für Konversionsstörung in der Anamnese (Vulnerabilitätsfaktoren in der Anamnese, Belastungsfaktoren im aktuellen Befund),
- begleitende multiple Somatisierungen bzw. weitere medizinisch nicht klar diagnostizierbare Beschwerden beim Patienten oder auch in der Familie.

Hinweiszeichen bei der Untersuchung und Beobachtung des Bewegungsmusters

- Inkonsistente, unstimmige, nicht flüssige Bewegungsmuster,
  - Variabilität über die Zeit (Frequenz, Amplitude, Richtung, Verteilungsmuster der Bewegung),
  - Ablenkbarkeit bzw. Aufmerksamkeitsfokussierung reduziert bzw. verstärkt die Symptomatik,
  - Mitnahme des gestörten Bewegungsmusters in den gesunden Gliedmaßen (vor allem mit Tremor),
  - anfallsartiges Einsetzen der Bewegung (eventuell per Suggestion und Schreckreaktion auslösbar),
- angestrengte Bewegungsausführung oder übersteigerte Langsamkeit des Bewegungsablaufs (ohne Ermüdung),
- selbst beigebrachte Verletzungen,
- verzögerte oder übersteigerte Schreckreaktion auf einen Stimulus hin,
- Ausbruch von verbalem Kauderwelsch oder stotterndem Sprechen,
- muskuläre Pseudoschwäche,
- Symptomatik folgt nicht der Anatomie bzw. Neuroanatomie,
- charakteristische, abnormale Bewegungsmuster, die bei Personen mit funktionellen Bewegungsstörungen beschrieben sind,
- funktionelle Behinderung (Aktivitäten, Teilhabe) ist überproportional zum Befund,
- positives Hoover'sches Zeichen.

Hinweiszeichen in der Anamnese. Folgende Hinweise lenken einen ersten Verdacht auf das Vorliegen einer motorischen Konversionsstörung:

- *Plötzlicher Erkrankungsbeginn.* Körperlich begründbare Bewegungsstörungen entwickeln sich typischerweise eher schleichend, mit Ausnahme mancher vaskulärer oder infektiöser Ursachen.
- *Ausgeprägte klinische Variabilität.* Bei körperlich bedingten Bewegungsstörungen variiert die Intensität der Symptomatik nur wenig unter Stressbedingungen. Bei Konversionsstörungen ist die Häufigkeit und Intensität der Symptomatik situativ variabler ausgestaltet und stresskorrelierter.
- *Verbesserung unter Ablenkung.* Die Symptome von Konversionsstörungen bessern sich häufig, wenn die Patienten aufgefordert werden, konzentrativ belastende Aufgaben durchzuführen (z. B. Addition von Zahlenkolonnen oder die Durchführung von Konzentrationstests). Die Durchführung einer neuropsychologischen Testung oder Intelligenzuntersuchung sollte daher auch immer zur gezielten Verhaltensbeobachtung genutzt werden, um zu prüfen, ob sich darunter Veränderungen in der Symptomatik ergeben. Auch motorisch komplexe oder anstrengende Tätigkeiten in den gesunden Gliedmaßen (z. B. komplexe Handbewegungen des Untersuchers nachmachen bei einer dissoziativen Lähmung der Beine) können die Funktion in den betroffenen Gliedmaßen verändern. Es kann zum Beispiel zu leichten Mitbewegungen in den betroffenen Beinen kommen.
- *Neuroanatomisch nicht schlüssig nachvollziehbare Symptomschilderung.* Bei Kindern ist häufig zu beobachten, dass die Übergangsstelle zwischen gesunden und beeinträchtigten Körperteilen exakt beim Übergang des Rumpfes zum Arm bzw. zum Bein ansetzt. Ebenso auffallend kann sein, dass eine Schwäche vom

Knie abwärts (distal) beschrieben wird, die motorischen und sensorischen Funktionen in den Zehen jedoch erhalten sind. Hier fließen entwicklungspsychologisch bedingte Körperkonzepte von Kindern ein (Petermann, Noeker & Bode, 1987), die von der objektiven Neuroanatomie abweichen. Konversionsstörungen folgen eher dem Muster des kindlichen Körperkonzeptes als der realen Anatomie.

Spezifische Hinweiszeichen für eine dissoziative Gangstörung. Bei der Leitsymptomatik einer Gangstörung ergeben sich folgende zusätzliche Hinweiszeichen auf eine dissoziative Genese:

- Übertriebene Langsamkeit und Vorsicht im Gangbild ohne wirksame Kompensation, wie dies von neurologischen (z. B. extrapyramidalen) Gangstörungen bekannt ist.
- Sturzverhalten tritt häufiger in Anwesenheit des Behandlungspersonals oder der Bezugspersonen auf.
- Ein charakteristisches Gangbild, so als würde der Patient über Eis oder über eine glatte Fläche gehen. Breitbeinige Schritte, angespannte Knie und Gelenke, evtl. ausgestreckte Arme zeigen ein übervorsichtiges Gangverhalten an, als ob der Patient demonstrieren möchte, dass er sich vor einem Sturzrisiko schützen müsste.
- Ergonomisch unökonomische Haltung mit Verschwendung muskulärer Energie.

Spezifische Hinweiszeichen bei Tremor. Eine Abnahme der Symptomatik unter mentaler oder motorischer Ablenkung ist ein wichtiges Hinweiszeichen. Das Kind kann aufgefordert werden, eine schnelle Bewegung mit dem nicht betroffenen Arm auszuführen. Beim sogenannten Entrainment (Mitnahme) bittet man das Kind, rhythmische Klopfbewegungen (etwa drei pro Sekunde) mit der nicht betroffenen Hand durchzuführen (Tapping). Bei einer nicht organischen Genese passt sich die Tremorfrequenz in der betroffenen Hand entweder an den Rhythmus der unbeeinträchtigten Hand an und folgt diesem oder das Kind ist überhaupt nicht in der Lage, der Aufforderung zu einer einfachen rhythmischen Bewegung in der unbeeinträchtigten Hand zu folgen.

Spezifische Hinweiszeichen bei Beeinträchtigungen der Sprech- und Schluckmotorik. Das Symptomspektrum umfasst:

- *Globusgefühl.* Die Patienten beschreiben einen „Kloß" oder „Ball" im Hals. Viele Patienten mit einem nicht organisch bedingten Globusgefühl sind jedoch daran gut angepasst und erleichtert, wenn der Arzt versichert, dass keine bedrohliche Grunderkrankung vorliegt.
- *Funktionelle Dysarthrie.* Ähnlich wie beim Stottern ist das Sprechen gedehnt und verlangsamt. Grammatikalische Regelabweichungen können auftreten, beispielsweise in der Form, dass nur die Hauptverben oder Substantive im Satz ausgesprochen werden.
- *Funktionelle Dysphonie.* Das Kind spricht mit einer sehr leisen oder heiser klingenden Stimme. Es finden sich keine pathologischen Befunde, im Unterschied zur infektbedingten Laryngitis kann eine Dysphonie über Monate oder Jahre andauern.

Spezifische Hinweiszeichen bei Kraftverlust und Lähmung. Ein spontaner, vorübergehender Wiedergewinn des Muskeltonus spricht für eine funktionelle bzw. dissoziative Ursache. Die motorische Kraft und Koordination sind flüssiger, wenn das Kind seine Kleidung anzieht oder aufgefordert wird, ein Taschentuch hervorzuholen, als während einer neurologischen Untersuchung. Ein Patient mit dissoziativer Lähmung kann beim Wechsel vom Bett in den Rollstuhl eine kurze, motorische Stützreaktion in den Beinen zeigen. Wenn ein Untersucher den betroffenen Arm des Kindes horizontal hochführt und dann plötzlich fallen lässt, kann dieser noch einen Sekundenbruchteil ausgestreckt bleiben. Dies spricht für einen somatisch erhaltenen, gesunden Muskeltonus.

Abgrenzung neurologisch bedingter Bewegungsstörungen

Die differenzialdiagnostische Abgrenzung von dissoziativen Bewegungsstörungen kann eine besondere Herausforderung darstellen, weil manche organisch begründeten Bewegungsstörungen ein symptomatisch ähnliches Bild erzeugen können (Frucht et al., 2021). Dissoziative Bewegungsstörungen können mit Anzeichen jeder anderen Art von Bewegungsstörung (z.B. Tremor, Dystonie, Myoklonus, Chorea, Parkinsonismus, Tics) einhergehen. Bei Konversionsstörungen mit motorischer Leitsymptomatik ergibt sich eine vergleichsweise hohe Rate an initialen Fehldiagnosen, die später zugunsten einer nachweisbaren neurologischen Bewegungsstörung wieder revidiert werden müssen. Ein positives Hoover'sches Zeichen stellt ein eindrückliches Beispiel für einen einfach durchzuführenden Test zur Abgrenzung dar (vgl. Kasten).

Hoover'sches Zeichen zur Abgrenzung motorischer Konversionsstörungen von neurologischen Erkrankungen

Charles Franklin Hoover (1865–1927) entwickelte einen einfachen Test, der organische von nicht organischen Lähmungen des Beines zu unterscheiden hilft. Der liegende Patient wird gebeten, das „gelähmte" Bein anzuheben. Der Untersucher legt seine Hand unter die Ferse des anderen (kontralateralen) Beines. Bei organisch gesunden Probanden fühlt der Untersucher einen Druck unter der Ferse des kontralateralen Beines. Die Prüfung auf ein Hoover'sches Zeichen ist der neurologische Test mit der höchsten Sensitivität und Spezifität zur Abgrenzung einer genuinen, neurologischen Schwäche von einer funktionellen Schwäche im Sinne einer Konversionsstörung. Es handelt sich um einen einfachen, gut reproduzierbaren Test, der auch ohne viel Erfahrung durchgeführt werden kann.

2.1.4 Diagnostik dissoziativer Anfälle

Dissoziative Anfälle werden als Episoden einer veränderten Bewegung, Empfindung oder Erfahrung definiert, die epileptischen Anfällen ähneln, jedoch nicht mit epileptischen elektrophysiologischen Entladungen im Gehirn (EEG-Veränderungen), sondern vielmehr mit psychopathologischen Faktoren assoziiert sind (Brown & Reuber, 2016a, 2016b; Doss & Plioplys, 2018; Leibetseder, Eisermann, LaFrance Jr., Nobili & von Oertzen, 2020; McCutcheon, 2022; Perez & LaFrance, 2016; Reuber & Brown, 2017; Yeom et al., 2021).

L4 Leitlinie 4: Diagnostik dissoziativer Anfälle

- Die Videoaufnahme mit gleichzeitiger EEG-Aufzeichnung stellt den Goldstandard der Diagnose eines dissoziativen Anfalls dar, insbesondere bei der Abgrenzung zum zerebralen, epileptischen Anfall. Wenn während des Anfallsgeschehens eine zeitgleiche EEG-Ableitung unauffällig bleibt, so kann mit an Sicherheit grenzender Wahrscheinlichkeit eine Epilepsie als Anfallsursache ausgeschlossen werden. Wenn immer möglich, sollte daher diese Untersuchungsmethode angestrebt werden. Dennoch liegen die Voraussetzungen aus verschiedenen Gründen nicht immer vor. Es kann sein, dass während der dazu notwendigen stationären Aufnahme schlicht kein Anfallsereignis auftritt, damit fehlt die Chance zur Befundung.
- In Fallkonstellationen, bei denen keine kombinierte Video-EEG-Befundung vorliegt, kann hilfsweise eine Reihe von Zusatzuntersuchungen, Beobachtungen und anamnestischen Informationen erhoben werden, um die Diagnose weiter einzugrenzen.

Folgende weitere Untersuchungsbefunde begleiten sinnvollerweise die Diagnosestellung und Diagnosekommunikation:

- Abnahme und Laborbestimmung bestimmter hormoneller Marker nach einer akuten Anfallsepisode (z. B. Serumprolaktin).
- Identifikation einer Vielzahl empirisch begründeter, spezifischer, psychischer Risiko- und Verlaufsfaktoren, die bei dissoziativen Anfällen gehäuft in der Eigen- und Familienanamnese auftreten und die Wahrscheinlichkeit für das Vorliegen dissoziativer Anfälle zusätzlich stützen. Sie können für eine individualisierte, psychotherapeutische Therapieplanung und Indikationsstellung genutzt werden.
- Die Beobachtung und qualifizierte Interpretation von bestimmten klinischen Anfallsmerkmalen (Semiologie) lenkt schon vor Ableitung einer Video-EEG-Befundung den Verdacht auf dissoziative Anfälle. Bei noch unzureichender Erfahrung kann die Interpretation mithilfe von Merkmalslisten verbessert werden, die differenzialdiagnostische Hinweise für bestimmte Anfallsmerkmale geben, die entweder für einen dissoziativen versus einen epileptischen Anfall sprechen (Wardrope et al., 2018).
- Die detaillierte, mikroanalytische Exploration der subjektiven Erfahrung vor, während und nach dem Anfall eröffnet ebenfalls differenzialdiagnostische Hinweise. Darüber hinaus bieten diese Selbstberichte wertvolle Hinweise zur latenten Motivation, die Anfälle eher passiv zu tolerieren statt aktiv gegen sie anzugehen, sowie für die Ableitung von verhaltensmedizinischen Selbstkontrolltechniken.
- Die differenzialdiagnostische Abgrenzung des dissoziativen Anfalls umfasst nicht nur die Epilepsie, sondern auch die (vagovasale) Synkope (Ohnmacht). Darüber hinaus findet sich ein breites Spektrum von vielfach entwicklungsabhängigen Anfallsereignissen im Kindes- und Jugendalter, die wie die dissoziativen Anfälle während des Anfalls in aller Regel ebenfalls keine auffälligen EEG-Veränderungen zeigen und daher nicht nur von der Epilepsie, sondern auch vom dissoziativen Anfall abgegrenzt werden müssen. Viele dieser anfallsartigen (paroxysmalen) Ereignisse bieten auch außerhalb der dissoziativen Anfälle Optionen zur verhaltenstherapeutischen Intervention und erzieherischen Beratung der Eltern.
- Die Abgrenzung umfasst auch psychische Erkrankungen, vorrangig von internalisierenden Störungen im Bereich der Angststörungen und depressiven Störungen, aber auch aus dem Spektrum der akuten Belastungsreaktion und Posttraumatischen Belastungsstörung sowie der emotional instabilen und histrionischen Persönlichkeitsstörung. Letztere gehen

insbesondere während akuter Episoden von Retraumatisierung bzw. affektiver Dysregulation mit Anzeichen von dissoziativen Störungen des Bewusstseinstypus einher. Sie sind nicht nur differenzialdiagnostisch abzugrenzen, sondern können auch gehäuft komorbide mit Konversionsstörungen auftreten. Im individuellen psychopathologischen Befund lassen sich die einzelnen Symptome vielfach nicht distinkt und spezifisch einem Störungsbild zuordnen, vielmehr wirken sie wie ein einheitliches, komplexes Störungsgeschehen.

- Schließlich sind auch Störungen abweichenden Krankheitsverhaltens abzugrenzen. Auch wenn diese epidemiologisch eher seltener auftreten, ist ihre Identifikation jedoch für die Fallsteuerung enorm wichtig. Artifizielle Störungen by proxy umfassen ebenfalls organmedizinisch zunächst unklar bleibende Symptombilder, die nicht durch echte Erkrankungen bedingt sind, sondern vielmehr absichtlich von einer Bezugsperson artifiziell (künstlich) beigebracht (fabriziert) oder vorgetäuscht werden. Auch Simulationen müssen abgegrenzt werden (Noeker & Petermann, 2011b). Sie zeichnen sich durch einen umschriebenen, eher externen Gewinn aus der Krankenrolle aus. Der Verdacht auf Simulation ist vor allem deshalb klinisch relevant, weil er ein häufiges, unterschwelliges Erklärungsmodell von Eltern und Bezugspersonen darstellt und dann edukativ auszuräumen ist.

Trügerische Kaskade von Fehlinterpretationen dissoziativer als vermeintlich epileptische Anfälle

Fehlinterpretation eines dissoziativen Anfalls als epileptischer Anfall. Eine nicht zu unterschätzende Anzahl von Patienten mit dissoziativen Anfällen wird als Epileptiker fehldiagnostiziert und fehlerhaft mit Antikonvulsiva (Antiepileptika) behandelt. Die tatsächlich zugrunde liegende Konversionsstörung wird so maskiert und die Einleitung einer störungsspezifischen, psychiatrisch-psychotherapeutischen Behandlung verhindert.

Die Fehldiagnose einer zerebralen Epilepsie ergibt sich oft schon im Rahmen der Erstvorstellung. Die Schilderung von vermeintlichen Bewusstseinsstörungen und atypischen Bewegungsmustern durch Angehörige führen bei der Notaufnahme zu einem sofortigen Verdacht auf das Vorliegen einer Epilepsie. Diese Verdachtsdiagnose wird trotz unauffälliger EEG-Ableitung beibehalten. Auf Basis der Anfallsschilderung wird „sicherheitshalber“ eine medikamentöse Einstellung mit Antikonvulsiva eingeleitet. Wenn nun trotz antiepileptischer Medikation weiterhin Anfälle auftreten, führt dies nicht zwangsläufig dazu, dass nun die Diagnose infrage gestellt wird. Vielmehr wird unter der Annahme eines unzureichenden Ansprechens auf die gewählte Medikation die Dosis erhöht oder das Präparat gewechselt. Im weiteren Verlauf wird nun ein unauffälliges EEG fälschlicherweise als Beleg für ein vermeintliches Ansprechen auf Antiepileptika interpretiert und nicht mehr als Hinweis auf das Vorliegen einer Fehldiagnose. Im Einzelfall kann es lange dauern, bis ein ungenügendes Ansprechen auf die antikonvulsive Therapie in Verbindung mit einem unauffälligen EEG zum Anlass genommen werden, die bisherige Diagnose infrage zu stellen und der Möglichkeit einer dissoziativen Konversionsstörung systematisch nachzugehen.

In seltenen Fällen kann in umgekehrter Weise das atypische Bild eines epileptischen Anfalls einen Fehlschluss auf das Vorliegen eines dissoziativen Anfalls nahelegen. Diese Fehleinschätzung kann sich zum Beispiel bei manchen Frontallappenepilepsien ergeben, die sehr bizarr und atypisch aussehen können.

2.1.5 Somatisch-neurologische Hinweiszeichen

L4.1 Leitlinie 4.1: Somatisch-neurologische Hinweiszeichen

- Dissoziative Anfälle zeigen eine große Variabilität in ihrem klinischen Erscheinungsbild. Sie können orientierend in die Gruppe der hyperkinetischen Anfälle mit gesteigerter Bewegungsaktivität gegenüber der Gruppe der akinetischen Anfälle mit reduzierter bis hin zu fehlender Bewegungsaktivität unterteilt werden.
- Intakte Bewusstseinsfunktionen während des Anfalls sprechen eher für einen dissoziativen Anfall. Cave: Manche Patienten, die zum Beispiel bei einem Familienmitglied oder in der sozialen Umgebung wiederholt genuine („echte") zerebrale Anfälle beobachtet haben, können die Anfallsreaktion eines „richtigen" epileptischen Anfalls über Modelllernen reproduzieren.
- Als Goldstandard zur Differenzialdiagnose zwischen epileptischen und dissoziativen Anfällen gilt die kombinierte Aufzeichnung von Anfallsepisoden mithilfe eines Langzeit-EEGs und eine parallele Videoaufzeichnung.
- Epileptische und dissoziative Anfälle können komorbide auftreten. Konkret bedeutet dies, dass manche Anfallsepisoden von einem auffälligen EEG begleitet sind und andere nicht. Bei inkonsistenten Befunden ist immer diese Möglichkeit in Betracht zu ziehen. Dies ist auch bei der Video-EEG-Ableitung und deren Interpretation zu beachten. Bei einer Komorbidität gehen die epileptischen Anfälle den dissoziativen Anfällen im Verlauf voraus. Lerntheoretisch kann dies als eine Form des Modelllernens an sich selbst interpretiert werden.
- Es ist möglich, einen dissoziativen Anfall durch Suggestion zu provozieren. Das Standardverfahren dazu besteht darin, dass der Arzt dem Patienten erklärt, dass es zur genaueren Untersuchung und Behandlung der Anfälle erforderlich sei, unter klinisch sicheren Bedingungen einen Anfall auszulösen, um ein EEG ableiten und eine Videoaufnahme aufzeichnen und auswerten zu können. Das Verfahren ist ethisch umstritten, da es gegen das Transparenzgebot verstößt.
- Eine aufwendige Methode zur Abgrenzung genuin epileptischer von dissoziativen Anfällen liegt in der Bestimmung des Serumprolaktins, das etwa 20 bis 30 Minuten nach einem Anfallsereignis per Blutentnahme gewonnen wird. Die Methode gilt jedoch als nicht sehr valide.
- Anfallsmerkmale, die am zuverlässigsten auf einen dissoziativen Anfall hinweisen, umfassen eine längere Anfallsdauer, das Auftreten von scheinbarem Schlaf bei realer, EEG-basierter Wachheit, asynchrone Bewegungen auf beiden Köperseiten, Beckenbewegungen, geschlossene Augen während der Episode, iktales, also während des Anfalls auftretendes Weinen sowie Abwesenheit von postiktaler, also nach dem Anfall auftretender Verwirrung.
- Die am häufigsten beobachtete Semiologie (charakteristisches Symptombild während des Anfalls) umfasst eine übermäßige Bewegung von Gliedmaßen, Rumpf und Kopf.

Untersuchungsmethoden und Hinweiszeichen bei der Beobachtung einer Anfallsepisode. Tabelle 4 zeigt klinische Untersuchungstechniken für die akute Anfallssituation.

Tabelle 4: Einfache Beobachtungs- und Untersuchungstechniken zur Abgrenzung dissoziativer von epileptischen Anfällen

Untersuchungstechnik	Typische Hinweise für einen dissoziativen Anfall
Reflexprüfung	Intakte Reflexe
Hand des Patienten in liegender Position fallen lassen	Hand fällt neben das Gesicht
Bei geschlossenen Augen: Versuch, diese zu öffnen	Widerstand gegen das Öffnen der Augen
Bei geöffneten Augen: Einen Spiegel vor das Gesicht des Patienten halten	Patient versucht spontan zu fixieren
Den Patienten von einer Seite zur anderen Seite drehen	Henry-Woodruff-Zeichen (d. h. der Patient schaut bei dem Manöver zum Boden)

Videoaufnahme mit gleichzeitiger EEG-Aufzeichnung. Die Kombination der beiden Untersuchungstechniken erlaubt eine klare Aussage, ob zum Zeitpunkt der Anfallsepisode epilepsietypische Veränderungen im EEG auftreten oder nicht. In sehr seltenen Fällen kann aufgrund der oberflächigen Ableitung des EEGs eine epilepsietypische Anfallsaktivität in tiefsitzenden Hirnarealen auch bei zerebralen Anfällen nicht erkennbar sein. Bei einem dissoziativen Anfall zeigen sich auf dem Video zwar motorische Anfallsäquivalente, jedoch bei weiterhin normalem EEG. Naturgemäß muss erst ein Anfall auftreten, damit dieser mit EEG- und Videoaufzeichnung ausgewertet werden kann. Damit ergibt sich meistens die Indikation für eine stationäre Aufnahme zur Beobachtung unter kontrollierten Bedingungen. Bei manchen Patienten treten nach stationärer Aufnahme spontan keine Anfälle mehr auf.

Differenzialdiagnostischer Goldstandard Videoaufzeichnung plus EEG-Ableitung

Konversationsanalyse der Selbstbeschreibung von Anfällen. Opp und Job (2022) haben jüngst aufgezeigt, wie sich sprachanalytisch eine Differenzialdiagnose zwischen epileptischen und dissoziativen Anfällen unterstützen lässt. Mit offenen Fragen werden freie Schilderungen zum Anfallserleben erbeten. Jugendliche mit epileptischen Anfällen liefern in der Regel ein detailreiches Bild zu ihrem Erleben im Vorfeld und im Nachgang des Anfallsgeschehens. Jugendliche mit dissoziativen Anfällen schildern demgegenüber ihr Erleben sehr viel bruchstückhafter, vager, unspezifischer, reservierter, unsortierter. Sie fokussieren sehr viel stärker nach außen auf die äußeren Begleitumstände der Anfallssituation als auf ihre Binnenwahrnehmung.

Eine Sprachanalyse der subjektiven Anfallserfahrung kann die Diagnostik unterstützen

Bestimmung des Serumprolaktinspiegels und weiterer hormoneller Marker. Die Sekretion des Hormons Prolaktin ist bei epileptischen Anfällen erhöht, nicht jedoch im Anschluss an dissoziative Anfälle (Sundararajan et al., 2016). Einschränkend gilt es zu beachten, dass der Prolaktinspiegel auch nach einer Synkope (Ohnmachtsanfall) erhöht sein kann, ebenso wie er nach einem zerebralen partiellen Anfall normal bleiben kann. Das Messergebnis einer Prolaktinbestimmung ist von der

Eine Messung des Serumprolaktins zur Diagnosestellung bleibt fehleranfällig

Länge des Zeitintervalls nach dem Anfallsereignis abhängig und damit insgesamt nicht sehr sensitiv. In der Praxis wird das Testergebnis oft durch eine zu frühe oder verzögerte Blutentnahme verfälscht. Der kritische Prolaktinwert sollte in Bezug gesetzt werden zu individuellen Vergleichswerten außerhalb jeder Anfallsepisode. Die Sensitivität und Spezifität dieser Untersuchungsmethode ist folglich für eine Diagnosesicherung nicht ausreichend. Ein negatives Testergebnis kann daher eher als Hinweis, nicht aber als Beweis für einen dissoziativen Anfall gewertet werden.

Als weitere Biomarkerkandidaten wurden Studien zu postiktalen (nach einem Anfall gemessenen) Cortisolspiegeln durchgeführt. Diese haben gemischte Ergebnisse gezeigt. Die Sensitivität und Spezifität von Cortisolmessungen zur Abgrenzung eines epileptischen von einem dissoziativen Anfall bleiben weiterhin unspezifisch und unbefriedigend. Die Aussagekraft vieler Studien zur Validität von weiteren Biomarkern (Wachstumshormon, Thyrotropin, ACTH, das Enzym Creatinkinase) ist durch unzureichende Kontrollgruppen, kleine Stichproben, Mangel an Kontrolle psychiatrischer Komorbidität und weitere methodische Schwächen begrenzt. Bis heute sind die Daten nicht valide genug, um eine Diagnose zu stellen (Sueri et al., 2018).

2.1.6 Psychologische und verlaufsbezogene Hinweiszeichen

Bestimmte psychische Risiko- und Verlaufsfaktoren treten bei dissoziativen Anfällen gehäuft in der Eigen- und Familienanamnese auf. Wenn diese identifiziert werden, so steigt die Wahrscheinlichkeit für das Vorliegen dissoziativer Anfälle an. Keines dieser Merkmale stellt jedoch ein hinreichend beweisendes Kriterium für die Diagnosestellung dar. Die Leitlinie 4.2 führt diese empirisch belegten Verlaufsmerkmale dar. Ihnen sollte entsprechend eine besondere Aufmerksamkeit geschenkt werden, da sie einen Verdacht bekräftigen können (vgl. Caplan & Plioplys, 2009; Noeker, 2011; Noeker & Petermann, 2011a; Plioplys et al., 2014; Vincentiis et al., 2005).

L4.2 **Leitlinie 4.2: Psychologische Risikofaktoren, Verlaufsmerkmale und Hinweiszeichen**

- Weibliches Geschlecht,
- vorausgehende, genuine zerebrale Epilepsie,
- länger zurückreichende Störungsanamnese,
- Familienanamnese epileptischer Erkrankungen,
- positive psychopathologische Anamnese bei Kind und/oder Familie, besonders für Konversionsstörungen,
- zerrüttete Familienkonstellation, innerfamiliäre Spannungen und Vorwurfshaltungen,
- Trennungsphasen zwischen Kind und Eltern,
- dysfunktionale Kommunikation und emotionale Ausdruckshemmung in der Familie,
- Erziehungsstil, der die Entwicklung von Autonomie beim Kind behindert bzw. überfordert,
- abweichendes, exzessives (somatoformes) Krankheits- und Inanspruchnahmeverhalten,
- niedrige Intelligenz und Bildung,

- unzureichende Kompetenzen der Wahrnehmung, Verbalisierung und Regulation von Affekten,
- fehlende Störungseinsicht und Akzeptanz der dissoziativen Natur der Anfallsepisoden,
- Missbrauchs-, Misshandlungs- oder Vernachlässigungsanamnese,
- längeres Fernbleiben vom Schulunterricht, das als Normalzustand mittlerweile akzeptiert ist,
- chronische psychosoziale Stressfaktoren,
- Fehlen von Freundschaften und geringe Integration in die Gleichaltrigengruppe.

Anfallsbeobachtung. Die ersten zwei Jahrzehnte nach der Einführung der Anfallsbeobachtung mit simultanem Video-EEG führten zu einer Reihe von Studien, die sich auf die Semiologie, also die klinische Phänomenologie beobachtbarer Anfallsmerkmale stützt (Reinsberger et al., 2012; Wolf et al., 2020). In der Folge erstellte man Merkmalslisten und Funktionstabellen mit differenzialdiagnostischen Hinweisen für Anfallszeichen, die entweder für einen dissoziativen oder einen epileptischen Anfall typisch sind. Die genaue Beobachtung der Anfallssymptomatik erlaubt es erfahrenen Klinikern mit einem hohen Maße an Genauigkeit zwischen epileptischen und dissoziativen Anfällen zu unterscheiden.

Bezugspersonen bitten, mit Einverständnis des Patienten Anfallsepisoden mit dem Handy aufzuzeichnen. Dann Auswertung durch erfahrenen Epileptologen

Video-EEG-Studien haben gezeigt, dass dissoziative Anfälle sich auf sehr unterschiedliche Weise präsentieren können (Duncan, 2016). Neuere Studien gehen davon aus, dass sichtbare (oder subjektiv erlebte) semiologische Elemente nicht zufällig kombiniert auftreten, sondern dass verschiedene Kombinationen von Einzelsymptomen abgegrenzt werden können. Patienten mit sexuellem Missbrauch in der Vorgeschichte zeigen häufiger konvulsive dissoziative Anfälle, iktale Verletzungen und Inkontinenz (Selkirk et al., 2008).

Exploration der subjektiven Anfallserfahrung. Selbst wenn ein Anfall durch Video-EEG erfasst werden kann, sollte die Diagnosestellung einer Epilepsie oder dissoziativer Anfälle sich nicht allein auf Video-EEG-Daten stützen. Zusätzlich sollte die subjektive Erfahrung des Anfallsablaufs genau exploriert werden. Manche Patienten mit dissoziativen Anfällen können während des Anfalls Paniksymptome aufweisen, sodass es schwierig sein kann, eindeutig zwischen dissoziativem Anfall und einer Panikattacke zu unterscheiden. Wichtig ist, dass die Patienten bei der Anamnese nicht nur mitteilen, was sie in ihren Anfällen erleben, sondern auch, wie sie gegebenenfalls versuchen, nach ersten Frühwarnzeichen gegen einen sich ankündigenden Anfall willentlich noch anzukämpfen. Patienten mit Epilepsie strengen sich eher an, diesen noch zu verhindern, Patienten mit dissoziativen Anfällen lassen sich eher passiv „hineingleiten". Die Exploration solcher Selbstregulationsversuche erlaubt Schlussfolgerungen auf die Veränderungs- und Therapiemotivation. Die Selbstwirksamkeitserwartung, Anfälle noch „abfangen oder abmildern" zu können, kann analog zur Selbstkontrolle epileptischer Anfälle (Düchting-Röth, Noeker & Schmidt-Schönbein, 1995; Michaelis et al., 2017; Noeker & Haverkamp, 2001, 2003) oder von Ticstörungen (Döpfner, Roessner, Woitecki & Rothenberger, 2010; Döpfner, 2019) genutzt werden, um Techniken der Gewohnheitsumkehr einzuüben.

Akribische Exploration des Anfallserlebens ist diagnostisch aufschlussreich und eröffnet gleichzeitig Optionen für Gewohnheitsumkehr

2.1.7 Abgrenzung von sonstigen Anfallsereignissen

L4.3 Leitlinie 4.3: Differenzialdiagnostische Abgrenzung von sonstigen Anfallsereignissen

- *Synkope:* Die häufigsten und wichtigsten Differenzialdiagnosen dissoziativer Anfälle sind der epileptische (zerebrale) Anfall sowie die (vagovasale) Synkope (Ohnmacht). Bestimmte Anfallsmerkmale können genutzt werden, um einen ersten Verdacht zu erzeugen.
- *Spektrum paroxysmaler Anfallsformen:* Gerade bei Kindern und Jugendlichen stellt sich neben dem Ausschluss von Epilepsie und Synkope die Herausforderung eines besonders breiten Spektrums von weiteren, anfallsartig auftretenden (paroxysmalen) Ereignissen. Diese können altersabhängig gehäuft in bestimmten Entwicklungsabschnitten auftreten. Trotz eines dramatisch imponierenden und bedrohlich wirkenden Erscheinungsbildes verlaufen einige von ihnen prognostisch gutartig und selbstlimitierend. Sie erfordern eine klare Diagnostik, um die Familie fundiert über assoziierte Entwicklungsrisiken bzw. den erwartbar normalen Entwicklungsverlauf aufklären und edukativ über ein erzieherisch angemessenes Reagieren in Anfallsepisoden beraten zu können.

Abgrenzung weiterer entwicklungsabhängiger Anfallserkrankungen. Die differenzialdiagnostische Abgrenzung des dissoziativen Anfalls umfasst neben der Epilepsie und der Synkope (Ohnmachtsanfälle) weitere Ursachen für Anfallsereignisse im Kindes- und Jugendalter (vgl. Kasten). Dissoziative Anfälle können also mit weiteren anfallsartigen (paroxysmalen) Ereignissen verwechselt werden, die für das Kindes- und Jugendalter typisch sind (Morgan & Buchhalter, 2015; Park, Lee, Lee, Lee & Lee, 2015). Für die häufig auftretenden Synkopen sind längeres Stehen oder zu rasches Aufstehen typische Auslösesituationen. Einer Synkope kann aber auch eine gesteigerte körperliche Aktivität oder ein psychischer Erregungszustand vorausgehen. Ein typisches Vorwarnzeichen im Vorfeld einer Ohnmacht ist das „Schwarzwerden vor den Augen“. Die vagovasale Synkope beruht auf reflektorisch ausgelösten Durchblutungsstörungen im Gehirn. Neben orthostatischen Faktoren kann sie auch durch emotionale Faktoren wie Angst, Schreck oder plötzlichen Schmerz ausgelöst werden.

Differenzialdiagnostische Abgrenzung von paroxysmalen Anfallsereignissen im Kindes- und Jugendalter

- Zerebrale Epilepsie,
- Synkope,
- respiratorischer Affektkrampf (breath holding spell),
- Migräneanfälle mit Aura (Basilarismigräne, konfusionelle Migräne),
- Vertigo (Schwindel),
- Ticstörungen (komplexe verbale und motorische Tics, Gilles-de-la-Tourette-Syndrom),
- Schlafstörungen in Form von Parasomnien (Pavor nocturnus, Einschlafmyoklonien, Schlafwandeln)

- physiologisches Tagträumen und Trancezustände,
- Narkolepsie (imperative, also nicht kontrollierbare Schlafanfälle) sowie Kataplexie (plötzlicher Tonusverlust der Muskulatur),
- Dystonien,
- rhythmische Bewegungsstörungen (z.B. Kopfschlagen) und Selbststimulation,
- Stoffwechselstörungen unterschiedlicher Ursache (Hyperventilation, Hypoglykämie, Hypokalzämie),
- Intoxikationen (Vergiftungen).

Bei Vorschulkindern ist der Affektkrampf eine wichtige Differenzialdiagnose

Respiratorischer Affektkrampf. Der Ablauf ist sehr charakteristisch. Spontan oder als Reaktion auf bestimmte Auslöser schreit das Kind plötzlich, hält den Atem an, wird bewusstlos und kollabiert. Der Anfall ist selbstlimitierend. Nach kurzer Zeit (maximal drei Minuten) erholt sich das Kind spontan und ohne Intervention wieder. Typische Auslöser sind banale Verletzungen und Schmerz, vor allem aber emotionale Auslöser wie Schreck, Angst oder Wut sowie die Erfahrung einer erzieherischen Grenzsetzung bei oppositionellem Verhalten. Die Eltern erleben eine erzieherische Verunsicherung, wenn sie wiederkehrend die Erfahrung machen, dass sie durch konsequentes Erziehungsverhalten Anfälle provozieren. Die Anfälle wirken aufgrund des Bewusstseinsverlustes und Atemstillstandes sehr dramatisch und beängstigend. Eltern können Todesängste um ihr Kind erleben. Noeker und Haverkamp (1997) konnten zeigen, dass die Prognose der respiratorischen Affektkrämpfe von den Erziehungsmaßnahmen der Eltern abhängt und operant konditionierbar ist. Ungeachtet der vorübergehenden Bewusstlosigkeit mit Hypoxie ergeben sich langfristig jedoch keine Beeinträchtigungen in der neurokognitiven Entwicklung (Haverkamp & Noeker, 1998). Die Eltern können daher sowohl hinsichtlich Gefährlichkeit des akuten Anfallsgeschehens als auch hinsichtlich der Langzeitprognose beruhigt werden.

2.1.8 Abgrenzung psychischer Störungsbilder

Neben organischen Grunderkrankungen sind Konversionsstörungen auch von anderen psychischen Störungen abzugrenzen. Die vorrangig zu bedenkenden Differenzialdiagnosen betreffen die Gruppe der somatoformen Störungen bzw. somatischen Belastungsstörungen, der dissoziativen Bewusstseinsstörungen, die akute Belastungsreaktion und Posttraumatische Belastungsstörung sowie Persönlichkeitsstörungen wie die emotional instabile Persönlichkeitsstörung sowohl des impulsiven Typus (ICD F60.30), des Borderline-Typus (F60.31), die histrionische Persönlichkeitsstörung (F60.4) sowie die andauernde Persönlichkeitsänderung nach Extrembelastung (F62.0). Alle genannten Störungsbilder sind nicht nur kategorial abzugrenzen. Sie können als komorbide Störungen mit einer Konversionssymptomatik so eng vergesellschaftet sein, dass sie wie ein einheitliches Störungsbild imponieren.

L4.4 Leitlinie 4.4: Differenzialdiagnostische Abgrenzung der wichtigsten psychischen Störungsbilder

- *Akute Belastungsreaktion und Posttraumatische Belastungsstörung.* Dissoziative Störungen des Bewusstseinstypus aber auch des körpersymptomatischen Typus können mit der PTBS bestimmte Symptome teilen. Dazu zählen das Betäubtsein (numbness), die Gleichgültigkeit und Teilnahmslosigkeit sowie die Vermeidung von Situationen, die an auslösende Belastungsfaktoren bzw. ein erlittenes Trauma erinnern könnten. In der Anamnese der Konversionsstörung können schlecht verarbeitete Traumaerfahrungen enthalten sein. Je nach Bedingungen des Einzelfalls können beide Störungen als Komorbiditäten kodiert werden. Unabhängig von der kategorialen Klassifikation im Einzelfall ist es für die Therapieplanung oft entscheidender, die beteiligten Wirkungsmechanismen und Funktionalitäten von Traumaerfahrung, dissoziativer Verarbeitung und Konversionsmanifestation in ihren Entstehungszusammenhängen zu rekonstruieren und zu verstehen.
- *Emotional instabile bzw. histrionische Persönlichkeitsstörung.* Die Affektregulation insbesondere bei interpersonellen Belastungserfahrungen umfassen dissoziative Mechanismen sowie mit Spaltungstendenzen einhergehende Bewältigungsstrategien. Wie bei der PTBS sind auch hier einheitlich wirksame Risikofaktoren und Pathomechanismen involviert. Für die Interventionsplanung sind diese gemeinsamen Störungsmechanismen ausschlaggebender als das kategorial Trennende.

Akute Belastungsreaktion und Posttraumatische Belastungsstörung (PTBS). Dissoziative Symptome bzw. Bewältigungsreaktionen treten gehäuft im Rahmen einer PTBS auf. Dazu zählen das Betäubtsein (numbness), die Gleichgültigkeit und Teilnahmslosigkeit sowie die Vermeidung von Situationen, die an die auslösenden Belastungsfaktoren bzw. das Trauma erinnern könnten. Auch die Latenz bis zur Störungsmanifestation ähnelt manchen dissoziativen Bewusstseinsstörungen, bei denen ebenfalls die unmittelbar der Störung vorausgehende Anamnese unauffällig ausfallen kann. Spezifisch sind die „produktiven" Symptome (Nachhallerinnerungen, Flashbacks) bei der PTBS, die bei der dissoziativen Störung fehlen. Es kann spekuliert werden, ob hier eine Reaktionsspezifität dergestalt vorliegt, dass dissoziative Mechanismen den Eintritt der belastenden Inhalte in das Bewusstsein bei der dissoziativen Störung unmittelbar blockieren, sodass der Patient im Unterschied zur PTBS keine affektiv belastende Auseinandersetzung mit intrusiven Gedächtnisinhalten führen muss, weil diese das Bewusstsein erst gar nicht erreichen.

Dissoziative Mechanismen auch bei der Borderline-Störung bedeutsam

Emotional instabile und histrionische Persönlichkeitsstörung. Die Diagnose einer Persönlichkeitsstörung soll „eigentlich" im Kindesalter nicht gestellt werden. Andererseits kann vielfach eine mehr oder weniger konturierte Vorläufersymptomatik während der Kindheit bis hin zur vollständigen Manifestation im Erwachsenenalter beobachtet und postuliert werden. Dissoziative Erlebnisreaktionen können mit dem Bild einer Borderline-Störung die unzureichende Integration von inneren Präferenzen, Handlungsimpulsen und ambivalenten Affekten teilen. Bei beiden Diagnosen ist – bildlich gesprochen – „das Bewusstsein nicht mehr Herr im eigenen Hause". Eine Nähe zur histrionischen Persönlichkeit ergibt sich über die erhöhte Suggestibilität sowie die sichtbare Dramatik, die histrionische wie konversionsbezogene Symptome in der sozialen Umgebung hinterlassen und den Eindruck einer Inszenierung vermitteln können.

Alle Formen selbstverletzenden Verhaltens setzen im Grunde eine dissoziative Spaltung innerhalb der Persönlichkeit voraus in ein Subjekt und ein Objekt der Selbstverletzung. Ein aktiver, motorischer Teil „ritzt" und ein passiver, sensitiver Teil spürt die Wirkung des Ritzens und die damit verknüpfte Spannungsreduktion. Beide Teile sind im Erleben voneinander getrennt, nicht integriert und damit im weiteren Sinne dissoziiert.

2.1.9 Abgrenzung von Formen abweichenden Krankheitsverhaltens

L4.5 Leitlinie 4.5: Abgrenzung von Formen abweichenden Krankheitsverhaltens

- *Artifizielle Störung (vgl. auch Münchhausen-by-proxy-Syndrom).* Diese Form der Kindesmisshandlung zeigt drei Parallelitäten mit der Konversionsstörung: Erstens findet sich bei beiden Störungen kein klarer organischer Befund, der die Symptome erklären kann, zweitens sind in psychopathologischer Hinsicht bei beiden Störungsbildern dissoziative Mechanismen beteiligt, drittens fordern die Patienten eine intensive Diagnostik ein.
- *Simulation.* Sie wird aus dem Laiensystem (Familie, Schule, Bekanntenkreis) vielfach spontan und argwöhnisch als Verdacht geäußert, wenn im Diagnosegespräch mitgeteilt wird, dass organmedizinische Ursachen die Symptomatik nicht erklären können. Das betroffene Kind ist vor diesem Verdacht und Vorwurf in Schutz zu nehmen. Es gilt die Glaubwürdigkeit seiner Symptomatik herauszustellen und edukativ zu erläutern, dass eine Vielzahl von funktionellen Störungen und eben auch Konversionsstörungen eine Symptomatik begründen können, für die sich keine organmedizinischen Ursachen identifizieren lassen.

Artifizielle Störung by proxy, besser bekannt als Münchhausen by proxy, ist eine seltene, aber wichtige Differenzialdiagnose

Artifizielle Störung und Münchhausen-by-proxy-Syndrom. Artifizielle Störungen sind durch körperliche oder psychische Symptome charakterisiert, die absichtlich selbst beigebracht (fabriziert) oder vorgetäuscht werden (Bass & Halligan, 2016; Noeker, 2004a; Noeker, Mußhoff, Franke & Madea, 2010). Sie weisen drei Gemeinsamkeiten mit Konversionsstörungen auf, die dazu führen können, dass diese diagnostisch verwechselt werden. Das vorrangige Motiv bei der artifiziellen Störung ist die Erlangung einer Patientenrolle. Angestrebt wird der Beginn einer medizinischen Behandlung, möglichst verbunden mit einer stationären Aufnahme und/oder Durchführung insbesondere invasiver Maßnahmen wie Operationen oder komplexer diagnostischer Eingriffe. Verlässliche Zahlen zur Häufigkeit artifizieller Störungen im Kindes- und Jugendalter existieren nicht. Charakteristische Symptome sind induziertes Fieber, schwere Anämien durch Abnahme von Blut oder septische Zustandsbilder durch Injektion kontaminierter Lösungen, Purpuraninfektionen, Ingestionen, Prellungen und Blutergüsse (Noeker & Keller, 2002). Von der artifiziellen Störung, bei der ein Patient sich selbst die Symptome beibringt, muss die artifizielle Störung by proxy (Synonyme: „Münchhausen-by-proxy-Syndrom" bzw. im angloamerikanischen Raum „factitious disorder by proxy") unterschieden werden. Sie ist durch die Vortäuschung von Krankheitssymptomen gekennzeichnet, die zumeist von Müttern an ihren Kindern „stellvertretend" (by proxy) erzeugt werden. Der folgende Kasten zeigt klinisch bedeutsame Warnhinweise, die einen entsprechenden Verdacht nahelegen können. Die Störung erfüllt regelmäßig die Kriterien der Kindesmisshandlung bzw. einer Gefährdung des Kindeswohls. Dem schwer einfühlbaren Verhalten der Täterinnen liegen in der Regel starke Persönlichkeitsstörungen zugrunde (Noeker, 2023; Noeker et al., 2010; Noeker & Tourneur, 2005). Diese involvieren vielfach dissoziative Störungsmechanismen des Bewusstseinstypus. Ein Persönlichkeitsanteil schädigt das Kind, während ein anderer Persönlichkeitsanteil anschließend bei einer Klinikbehandlung das Kind aufopferungsvoll pflegt und umsorgt. Beide Persönlichkeitsanteile sind streng voneinander entkoppelt, also dissoziiert. Im Zustand des einen Persönlichkeitsanteils ist der jeweils andere Persönlichkeitsanteil kaum bewusstseinszugänglich. Der „fürsorglichen" Mutter ist nicht bewusst, dass sie es selbst ist, die ihr Kind in den kranken Zustand gebracht hat. Ein Element der Psychotherapie der schädigenden Mutter folgt damit den Prinzipien der Psychotherapie der Störungen des Bewusstseinstypus, indem versucht wird, beide Persönlichkeitsanteile miteinander in Kontakt zu bringen. Kann so die Empathie des aufopferungsvollen Teils für das Leiden des Kindes auch in den Persönlichkeitsanteil transferiert werden, in dem die Mutter den Impuls verspürt, ihr Kind wieder zu schädigen, so kann die Handlung gegebenenfalls einer bewussten und integrierten Steuerung unterworfen und so blockiert werden.

Warnhinweise für das Vorliegen einer artifiziellen Störung by proxy (Münchhausen-by-proxy-Syndrom)

Symptome und Merkmale beim Kind:

- Ein chronisches bzw. rekurrierendes Symptombild, dessen Genese trotz einer zielgerichteten pädiatrischen Diagnostik nicht aufzuklären ist. Erfahrene Ärzte kommentieren, dass sie einen solchen Fall noch nie gesehen haben.
- Die häufigsten Symptombilder sind Blutungen (44 %), zerebrale Krampfanfälle (42 %), Apathie-/Komazustände (19 %), Dyspnoe (15 %), chronische Durchfälle (11 %) bzw. Erbrechen (10 %), unklares Fieber (10 %) sowie Hautausschläge (9 %).
- Trotz adäquater symptomatischer Therapie ergibt sich keine klinisch nachhaltige Besserung. Häufig treten Komplikationen in der Behandlungsdurchführung auf (z. B. Erbrechen von Medikamenten).
- Untersuchungsbefunde passen nicht zu den anamnestischen Angaben der Mutter. Laborbefunde sind physiologisch unplausibel (atypische Substanzen, Keimbesiedlungen in Blut, Urin, Stuhl oder Magen).
- Krisenhafte Exazerbationen der Symptomatik sind assoziiert mit der Anwesenheit der Mutter am Krankenbett.

Merkmale der Täterin und der Familie:

- Die Mutter bietet eine fehlerhafte oder unvollständige Krankheits- und vor allem Behandlungsanamnese.
- Die Mutter hält sich während des Klinikaufenthaltes ständig in der Nähe des Kindes auf.
- Sie entwickelt rasch enge, vertrauliche Beziehungen zum Klinikpersonal und erweckt Mitgefühl für ihre Leidensgeschichte bisher ergebnisloser Klinikaufenthalte.

- Sie ist häufig medizinisch vorgebildet und macht eigenständige Vorschläge zum weiteren Prozedere mit einem Akzent auf invasive Maßnahmen.
- Bei akuten Verschlechterungen des klinischen Bildes bleibt sie seltsam gelassen oder greift die Ärzte in agitierter Weise wegen vermeintlicher Untätigkeit oder Unfähigkeit an.
- Die Mutter oder ein anderes Familienmitglied zeigen ähnliche körperliche Symptome, ohne dass eine familiäre Häufung medizinisch plausibel ist.
- Verfälschung auch der psychosozialen Anamnese (z.B. zu den innerfamiliären Beziehungen).
- Medizinisch ebenfalls unklare Symptome bei einem weiteren Kind, das sich in der Betreuung der Mutter befindet oder sogar Todesfälle bei Geschwisterkindern.
- Eine emotional distanzierte, von der Mutter dominierte Partnerschaftsbeziehung.
- In der Herkunftsfamilie der Täterin finden sich gehäuft emotionale Vernachlässigung, körperliche Misshandlung, sexueller Missbrauch sowie eine exzessive Konsultation von Ärzten und Kliniken.

Die Abgrenzung von Konversionsstörung, artifizieller Störung und Simulation ist nicht allein über eine organmedizinische Differenzialdiagnostik zu erreichen. Vielmehr sind psychologisch die jeweils zugrunde liegende Intention und Motivation abzuklären sowie der Bewusstseinsgrad von unbewusster zu bewusster „Erzeugung" der Symptomatik zu beurteilen. Die Simulation enthält sicherlich den höchsten Bewusstseinsgrad von den drei Störungsgruppen, nicht zuletzt, weil bewusstes, planvolles, strategisches Denken zur Erreichung des externen Gewinns und zur Inszenierung einer Täuschung erforderlich ist (Noeker & Petermann, 2011b). Die Abgrenzung der Simulation kann vor allem dann wichtig werden, wenn die Eltern oder die soziale Umgebung diese dem betroffenen Kind unterstellen. Bei der artifiziellen Störung by proxy und bei der Konversionsstörung sind dimensionale, fließende Übergänge festzustellen. Über den Störungsverlauf mögen sich auch Phasen von hoher und niedrigerer Vorbewusstheit abwechseln. Für den Behandlungsprozess dürfte die Annahme eines Kontinuummodells angemessen sein. Tabelle 5 stellt die Unterschiede hinsichtlich des Symptombildes, der zugrunde liegenden Intention und Motivation sowie der Symptomwahl gegenüber. Diese Hinweise können komplementär zur neurologischen und pädiatrischen Untersuchung diagnostisch wegweisend sein.

Gezielte Abgrenzung der Simulation. Diese wird von manchen Eltern argwöhnisch als mögliche Erklärung ins Spiel gebracht

Tabelle 5: Differenzialdiagnostische Abgrenzung der Konversionsstörung von der artifiziellen Störung by proxy und der Simulation

Unterscheidungskriterium	Typisch für eine Konversionsstörung	Typisch für eine artifizielle Störung by proxy	Typisch für eine Simulation
Symptombild	Häufig keine Passung des Symptombildes zur neurologisch-funktionellen	Die fabrizierte Symptomatik kann nicht auf eine genuine Erkrankung zurückgeführt	Die Symptomatik soll möglichst eindrücklich sein, andererseits aber auch möglichst

Tabelle 5: Fortsetzung

Unterscheidungskriterium	Typisch für eine Konversionsstörung	Typisch für eine artifizielle Störung by proxy	Typisch für eine Simulation
	Anatomie, vielmehr folgt das Symptombild den kindlich-laienhaften Vorstellungen.	werden, passt aber grundsätzlich zur neurologisch-funktionellen Anatomie. Die Symptomatik folgt dem jeweiligen Schädigungsmechanismus, also z. B. der Toxikologie bei beigebrachter Vergiftung.	reversibel und wenig schädigend. Manchmal wird eine Symptomatik „nur“ berichtet, die in der Untersuchungssituation nicht reproduzierbar ist.
Intention und Motivation	Unbewusste Produktion der Symptomatik zur Belastungs- und Konfliktregulation. Vermeiden von Anforderungen und Schutz vor Überforderungen und Konflikten mittels Einnahme der Krankenrolle.	Die Krankenrolle wird angestrebt ohne ersichtliche Funktion einer Regulation von Konflikten oder Vermeidung von Anforderungen. Intrapsychischer Gewinn im neurotisch-psychopathologischen Sinne bzw. Persönlichkeitsstörung.	Wahl der vorgetäuschten Symptomatik wird instrumentell kalkuliert mit Blick auf die angestrebte ärztliche Zuschreibung eines Krankheitsbildes und damit einhergehender Vorteile.
Symptomwahl	Manchmal mit einem symbolischen Bedeutungsgehalt und der Ermöglichung eines spezifischen Vermeidungsverhaltens (z. B. kann eine Konversionsstörung im Sinne einer Lähmung den Schulbesuch vermeiden helfen).	Die Entscheidung für die Erzeugung einer bestimmten Symptomatik und Manipulationsmethode wird kalkuliert nach Plausibilität für eine zugrunde liegende pädiatrische Grunderkrankung sowie nach Risiken des Entdecktwerdens.	Tatsächliche körperliche Schädigung wird zu minimieren versucht. Ein Beispiel wäre die – letztlich für den Patienten harmlose, aber dennoch medizinisch sehr bedrohlich wirkende – Beibringung von Zucker in eine Urinprobe, um einen Diabetes mellitus zu simulieren.

Tabelle 5: Fortsetzung

Unterscheidungskriterium	Typisch für eine Konversionsstörung	Typisch für eine artifizielle Störung by proxy	Typisch für eine Simulation
Gewinn aus Einnahme der Krankenrolle	Dysfunktionale Belastungs- und Affektregulation im Rahmen eines schwerwiegenden und oft nicht offen kommunizierbaren Konfliktes oder einer (traumatischen) Belastungserfahrung.	Intrapsychischer Gewinn im neurotisch-psychopathologischen Sinne (z.B. die Genugtuung, sich als fürsorgliche Mutter inszenieren zu können) bzw. Persönlichkeitsstörung.	Angestrebt wird ein umschriebener, externer Vorteil (ökonomisch, versicherungsbezogen, schulisch, interaktionell).

2.1.10 Exploration der psychosozialen Auswirkungen der Konversionssymptomatik

Ein sehr ausführlicher Anamnese- und Explorationsleitfaden, der vorrangig auf die Anforderungen und Bedarfe der psychotherapeutischen Behandlung in niedergelassener Praxis abgestimmt ist, findet sich im Kapitel 4 (vgl. M01, S. 130).

Gesprächseinstieg über die Exploration der psychosozialen Folgen der Symptomatik. Zum Zeitpunkt der klinischen Vorstellung beschäftigen viele Familien die belastenden Folgewirkungen der Symptomatik stärker als die Suche nach deren psychischen Ursachen. Korrespondierend zu dieser „inneren Agenda" der Familie sollte die Exploration daher zunächst mit der Thematisierung der aktuellen Belastungen einsteigen, bevor man sich erst im nächsten Schritt den Entstehungsbedingungen zuwendet. Eine Anamneseerhebung, die direkt auf ursächliche psychosoziale Entstehungsbedingungen zugeht, kann den noch nicht hinreichend gefestigten Rapport zwischen Therapeut und Familie gefährden (Stone, Campbell & Sharma, 2003). Die Anamnese startet thematisch daher mit der Exploration der Veränderungen in der familiären Lebenssituation seit dem Zeitpunkt der Symptommanifestation.

Einfache Exploration des Tagesablaufs erlaubt Einschätzung, ob die berichteten Einschränkungen des Bewegungs- und Verhaltensradius angemessen oder überzogen sind

Als offene Einstiegsfrage eignet sich die Bitte, den Ablauf eines normalen Tages zu schildern. Kontrastierend erfolgt die Anschlussfrage, wie ein typischer Tag vor der Symptommanifestation abgelaufen ist und wo die Unterschiede liegen. Je nach Beschwerdebild kann ergänzend nachgefragt werden, wie viele Stunden der Patient beispielsweise im Bett verbringt, wie oft und wie lange er das Haus verlässt und welche außerhäuslichen Aktivitäten er noch praktiziert bzw. schon aufgegeben hat. Im Sinne der International Classification of Functioning, Disability and Health (ICF) ist eine besondere Aufmerksamkeit den erkennbaren Diskrepanzen zwischen den „objektiven" Einschränkungen durch die Symptomatik (impairment) gegenüber dem Ausmaß der Einschränkungen von Aktivitäten (activities) und der sozialen Teilhabe (participation) zu schenken. Je deutlicher objektiv geringfügige symptombedingte Einschränkungen zu einem überproportionalem, „eigentlich" nicht zwingend erforderlichen Rückzug aus Aktivitäten und Teilhabe führen, desto stärker kann von einer Funktionalität zum Beispiel im Sinne eines operant bekräftigten Vermeidungsverhaltens ausgegangen werden. Leitlinie 5 führt Beispielfragen auf, mit denen die Folgewirkungen seit der Manifestation der Symptomatik exploriert werden können.

L5 Leitlinie 5: Exploration der psychosozialen Auswirkungen der Konversionssymptomatik

1. *Beeinträchtigungen der Funktion und Teilhabe.* Welche Auswirkungen haben die individuellen (motorischen, sensorischen, anfallsbezogenen) Beeinträchtigungen auf das Zusammenleben in der Familie, die Alltagsgestaltung, die Mobilität, die schulische und soziale Teilhabe, die Beziehungen zu den Gleichaltrigen und Freunden, die schulische Leistungsfähigkeit, die Ausübung von Hobbys, den Tagesablauf?
2. *Operant wirksame Konsequenzbedingungen.* Wie haben sich die Erwartungen und Anforderungen von Seiten der Eltern, Geschwister, Lehrer an das Kind verändert, bestimmte Aufgaben zu erfüllen und Rollen und Alltagsroutinen aufrechtzuerhalten? Sind bestimmte Leistungserwartungen zurückgenommen worden? Erfährt der Patient nun besondere Zuwendung? Entschuldigt die Symptomatik eine Vermeidung bestimmter, früher normaler Anforderungen? Wie erlebt das Kind die Rücknahme von Erwartungen? Wie hat sich die erzieherische Grundhaltung verändert (erhöhte Nachsichtigkeit oder Strenge)?
3. *Hypochondrische Krankheitsangst.* Welche katastrophisierenden Fantasien äußert die Familie zur weiteren Prognose und zu den Ursachen der Symptomatik?
4. *Angst vor psychopathologischer Stigmatisierung.* Wie wird im sozialen Umfeld über den Patienten und seine rätselhafte Symptomatik gedacht? Gibt es verdeckten, unausgesprochenen Argwohn? Gibt es offen kränkende, herabsetzende Kommentare? Wie lauten diese? Hat die Familie das Bedürfnis, diese richtigstellen zu müssen, um ihre Reputation zu schützen? Zirkulär kann gefragt werden: Was denken Sie, was die Nachbarn, die Mitschüler untereinander erzählen, wenn sie sich über Ihr Kind, Ihre Familie und die ganze Krankheitsgeschichte austauschen? Gilt das Kind als „Simulant" als „verrückt", als „Schulschwänzer", als „Mimose" oder „Prinzessin auf der Erbse"? Was ist Ihre schlimmste Befürchtung, worüber „gelästert" wird? Wünschen Sie sich einen unabweisbaren organmedizinischen Befund auch aus dem Grund, um die herabsetzenden Kommentare widerlegen und beenden zu können?

Hilfreiche Materialien

In Kapitel 4 findet sich ein übergreifender Leitfaden zur Anamneseerhebung, Exploration und Hypothesenbildung (vgl. M01, S. 130).

2.1.11 Verhaltensanalyse umschriebener, symptomatischer Episoden

Im Sinne einer Mikroanalyse identifiziert die verhaltensanalytische Exploration diejenigen auslösenden, vermittelnden, disponierenden und aufrechterhaltenden

Faktoren, die am Zustandekommen einzelner Episoden beteiligt sind. Diese verhaltensanalytisch zu explorierenden Bedingungsfaktoren folgen überwiegend den im Theorieteil dargestellten biologisch-medizinischen, psychisch-individuellen sowie sozial-familiären Risikofaktoren.

Die Anwendung einer Verhaltensanalyse eignet sich besser für episodisch auftretende als für persistierende Symptomatiken. So können bei einem zeitlich umschriebenen dissoziativen Anfall die auslösenden, vermittelnden und aufrechterhaltenden Bedingungsfaktoren mit ihren Kontingenzen sehr viel präziser identifiziert werden als beispielsweise bei einer dauerhaften Gang- oder Sehstörung ohne bedeutsame Fluktuationen in Art und Schweregrad über den Tagesablauf. Die Symptomatik (z. B. eine dissoziative Anfallsreaktion) wird in der funktionalen Bedingungsanalyse als motorische Reaktion in umschriebenen, typischen, räumlich-zeitlichen Situationen gesetzt. Diese Reaktion wird auf dem Boden bestimmter evolutionär entwickelter Schutzstrategien (Organismusvariable) durch auslösende Belastungsfaktoren (Stressor, Trauma, Konflikt, Entwicklungsaufgabe), vermittelnde Faktoren (Gedanken und Gefühle im Vorfeld einer Episode) und nachfolgende Bedingungen (Entlastung und Vermeidung von Entwicklungsaufgaben und Auseinandersetzungen) gesteuert. Jeder dieser Bedingungsfaktoren kann den Schweregrad und die Chronifizierung der Störung beeinflussen, bietet aber auch einen Ansatzpunkt zur psychotherapeutischen Intervention. Leitlinie 6 führt besondere Schwerpunkte im verhaltensanalytischen Interview auf, die für die Therapieplanung und Interventionsplanung besonders relevant werden können.

Funktionale Bedingungsanalyse möglichst beziehen auf umschriebene Episoden von Konversionsreaktionen

L6 Leitlinie 6: Therapierelevante Schwerpunkte bei der verhaltensanalytischen Exploration

1. Exploration der Informationsverarbeitung während einer Episode

- Die Exploration der perzeptiv-kognitiv-emotionalen Informationsverarbeitung des Kindes während einer umschriebenen Episode kann diagnostisch sehr aufschlussreich sein. Die übergeordnete Leitfrage lautet: Was geht dem Kind unmittelbar vor, während und nach einem dissoziativen Anfall sensorisch, kognitiv und emotional durch den Kopf? Unmittelbar vor dem Einsetzen einer Anfallsreaktion können anfallsförderliche oder anfallshemmende Kognitionen aktiviert werden. Anfallsförderlich können zum Beispiel solche Kognitionen sein, mit denen der Patient sich innerlich die Erlaubnis gibt, in den Anfall „hineinzugleiten“ (z. B. getriggert durch eine emotionale Kränkung). Anfallshemmende Kognitionen wären wiederum solche, mit denen der Patient sich bemüht, den Start des Anfallsablaufs willentlich durch Selbstinstruktionen noch zu stoppen oder auszulenken („Bleib wach!“, „Lenk dich ab!“).
- Es erfordert hohes Geschick in der Gesprächsführung, diese verdeckten und nicht direkt bewusstseinszugänglichen Kognitionen wahrnehmbar und verbalisierbar zu machen. Oft reicht die Introspektionsfähigkeit des Kindes zunächst nicht aus, um solche Kognitionen im unmittelbaren Vorfeld von dissoziativen Episoden zu identifizieren.
- Wenn es dem Kind gelingt, seine Kognitionen in Worte zu fassen, ergeben sich wirkungsvolle Interventionsmöglichkeiten, um dissoziative Reaktionen noch gezielt „abzufangen“. Solche verhaltensmedizinischen Strategien der Anfallskontrolle sind übrigens nicht auf dissoziative Anfälle begrenzt. Sie entsprechen Selbstmanagementtechniken, die ursprünglich im Bereich der Selbstkontrolle epileptischer Anfälle (Düchting-Röth et al., 1995) und Ticstörungen (Döpfner et al., 2010; Döpfner, 2019) entwickelt wurden.

2. Exploration angenehmer Konsequenzbedingungen

- Nicht nur die aversiven Funktionseinschränkungen, sondern auch mögliche positive Folgewirkungen werden erfragt („Keine Erkrankung hat nur unangenehme Auswirkungen. Welche angenehmen Veränderungen haben sich bei dir ergeben?").
- Zirkulär kann gefragt werden: „Was glaubst du, was deine Eltern oder deine Mitschüler antworten, wenn ich ihnen diese Frage stellen würde?"
- Zu unterscheiden sind positive Bekräftigungen in Form gesteigerter sozialer Zuwendung von negativer Verstärkung in Form einer legitimierten Vermeidung von Anforderungen, Stressoren und Entwicklungsaufgaben sowie Effekte auf innerfamiliäre Interaktionsmuster (z.B. Geschwisterrivalität, Paarbeziehung der Eltern).

3. Exploration und Beurteilung der Verstärkerbilanz über den Störungsverlauf

- Aversive Einschränkungen der Lebensqualität und angenehme, aufrechterhaltende Konsequenzbedingungen koexistieren nebeneinander. Ihre Bilanz, also das Überwiegen unangenehmer versus angenehmer Verstärkungsbedingungen sollte über den Verlauf beobachtet werden.
- Bei Störungsbeginn überwiegen vielfach die positiv bekräftigenden Konsequenzbedingungen. Mit zunehmender Chronifizierung nimmt die elterliche Zuwendung in Relation zu negativen elterlichen Reaktionen (Unverständnis, Ungeduld, Gereiztheit) häufig ab. Eine analoge Entwicklung vollzieht sich häufig mit Blick auf eine Befreiung vom Schulbesuch. Auch diese verliert zunehmend ihre Attraktivität und macht einer zunehmenden Langeweile und dem Gefühl der Isolation von den Klassenkameraden Platz.
- Die Einschätzung, dass bei der „saldierten" Verstärkerbilanz nun die unangenehmen Folgen (Leidensdruck) die angenehmen Folgen (primärer und sekundärer Krankheitsgewinn) im Erleben des Kindes überwiegen, ist wichtig für die Beurteilung, ob therapeutisch ein günstiges Zeitfenster für eine Rückbildung der Symptomatik gegeben ist. Eine negative Verstärkerbilanz ist in vielen Fällen noch nicht hinreichend, damit die Symptomatik spontan wieder aufgegeben wird. Zusätzlich gilt es, einen „gesichtswahrenden Ausstieg" aus der Symptomatik zu bahnen.

2.1.12 Verhaltensbeobachtung der Eltern-Kind-Interaktion

Leitlinie 7 unterscheidet die Verhaltensbeobachtung der Familie in Situationen, wenn die Kommunikation um den Umgang mit der Symptomatik kreist, sowie die Beobachtung der allgemeinen Kommunikation und Interaktion.

L7 Leitlinie 7: Verhaltensbeobachtung während der gemeinsamen Exploration von Kind und Eltern

1. Störungsbezogene Kommunikation

- Welches Familienmitglied zeigt den stärksten Leidensdruck?
- Gibt es Widersprüche zwischen den Angaben der einzelnen Familienmitglieder beim Beschreiben der Häufigkeit und Intensität der Konversionssymptome?

- Störungsverständnis: Wie ernst und bedrohlich erleben die einzelnen Familienmitglieder die Symptomatik? Wer vertritt eher eine „organmedizinische“, wer eine „psychologische“ Interpretation? Werden „psychologische“ Interpretationen mit Vorwurfshaltungen gegenüber dem Partner verknüpft? Werden Aussagen von Experten („Kronzeugen“) als Belege herangezogen? Werden abweichende Positionen mit Respekt behandelt oder bekämpft, diskreditiert oder lächerlich gemacht? Folgen die Auseinandersetzungen dem ernsthaften Bemühen um ein tieferes Verständnis oder eher einem Machtkampf um die Deutungshoheit?
- Koalitionen im Familiensystem: Sind Koalitionen im Störungsverständnis erkennbar (beide Eltern gegen das Kind oder ein Elternteil ergreift Partei für das Kind, ein anderer Elternteil verhält sich kritisch und argwöhnisch)? Entsprechen die Koalitionen, die bei Thematisierung der Beschwerden sichtbar werden, den grundsätzlichen Koalitionsmustern in der Familie?
- Gibt es einen Simulationsverdacht bei den Eltern? Ausgesprochen oder eher latent?
- Verstärkungsverhalten: Wie reagieren die Elternteile jeweils beim akuten Auftreten der Symptomatik? Verstärkend? Ignorierend? Abwertend? Strafend? Genervt?

2. Allgemeine innerfamiliäre Interaktion und Kommunikation

- Rollenverteilungen: Wer antwortet für die Familie? Wer hat die „Meinungsführerschaft“ in der Familie? Wer verhält sich dominant, wer submissiv?
- Konfliktthemen: Werden weitere störungsunabhängige Konfliktthemen erkennbar? Könnten diese hypothetisch in einem ursächlichen Zusammenhang mit der Symptomauslösung stehen?
- Innerfamiliäre Konfliktbewältigung: Werden individuelle Belastungen offen und direkt ausgesprochen und geteilt oder eher indirekt und manipulativ? Werden Bedürfnisäußerungen abgewertet, lächerlich gemacht und sanktioniert? Verhalten sich die Eltern offen und responsiv gegenüber Bedürfnisäußerungen des Kindes? Erfolgt die Konfliktbewältigung konstruktiv im Sinne von „Welche Lösung finden wir gemeinsam?“ oder machtorientiert im Sinne, dass einer sich durchsetzt?

Eine behavioral-systemisch ausgerichtete Verhaltensbeobachtung umfasst die allgemeine sowie die spezifische Beziehungsqualität

Die Verhaltensbeobachtung während der Exploration und der Untersuchung nimmt besonders die affektive Qualität der Eltern-Kind-Interaktion sowie die Responsivität der Eltern für Bedürfnisse des Kindes in den Blick. Ebenso ist auf Hinweise für Kommunikationsstörungen und Machtkämpfe in der Paarbeziehung zu achten, für deren Regulation die Symptomatik des Kindes eine Entlastungsfunktion haben könnte. Die Verhaltensbeobachtung der Eltern-Kind-Interaktion gibt Hinweise auf

- allgemeine Ausdruckshemmungen, Defizite im innerfamiliären Austausch und das Ausmaß der Bereitschaft der Eltern, auf Bedürfnisäußerungen des Kindes einzugehen,
- konfliktspezifische Ausdruckshemmungen, wenn die Sprache auf bestimmte, tabuisierte Familienthemen kommt,
- sozial verstärkendes oder auch herabsetzendes, abwertend-bestrafendes Reagieren der Elternteile auf das Krankheitsverhalten des Kindes.

2.1.13 Exploration des subjektiven Störungskonzeptes

Die Exploration des subjektiven Störungskonzeptes ist wichtig, um frühzeitig Übereinstimmungen und Abweichungen im Vergleich zum Störungskonzept der Professionellen zu identifizieren. Dies ist wiederum für die Ausgestaltung des Gesprächs zur Diagnosemittteilung relevant, um Brücken für ein gemeinsames Verständnis bauen zu können. Leitlinie 8 zeigt beispielhafte Fragen zur Erfassung relevanter Dimensionen.

L8 **Leitlinie 8: Exploration des subjektiven Störungskonzepts**

Natur der Erkrankung

- „Was glauben Sie: Was für eine Krankheit ist das?"
- „Ist das überhaupt eine Krankheit? Wenn nicht, was dann?"
- „Was ist da nach Ihrem Eindruck los? Welchen Reim machen Sie sich darauf?"

Ursache

- „Wo kommt die Störung nach Ihrer persönlichen Einschätzung her? Welche Ursachen hat sie?" (Zuschreibung auf eine internistische, neurologische, psychiatrische oder sonstige Primärursache)

Verlauf

- „Wie wird sich die Symptomatik bei Ihrem Kind wohl weiterentwickeln? Schlimmer werden? Spontan auswachsen? Gleichbleiben?"
- „Wie stellen Sie sich das Leben Ihres Kindes und Ihrer Familie konkret vor, falls die Symptomatik noch über lange Zeit bestehen bleiben sollte? Wie würden Sie das in Ihr Leben und Ihren Alltag einbauen?"

2.1.14 Exploration von auslösenden Konflikt- und Belastungsfaktoren bei der Störungsgenese

Blockade des Ausdrucks von Gefühlen, Bedürfnissen und emotionalen Notlagen innerhalb der Familie beachten

Die Exploration richtet sich auf solche Konflikt- und Belastungsfaktoren, die der Manifestation der Symptomatik zeitlich vorausgegangen sind und ursächlich an der Störungsmanifestation beteiligt gewesen sein können. Leitlinie 9 zeigt die besonderen Herausforderungen bei der Gesprächsführung auf. Diese zugrunde liegenden Auslösefaktoren können inhaltlich individuell stark variieren. Charakteristisch ist jedoch, dass das Kind sich überfordert gefühlt hat, einen Ausgangskonflikt innerfamiliär zu thematisieren und erfolgreich aufzulösen.

L9 **Leitlinie 9: Exploration von Konflikt- und Belastungsfaktoren bei der Störungsgenese**

1. Positionierung erst gegen Ende der Exploration

- Es kann an Andeutungen zu latenten oder offenen Konflikten aus dem bisherigen Explorationsverlauf angeknüpft werden.
- Die mittlerweile aufgebaute therapeutische Beziehung erleichtert die Mitteilung potenzieller Auslösekonflikte.

2. Während der Exploration erkennbare Barrieren der Mentalisierungs- und Verbalisierungsfähigkeiten

- Die unzureichende Fähigkeit bei Kind und/oder Eltern, Konflikte präzise wahrzunehmen, zu benennen und offen zu thematisieren, reproduziert sich in der Explorationssituation. Die Anamnese und Exploration können zunächst extrem „leer" bleiben. Dies kann im Interview zur besonderen Herausforderung werden, wenn es gilt, einen natürlichen und ergiebigen Gesprächsfluss in Gang zu halten.
- Vielfach müssen vorsichtig „Brücken gebaut" werden, um unterschwellige Belastungsfaktoren einzukreisen und die Mitteilung schambesetzter Themen besprechbar zu machen. Auf mögliche Konfliktthemen angesprochen mag das Kind diese authentisch negieren, weil es diese tatsächlich nicht wahrnehmen, mentalisieren und versprachlichen kann. Gleichwohl kann in der Verhaltensbeobachtung während der Exploration ein dysphorischer, gedrückter Affekt mitschwingen.

3. Vorsichtige, niedrigschwellige und empathische Öffnung der Mitteilungsbereitschaft

- Vielfach zeigt sich in der Exploration, dass weniger das inhaltliche Konfliktthema als solches entscheidend für die Störungsmanifestation ist, sondern vielmehr, dass es dem Kind an Vertrauen fehlt, ein solches frei und offen ansprechen zu können, ohne Herabsetzungen, Sanktionierungen oder Auslösung familiärer Dramen befürchten und verantworten zu müssen.
- Während der Exploration verschwimmen daher vielfach diagnostische und therapeutische Aspekte. Wenn auf die diagnostische Frage nach Belastungsfaktoren nur einsilbige Antworten gegeben werden, ergibt sich in therapeutischer Hinsicht zunächst die Herausforderung, schrittweise und empathisch die Barrieren für den „Widerstand" zu eruieren und diese zu senken. Erst danach kann die Exploration in inhaltlicher-diagnostischer Hinsicht fortgeführt werden.

Der folgende Kasten zeigt beispielhaft prototypische Konfliktkonstellationen auf.

Beispielhafte Konstellationen der nachvollziehbaren Blockade der Verbalisierung von Konflikten

Typische Konfliktsituationen als Auslöser für die Manifestation einer Konversionsstörung

- *Kritische Lebensereignisse.*
  Beispiel: Ein anstehender Umzug der Familie an einen anderen Wohnort, der für das Kind mit einem Verlust des Freundeskreises einhergeht, dem sich das Kind aber „vernünftigerweise" nicht entgegenstellen kann, weil der Umzug aus beruflichen Gründen unabweisbar sei.
- *Innerfamiliärer Konflikt.*
  Beispiel: Rivalität des Patienten gegenüber einem Geschwisterkind. Der Patient erlebt eine tatsächliche oder vermeintliche Bevorzugung des Geschwisterkindes aufgrund bestimmter Charaktereigenschaften oder Begabungen. Wenn der Patient die Bevorzugung anspricht, wird diese von den Eltern vehement in Abrede gestellt („Wir haben euch genau gleich lieb, wir bevorzugen niemanden!"), auf der Verhaltensebene der Eltern ergeben sich subjektiv für den Patienten jedoch wiederholt spürbare Anzeichen, dass faktisch doch eine Bevorzugung vorliegt.

- *Paarkonflikte zwischen den Elternteilen.*
  Beispiel: Ein Elternteil hat eine Außenbeziehung aufgenommen. Der Patient befürchtet eine Trennung der Eltern und ein Auseinanderbrechen der Familie. Wenn das Kind diese Angst gegenüber den Eltern zum Ausdruck bringt, wird es vordergründig beschwichtigt. Oder die Eltern erklären, das sei „Angelegenheit der Erwachsenen" und man wolle „die Kinder damit nicht belasten, sondern heraushalten". Das Kind kann sich jedoch emotional nicht beruhigen. Äußert es seine innere Not, so verweigern die Eltern das Gespräch aus eigener Hilflosigkeit oder verwickeln das Kind in Loyalitätskonflikte, die die emotionale Anspannung zusätzlich steigern.
- *Überforderungen bei normativen Entwicklungsaufgaben.*
  Beispiel: Ein Kind mit einem unterdurchschnittlichen IQ wird auf Drängen des extrem leistungsorientierten Vaters auf das Gymnasium eingeschult. Die Konversionssymptomatik zeigt unausgesprochen an, dass das Kind „nicht kann"; eine längere Schulabwesenheit mit einhergehenden Wissenslücken und schlechten Noten kann schließlich die Abmeldung vom Gymnasium „erzwingen".

2.1.15 Generieren von Störungshypothesen

Als Zusammenfassung des kompletten diagnostischen Prozesses und Befundes empfiehlt es sich, eine Gesamtbewertung und Integration der Einzelbefunde vorzunehmen mit dem Ziel, ein möglichst konsistentes, wenngleich immer noch hypothetisch bleibendes Bedingungsmodell für die Störungsentwicklung in dem jeweils vorliegenden Einzelfall zu entwerfen. Vorrangiges Ziel ist es also, übergeordnete Hypothesen zu Genese, Wirkmechanismen und Funktion der Konversionssymptomatik abzuleiten. Liegt eine vorläufige Störungshypothese vor, so leitet diese wiederum eine zielgerichtete Diagnostik über den weiteren Verlauf, indem diese an der eingehenderen Ausdifferenzierung bzw. Verifizierung oder Falsifizierung ausgerichtet wird.

Abgrenzung und Verknüpfung von Störungshypothesen als Grundlage für (vorläufig bleibenden und immer wieder revidierbaren) Behandlungsplan

Die Strategie eines hypothesengeleiteten Vorgehens gilt gleichermaßen für die somatisch-neurologische wie für die psychopathologische Differenzialdiagnostik. Für die organmedizinische Differenzialdiagnostik beispielsweise bei einer unklaren Bewegungsstörung sind im Anschluss an eine Routinebasisuntersuchung (z. B. Labor, Bildgebung) gezielte und konkrete Verdachtshypothesen zu formulieren. Diese Hypothesen sollten dann mit für die jeweiligen Krankheitsentitäten sensitiven Untersuchungsmethoden abgeprüft bzw. ausgeschlossen werden. Eine ungezielte Breitbanddiagnostik („Schrotschussdiagnostik") sollte eingegrenzt werden. Eine wiederholte Durchführung ungezielter Diagnostik, die eher einer interaktionellen Logik und einem Druck der Familie folgt und Betriebsamkeit und vermeintliche Sorgfalt signalisieren soll („ut aliquid fiat"), wirkt sich kurzfristig vielleicht entlastend, langfristig aber nachteilig auf den weiteren Behandlungsverlauf aus.

Haben sich bestimmte psychische Störungshypothesen verdichtet, so strukturieren diese „strategisch" die weitere Behandlungsplanung. Es gilt, im Sinne einer therapiebegleitenden Diagnostik weiterhin wachsam und (selbst-)kritisch zu bleiben, um die Hypothesen auszudifferenzieren oder sogar zu revidieren, wenn sich neue, diagnostisch relevante Zusatzinformationen oder zur Störungshypothese nicht passende Wendungen im Symptomverlauf ergeben, die das Generieren neuer Hypothesen nahelegen. Bisherige Störungshypothesen sind ebenfalls kritisch zu überprüfen oder mindestens zu ergänzen, wenn die Interventionen nicht die erwartete Wirkung zeitigen. Leitlinie 10 bietet einige übergeordnete Hypothesen zu Genese, Funktion und Entstehungsmechanismen von Konversionssymptomen an. Die Indikation zu spezifischen Anschlussinterventionen hängt wesentlich von diesen Störungshypothesen ab.

L10 Leitlinie 10: Generieren von Hypothesen zu übergeordneten Störungsmechanismen der Genese von Konversionsstörungen

1. Rahmenbedingungen

Nach dem Zusammentragen der diagnostischen Einzelbefunde sollte eine Prüfung erfolgen, ob diese mit übergeordneten Störungsmechanismen vereinbar sind. Die Hypothesengenerierung ist ein wichtiger Schritt auf dem Weg zur Behandlungsplanung, in dem die diagnostischen Einzelbefunde in einen funktionalen Kontext zur Auslösung, Vermittlung und Aufrechterhaltung der Störung gebracht werden (vgl. verhaltenstherapeutische Mikroanalyse und Makroanalyse). Deskriptive, biografische Angaben werden so überführt in explikative Störungsmechanismen und Entwicklungspfade.

2. Prüfenswerte Hypothesen zur Funktion und übergeordneten Mechanismen bei der Genese von Konversionssymptomen

- Primäre bzw. komorbide Depression, Angststörung, posttraumatische Belastungsstörung mit hohem Anteil dissoziativer Merkmale,
- Zustand nach Missbrauchs- oder Vernachlässigungsanamnese, dabei Erwerb von dissoziativen Bewältigungsstrategien, auf die in aktuellen Konflikten automatisiert zurückgegriffen wird,
- chronische intrapsychische oder interpersonelle Konflikte, die die Bewältigungskompetenzen insbesondere im Bereich der Mentalisierung, der Verbalisierung und assertiven Kommunikation des Kindes überfordern,
- ausgeprägte Disposition zu instinkt- bzw. reflexgesteuerten Schutzmechanismen, etwa in dem Sinne, dass schon vor der eigentlichen Konversionsmanifestation in akuten Bedrohungssituationen mit einem Totstellreflex reagiert wurde,
- symbolische, indirekte Kommunikation von tabuisierten Bedürfnissen, Gedanken und Gefühlen mithilfe der Konversionssymptomatik,
- Mechanismen operanter Verstärkung im Sinne positiver Verstärkung (soziale Zuwendung für die Krankenrolle) und negativer Verstärkung (Entlastung von subjektiv überfordernden Aufgaben und Verpflichtungen),
- Funktion einer Neutralisierung von ursprünglich wirksamen Konfliktauslösern (z. B. schulischer Überforderung bei übersteigerten Leistungserwartungen der Eltern),
- Prozesse des Modelllernens, wenn das Kind die Verstärkung eines Krankheitsverhaltens bei einem anderen Familienmitglied (z. B. bei einem chronisch kranken Geschwisterkind) beobachtet hat und nun imitiert,
- stabilisierende Funktion des Symptoms für das Familiensystem (z. B., wenn bei drohender Trennung der elterlichen Paarbeziehung diese über die Sorge um das Kind in ihrer gemeinsamen Verantwortung als Vater und Mutter wieder zusammengeführt werden).

Beachte: In den meisten Fällen findet sich eine Kombination aus mehreren Störungshypothesen. Es ist dennoch hilfreich, jede einzelne Teilhypothese auf ihren Stellenwert und ihr Zusammenwirken mit anderen Mechanismen zu prüfen, um einen darauf abgestimmten Therapieplan zu entwerfen, der die individuell wirksamen Störungsursachen gezielt adressiert.

2.2 Leitlinien zur Therapie

Es existieren nach Kenntnis des Autors sowohl national als auch international kaum störungsspezifische Psychotherapiekonzepte zur Behandlung bei Kindern und Jugendlichen. Dies gilt erst recht für verhaltenstherapeutisch basierte Therapiemanuale (vgl. Diseth & Christie, 2005; Kozlowska, English & Savage, 2012). Eine der wenigen Ausnahmen stellt das „Mind-Body-Programm" der australischen Arbeitsgruppe um Kozlowska dar, die auch viele Beiträge zur evolutionsbiologischen Disposition von Konversionsreaktionen publiziert hat (Chandra et al., 2017; Kozlowska et al., 2012; Kozlowska, English & Savage, 2013a, 2013b). Tabelle 6 bietet eine Übersicht über die Leitlinien zur Therapie.

Tabelle 6: Übersicht über die Leitlinien zur Therapie

L11	Diagnosemitteilung, Patientenaufklärung und Psychoedukation
L12	Vermeidung einer verkürzten Diagnosemitteilung im Sinne einer alleinigen Traumafolgestörung
L13	Klärung und Eingrenzung exzessiver Krankheitsangst
L14	Mobilisierung und schulbezogene Interventionen
L15	Imagination, Hypnotherapie und Mentales Training
L16	Übergeordnete Prinzipien physio- und bewegungstherapeutischer Übungsbehandlungen
L17	Spezielle Techniken der physiotherapeutischen Übungsbehandlung bei bestimmten motorischen Konversionssymptomen
L18	Training der Kommunikation des Störungsbildes und Regulation der Angst vor Stigmatisierung
L19	Operantes Kontingenzmanagement und elternzentrierte Interventionen
L20	Achtsamkeitsbasierte Verfahren und Methoden der Selbstkontrolle
L21	Übergeordnete psychotherapeutische Therapiestrategien bei bestimmten Entstehungsbedingungen
L22	Psychotherapeutischer Einsatz von Teilearbeit

2.2.1 Diagnosemitteilung, Patientenaufklärung, Psychoedukation

Kernbotschaften und Prozedere. Eine gelingende Patientenaufklärung ist eine entscheidende Voraussetzung für alle Anschlussinterventionen (Noeker, 2008b, 2009). Leitlinie 11 fasst Grundprinzipien des Vorgehens zusammen.

L11 **Leitlinie 11: Diagnosemitteilung, Patientenaufklärung und Psychoedukation**

- Das Symptombild sollte ernst genommen, die Glaubwürdigkeit der Symptomatik vermittelt und der Patient sowie seine Bezugsperson(en) sollten beruhigt werden.
- Erste, zum Beispiel physiotherapeutische Behandlungsmodule können auch schon vor Abschluss der Diagnostik sinnvoll gestartet werden. Als Begründung wird angeführt, dass diese bei neurologischer wie psychologischer Verursachung gleichermaßen hilfreich sind. Dies streut schon frühzeitig implizit ein „multimodales“ und nicht dualistisches Störungs- und Behandlungskonzept ein.
- Wenn die diagnostische Abklärung noch nicht völlig abgeschlossen ist, sollte zunächst eine deskriptive Diagnose formuliert werden („Bewegungsstörung noch unklarer Ursache“).
- Die Möglichkeit einer vorliegenden Konversionsstörung sollte frühzeitig einbezogen werden. Dies wird auch im frühzeitigen Einbezug psychiatrisch-psychotherapeutischer Fachpersonen in den diagnostischen Prozess erkennbar.
- Wenn die Diagnose gesichert ist, sollten nicht nur die Ergebnisse der Ausschlussdiagnostik, sondern auch die positiven Verdachtshinweise für das Vorliegen einer Konversionsstörung vermittelt werden.
- Je nach individueller Konstellation sollte die Diagnose eher als „Konversionsstörung“ oder als „Funktionelle neurologische Störung“ bezeichnet werden. Die Entscheidung über das diagnostische „Label“ ist davon abhängig, welche Bezeichnung anschlussfähiger an das Störungskonzept der Familie ist bzw. welche sich besser für ein konsensuelles therapeutisches Arbeitsbündnis eignet.
- Die Möglichkeit einer spontanen wie therapeutisch herbeigeführten Reversibilität der Symptomatik sollte nicht zuletzt auch wegen suggestiver Bahnungseffekte herausgestellt werden.
- Die Aufklärung und Psychoedukation bei den fachlich sehr komplexen Konversionsstörungen gewinnen durch die Nutzung von Gleichnissen und eingängigen und bildhaften Metaphern. Deren Stimmigkeit für das Verständnis von Kind und Familie sollte erfragt und überprüft werden.
- Ein besonders eingängiges und nützliches Element der Edukation richtet sich auf die evolutionsbiologische Schutzfunktion der Konversionsreaktion zum Beispiel im Sinne des Totstellreflexes. Dieser Wirkfaktor kann an vertraute und bildhafte Vorstellungen anknüpfen („Kaninchen vor der Schlange“). Das Bild ist besonders geeignet, um plausibel zu erläutern, dass psychische Prozesse wie Angst und Schrecken in sehr eindrucksvollen, automatisierten, unwillkürlichen, nicht simulierten, körperlichen Reaktionen münden können, die weit in die Tierwelt und deren Stammesgeschichte zurückreichen und entsprechend auch bei allen Menschen angeboren vorhanden sind. Dieses Bild schützt entsprechend vor Stigmatisierung und normalisiert die befremdliche Symptomatik des Kindes. Gleichwohl kann die Aktivierung dieser Reflexe und Instinkte auch mit den besten medizintechnischen Mitteln nicht belegt werden.

- Die diagnostischen Bezeichnungen der Konversionsstörung bzw. der Störung mit funktionellen neurologischen Symptomen sind in fachlicher Hinsicht nahezu synonym. Dennoch kann die Wirkung der beiden Begrifflichkeiten auf die Familie und damit die Akzeptanz der Diagnose enorm variieren. Neben der fachlichen „Wahrheit" gilt es, die Frage der „therapeutischen Nützlichkeit" im Sinne der jeweils besseren Anschlussfähigkeit an die vorbestehenden Störungskonzepte der Familie in Rechnung zu stellen und danach zu entscheiden, welches diagnostische Label verwendet wird.
- Bei der Vermittlung des Störungs- und Behandlungskonzeptes ist sorgfältig darauf zu achten, dass dieses vom Behandlungsteam einheitlich vertreten wird, um bei entsprechend disponierten Patienten bzw. Familien Spaltungstendenzen zu vermeiden. Wenn einzelne Teammitglieder ein neurologisch akzentuiertes und andere Teammitglieder ein psychotherapeutisch akzentuiertes Störungs- und Behandlungskonzept formulieren, so kann dies eine folgenschwere und kontraproduktive Dynamik begünstigen, solche unterschiedlichen Positionierungen innerhalb des Teams „gegeneinander auszuspielen". Die Grundzüge der Diagnosemitteilung und des darauf aufsetzenden Therapieplans sollten daher frühzeitig innerhalb des Teams abgestimmt werden.
- Vielfach werden bei längeren Behandlungsanamnesen Klagen über vorbehandelnde Kollegen vorgetragen. Es empfiehlt sich, der Versuchung zu widerstehen, in diese Empörung einzustimmen. Vielmehr sollte diese als subjektiv legitime Erfahrung respektvoll entgegengenommen werden, ohne sie jedoch auch nur implizit zu bestätigen. Die Klage kann vielmehr dahingehend utilisiert werden, eingehender nachzufragen, welches Störungsverständnis und welche Behandlungselemente sich die Familie stattdessen gewünscht hätte. Die Antworten dazu können wiederum für die Abstimmung einer gemeinsam getragenen Therapieplanung genutzt werden.

Therapiestart schon vor Abschluss der Diagnostik

Frühzeitiger Start von Interventionen schon vor Abschluss der Diagnosemitteilung. Wenn sich der diagnostische Prozess länger hinzieht, so können gleichwohl bestimmte Interventionen schon begonnen werden. Zum Beispiel kann der Einstieg mit einer physiotherapeutischen Übungsbehandlung auch vor einer finalen diagnostischen Festlegung mit den folgenden Worten eingeführt werden:

> „Egal, ob bei Ihrem Kind eine neurologische oder eine dissoziative, also psychisch bedingte Bewegungsstörung vorliegt: Wir sollten die Muskeln und Nerven des Bewegungsapparates auf jeden Fall trainieren, denn Schonung und Passivität werden sie sonst weiter schwächen. Gezielte Krankengymnastik ist eine wirksame Methode, die gleichermaßen bei neurologischen wie dissoziativen Bewegungsstörungen hilft, zumindest einem weiteren Abbauprozess aufgrund von Bewegungsarmut entgegenwirkt."

Integration von subjektivem und professionellem Störungskonzept

Die meisten Familien erleben einen für sie zunächst nicht auflösbaren Widerspruch zwischen der Botschaft des Arztes, dass das Kind pädiatrisch und neurologisch gesund ist, und ihrer fortgesetzten Beobachtung von gravierenden Funktionsbeeinträchtigungen. Diagnosemitteilung und Psychoedukation zielen darauf ab, durch ein stimmiges Erklärungsangebot diese Dissonanz aufzulösen. Logische Widerspruchsfreiheit und damit kognitive Konsistenz bereiten den Boden für eine dann auch emotionale Akzeptanz der Diagnose. Neben direkter Aufklärung empfiehlt sich die Verwendung von anschaulichen Analogien und plastischen Metaphern. Im Kapitel 4 finden sich für die Patientenaufklärung nützliche Metaphern und Vergleiche mit Formulierungen in wörtlicher Rede. Diese können Patienten wie Eltern verständlich machen, dass auch ohne das Vorliegen einer strukturellen Schädigung bzw. organmedizinischen Grunderkrankung der Organismus „echte und daher glaubwürdige" Symptome und Funktionsausfälle produzieren kann. Gut gewählte Metaphern verknüpfen ein stimmiges Erklärungsmodell mit einem dazu passenden therapeutischen Handlungsfahrplan. Dieser plausibilisiert schlüssig den Einsatz von Interventionen wie Psychotherapie, Stressreduktion, Konfliktlösung, Hypnotherapie, Physiotherapie und Bewegungstraining.

Elternaufklärung vorschalten. Plioplys et al. (2007) empfehlen, die Diagnose zunächst den Eltern allein mitzuteilen, um ihnen Gelegenheit zu weiteren, vertraulichen Nachfragen zu geben. Die Eltern können ohne Anwesenheit des Kindes sehr viel freier ihre Fantasien zu psychosozialen Auslösefaktoren äußern, ohne ihre Vermutungen vor dem Kind rechtfertigen oder seinen Selbstwert schützen zu müssen.

I.d.R. Diagnose erst den Eltern allein mitteilen, um diesen die Chance zu vertraulichen Rückfragen und Störungshypothesen zu geben

Symptombild ernst nehmen, Glaubwürdigkeit vermitteln und beruhigen. Es kann hilfreich sein, der Familie während der Besprechung der Untersuchungsergebnisse zu vergewissern:

> „Dieses Phänomen ist uns vertraut, es ist in der Medizin beschrieben und bekannt."

Oder:

> „Wir wissen, dass es für Sie alle sehr rätselhaft erscheint. Aber wir können Ihnen vergewissern, dass wir Patienten mit ähnlichen Beschwerden schon häufiger gesehen haben. Die Symptome sind keine Einbildung. Wir glauben Ihnen als Eltern und dir als Kind alles, was Sie uns berichten."

Solche expliziten, metakommunikativen Aussagen des Ernstnehmens sind wichtig für den Aufbau von Vertrauen und für eine erste Beruhigung und Stabilisierung (Arain et al., 2016).

Formulieren einer vorläufigen, deskriptiven Diagnose

Im Rahmen einer ersten, orientierenden diagnostischen Untersuchung kann die präsentierte Symptomatik vielfach noch nicht eindeutig ätiologisch zugeordnet werden. Gleichzeitig vermitteln die Eltern einen hohen Erwartungsdruck, von den Ärzten wissen zu wollen, „was mit ihrem Kind los ist". Die Ärzte fühlen sich einerseits gefordert, der Familie Rede und Antwort zu stehen, möchten aber noch keine definitive diagnostische Festlegung treffen, die sie später im Lichte weiterer Befunde vielleicht wieder revidieren müssen. In dieser Situation kann es hilfreich sein, ausgehend von der klinisch präsentierten Phänomenologie die Diagnose zunächst rein deskriptiv zu formulieren. Solche vorläufigen, deskriptiv richtigen, aber ätiologisch noch offenen Diagnosen können beispielsweise sein: Dystonie, Tremor, Gangstörung, Sehstörung, Sensibilitätsstörung, Anfall.

Frühzeitig und wie selbstverständlich die Möglichkeit des Vorliegens einer Konversionsstörung in das Spektrum möglicher Diagnosen einbringen

Frühzeitiger Einbezug der Möglichkeit einer vorliegenden Konversionsstörung. Manche Symptomatik lenkt sehr früh den Verdacht auf das Vorliegen einer Konversionsstörung. Dann empfiehlt es sich, dies gegenüber der Familie auch frühzeitig zu kommunizieren, dass neben organischen und neurologischen Ursachen auch diese Möglichkeit in Betracht gezogen wird. Erfolgt die Mitteilung des Verdachts auf eine Konversionsstörung erst verzögert nach der wiederkehrenden Mitteilung von somatischen Negativbefunden, so provoziert man nicht selten eine frustriert-feindselige Reaktion (z.B. „Die Ärzte sind augenscheinlich ratlos, überfordert und fischen im Trüben. Sie wissen nicht mehr weiter und schieben jetzt alles auf die Psyche!"). Es kommt zu einem Zweifel an der medizinisch-fachlichen Kompetenz und einer Belastung des Vertrauensverhältnisses. Der Glaubwürdigkeitsverlust richtet sich nicht nur auf die somatischen Mediziner, sondern auch auf den Kinderpsychiater/Kinderpsychotherapeuten, dem argwöhnisch die Rolle zugeschrieben wird, dem „ratlosen" somatischen Kollegen mit psychiatrischen Befunden „nun aus der Klemme helfen zu müssen". Solche Entwicklungen gefährden das Arbeitsbündnis und bahnen das Risiko eines Behandlungsabbruchs sowie kontraproduktiven Wiederholungen des Untersuchungsgangs an anderer Stelle.

Die frühzeitige Beteiligung psychiatrisch-psychotherapeutischer Fachkräfte wird positiv konnotiert als Teil eines sorgfältigen und ergebnisoffenen Untersuchungsplans. Man beugt so einer späteren Interpretation vor, dass sie am Ende eines ergebnislosen somatisch-neurologischen Untersuchungsgangs nur noch eingeschaltet werden, um eine vermeintlich diagnostische Lücke zu schließen.

Kernbotschaften einer positiven Diagnosestellung

Diagnosemitteilung kombiniert Ausschlussdiagnostik mit positiven Hinweisen für eine funktionell bedingte neurologische Grundstörung

Man sollte nicht bei einer negativen Diagnose stehen bleiben, die nur aussagt, was der Patient nicht hat (z.B. „Ihr Kind zeigt ein unauffälliges EEG, es hat also keine Epilepsie."). Wenn es die Befundlage zulässt, sollte vielmehr ein positives diagnostisches Etikett formuliert werden (z.B. „Ihr Kind leidet an sogenannten dissoziativen Anfällen. Dafür haben wir folgende Anhaltspunkte ..."):

- Die Ausschlussdiagnostik hat negative Befunde zu organmedizinisch begründbaren Grunderkrankungen erbracht. Dies können unauffällige EEG-Ableitungen sein, die während eines dissoziativen Anfalls in Verbindung mit einer Videodokumentation des Anfallsablaufs aufgezeichnet wurden. Es liegt keine Schädigung der Nervenstruktur vor und es droht kein unaufhaltsames Fortschreiten.
- Verdeutlichen der positiven Hinweiszeichen für eine dissoziative Störung. Je nach Bedingungen des Einzelfalls kann der Akzent, wie stark psychische Faktoren ursächlich beteiligt sind, zurückhaltender oder prägnanter formuliert werden. Bei einer dissoziativen Gangstörung wird erläutert, warum die Bewegungsmuster des Kindes mit einer strukturellen Läsion nicht vereinbar sind. Anschaulich kann auf Beobachtungen Bezug genommen werden, die das Team oder die Eltern

selbst gemacht haben. Unter Ablenkung oder während des Schlafes oder bei plötzlichen Schutzbewegungen zur Abwendung eines Sturzes sind Bewegungsmuster beobachtet worden, die als eindeutiger Beleg zu werten sind, dass die Nervenverbindungen prinzipiell intakt sind, nur eben nicht zu jedem Zeitpunkt funktionsfähig.

- Es wird betont, dass nach aller Erfahrung und Studienlage der weitere Verlauf weitgehend von der aktiven Teilnahme des Patienten und der Familie an allen Komponenten der multimodalen Behandlung abhängt (z. B. „Für die Genesung ist eine grundlegende Entscheidung und Kraftanstrengung von Kind und Eltern, die Symptome überwinden zu wollen, sehr hilfreich. Eine solche Entscheidung sendet eine starke Botschaft an das Unbewusste zur Gesundung.").
- Es werden die Grundprinzipien des individualisierten, multimodalen Therapiekonzeptes skizziert (z. B. kindzentrierte und familienzentrierte Psychotherapie, Imagination, Physiotherapie und ggf. Pharmakotherapie).
- Auch die Diagnosemitteilung bei epileptischen Anfällen beinhaltet ebenfalls eine umfassende Exploration psychosozialer Folgebelastungen und Befürchtungen (Noeker, 2004b).

Frühzeitig auf die Notwendigkeit einer aktiven, engagierten und verantwortlichen Rolle der Familie und des Kindes bei der Therapiedurchführung hinweisen

Nutzung von Metaphern

Die Aufklärung und Psychoedukation bei Konversionsstörungen kann durch die Nutzung von Gleichnissen und Metaphern sehr erleichtert werden. Die Rätselhaftigkeit der Symptomatik kann so deutlich reduziert werden. Im Kapitel 4 finden sich in laienorientierter Sprache beispielhafte Metaphern für folgende Konstellationen:

Kreativ anschauliche Metaphern und Gleichnisse zur Plausibilisierung der funktionellen Genese entwickeln

- Edukation bei dissoziativem Anfall: Vergleich mit dem Absturz eines PC (vgl. M03).
- Edukation bei dissoziativem Anfall: Vergleich mit einem elektrischen Kurzschluss im Haus (vgl. M04).
- Edukation bei dissoziativer Bewegungsstörung: Vergleich mit einem verstimmten Klavier (vgl. M05).
- Edukation bei motorischer Lähmung: Vergleich mit einem Auto, das im Winter bei Frost nicht anspringt (vgl. M06).

Im Kapitel 4 finden sich darüber hinaus differenzierte Materialien, die Bilder, Analogien und Metaphern zur eingehenden Diagnosevermittlung und Psychoedukation enthalten.

Anknüpfen an die evolutionsbiologische Schutzfunktion der Konversionsreaktion. Die evolutionsbiologischen Erkenntnisse zur Störungsentstehung eignen sich hervorragend, um mit den Patienten und Familien ein gemeinsames biopsychosoziales Störungsverständnis zu erarbeiten. Dieser Erklärungsbestandteil wird als Ausdruck einer individuellen Veranlagung (Vulnerabilität im Sinne der Organismusvariable) erläutert. Die Botschaft, dass manche Kinder unter Bedrohung mit einer Reaktivierung stammesgeschichtlich früher Programme reagieren (Kozlowska et al., 2015, 2018a, 2018b), kann in Einzelfällen eine Schlüsselstellung für eine gelingende Edukation sein. Das Konzept baut hilfreiche Verständnisbrücken, weil sie dem Bedürfnis nach einer biologisch unterlegten Erklärung entgegenkommt, das aber gleichzeitig einer exzessiven Krankheitsangst entgegenarbeitet, weil es ohne eine zugrunde liegende ZNS-Pathologie auskommt. Die konstitutionelle Disposition fungiert dann im Sinne eines einfachen Diathese-Stress-Modells als „Türöffner" für eine sich stimmig anschließende Exploration psychischer Konflikt- und Belastungsfaktoren, die nicht als alleinige Ursache, sondern vielmehr als Auslöser eingeführt werden.

Hinweis auf eine mögliche evolutionsbiologisch vorgebahnte Veranlagung kann im Gegenzug Akzeptanz für die Wertigkeit psychischer Auslösefaktoren stärken helfen

Im Kapitel 4 findet sich eine ausführliche Formulierung für eine Edukation der Eltern in laienorientierter Sprache, die die Verknüpfung evolutionsbiologischer und psychologischer Faktoren am Bild des Kaninchens vor der Schlange plausibilisiert (vgl. M07).

Erläuterung des Phänomens der Dissoziation. Aus der Alltagserfahrung ist es uns sehr vertraut, dass zum Beispiel bei Traurigkeit eine körperliche Reaktion (z.B. Weinen und Schluchzen), bestimmte Gefühle (Traurigkeit und Niedergeschlagenheit) und bestimmte, dazugehörige Gedanken (pessimistische und negative Gedanken über sich selbst und die Welt) wie eine untrennbare Einheit miteinander verbunden sind. Bei einer dissoziativen Konversionsstörung werden dagegen bestimmte Gefühle, Gedanken und Körperreaktionen nicht mehr als ein einheitliches und zusammenhängendes Geschehen erlebt. Gefühle, Gedanken vollziehen sich entkoppelt von Körperbewegungen. Unter Stressbelastung laufen zwar dazu passende Körperreaktionen ab, die dazugehörigen Gefühle und Gedanken sind jedoch davon abgespalten, also dem Bewusstsein des Patienten nicht zugänglich. Beim dissoziativen Anfall handelt sich also um eine Art Panikreaktion des Körpers, jedoch ohne begleitende Panikgefühle, möglicherweise, weil diese zu bedrohlich wären. Das Ausschalten und Ausblenden des bedrohlichen Gefühls und der bedrohlichen Gedanken kann entsprechend als ein Selbstschutzmechanismus des Organismus verstanden werden, der eine emotionale Erregungsbildung abschaltet, wenn sie nicht mehr tolerierbar ist.

Hinweis auf die immer mögliche, spontane Remission ist fachlich begründet und kann suggestiv eine spontane Remission im Sinne einer sich selbst erfüllenden Prophezeiung bahnen helfen

Zuversichtliche Ausstrahlung einer möglichen Reversibilität der Symptomatik. Vielfach wird die Diagnose im Erstgespräch negativ, pessimistisch und katastrophisierend verarbeitet. Es bleibt ein Ohnmachtsgefühl, weil man keine klare und sichere Perspektive erlebt, über ein vorgezeichnetes Prozedere die Symptomatik sicher überwinden zu können. Das Angebot einer Psychotherapie wird wie ein „ungedeckter Scheck" erlebt, von dem man nicht weiß, ob er erfolgreich eingelöst werden kann. Die Psychogenität einer Konversionsstörung kann kränkende, selbstabwertende Kognitionen auslösen (z.B. „Es liegt alles an mir, an unserer Familie. Ich weiß gar nicht so recht, was ich falsch gemacht haben kann. Noch weniger habe ich eine Idee, wie ich wieder etwas gut machen kann."). Die Diagnose einer Konversionsstörung eröffnet zunächst keine einfache Perspektive und griffige Problemlösung. Eine medizinische Behandlungsoption in Form einer Medikation fehlt. Der Hinweis auf psychologische Ursachenfaktoren erzeugt bei vielen Betroffenen eher Hilflosigkeit und Ratlosigkeit, was denn im Privatleben zu ändern sei, das verspricht, dass die Symptomatik sich zurückbildet. Widerstand gegen die Diagnose ist damit regelmäßig auch Widerstand gegen antizipierte Ohnmacht und Verlust von Kontrolle.

Viele Familien leben mit dem Zweifel, ob die Symptomatik sich überhaupt jemals zurückbilden wird und ob sie den Verlauf signifikant verbessern, wenn sie sich auf den ungewissen Weg einer Psychotherapie einlassen.

Angesichts dieser Auftreffsituation ist es wichtig, gegenüber der Familie aus professioneller Sicht auszustrahlen, dass guter Grund zur Zuversicht besteht, dass die Konversionsstörung sich über den Verlauf wieder bessert. Besserung kann sich zweifach ereignen als

- Spontanremission: Ähnlich wie bei einer Grippe oder – noch passender – wie bei einem neuromuskulären „Tennisarm" oder Wadenkrampf kann sich eine motorische Konversionsstörung auch ohne langwierige Therapie wieder „von selbst" zurückbilden, „einrenken" oder „auswachsen". Eine solche Botschaft von hoffnungsvoller, aber nichts versprechender Zuversicht stellt eine erste, suggestiv unterlegte Intervention dar, die im Sinne einer sich selbst erfüllenden Prophezeiung den Entwicklungspfad in Richtung auf eine spontane Remission bahnen und öffnen kann. Sie verschiebt den Aufmerksamkeitsfokus weg von der katastophisierenden Kommentierung der Symptomatik hin zur erwartungsvollen Beobachtung von ersten, minimalen Anzeichen erster Besserungsanzeichen. Sie ermöglicht dem Kind, die Symptomatik zu einem geeigneten Zeitpunkt wieder „loszulassen", wenn die psychosozialen Kontextbedingungen und Verstärkungsbedingungen sich in die richtige Richtung bewegen.
- Ergebnis therapeutischer Bemühung: Auch diese Aussage eröffnet suggestiv die Perspektive, über eigene Anstrengung die eigene Genesung zu erzeugen und später den Behandlungserfolg mit Stolz internal attribuieren zu können.

Mitteilung der Diagnose als „Störung mit funktionellen neurologischen Symptomen" oder als „Konversionsstörung": Vor- und Nachteile

Manche Autoren und Praktiker bevorzugen anstelle der Diagnose einer Konversionsstörung die Bezeichnung „Störung mit funktionellen neurologischen Symptomen" entsprechend der Störungskonzeption im DSM-5 (Edwards, Stone & Lang, 2014; Stone et al., 2016). Die Bezeichnung „Funktionelle neurologische Störung" rückt ein gestörtes Wechselspiel zwischen Nervensystem und muskulärem oder sensorischem System in den Vordergrund. Er wirkt mit Blick auf die Psychogenität der Symptomatik zunächst zurückhaltender als der historisch in der Tiefenpsychologie verwurzelte Terminus „Konversionsstörung". Die Patientenaufklärung kann so „biologischer" ausformuliert werden als die stärker psychologische Ausformulierung bei Verwendung des Begriffs „dissoziative Konversionsstörung".

Entscheidung im Einzelfall wie stark man die Psychogenität der Störung akzentuiert oder zur Konsensbildung einem erkennbaren Bedürfnis der Familie nach biologischer Mitverursachung Raum gibt

Die Verwendung des Terminus „Funktionelle neurologische Störung" kann daher in manchen Fällen den Vorteil haben, dass sie unproduktive Auseinandersetzungen mit der Familie um psychische Ursachen der Symptomatik eingrenzt bzw. mindestens offenhält. Genau dieser Vorteil kann in manchen Konstellationen auch zum Nachteil werden. In Einzelfällen mit eindrücklich erkennbaren Konflikt-, Traumatisierungs- und Belastungsfaktoren kann es für eine kausale Therapie unerlässlich sein, die psychischen Bedingungsfaktoren offensiv und konfrontativ zu spiegeln, um sie angemessen im Behandlungsplan verankern zu können. Ein zu defensives „Zurückweichen" vor der Auseinandersetzung mit der Familie über eine psychologische Störungsgenese kann Gefahr laufen, den positiven Impuls zur Problemüberwindung, der in der Symptomatik enthalten ist, unbeantwortet zu lassen und auszuklammern.

Umgekehrt bietet die Formulierung „Funktionelle neurologische Störung“ den Vorteil, die Indikation zu einer physiotherapeutischen Übungsbehandlung mit der Begründung zu stützen, über ein Bewegungstraining die Kommunikation zwischen Nervensystem und muskulärem System wieder zu reaktivieren. Fachlich ist die Verwendung beider Termini korrekt. Im Ergebnis ist abwägend zu prüfen und zu entscheiden, welche Begrifflichkeit bei der Diagnoseeröffnung für die Zukunft die günstigste psychische Entwicklung anstößt und erwarten lässt. Der folgende Kasten führt die jeweiligen Vor- und Nachteile einer Diagnosemitteilung auf.

Vorteile einer Diagnosemitteilung im Sinne einer Störung mit funktionellen neurologischen Symptomen versus einer Diagnosemitteilung im Sinne einer Konversionsstörung

Vorteile der Diagnose einer „Störung mit funktionellen neurologischen Symptomen“:

- Der Akzent liegt auf variablen Bedingungsfaktoren und veränderbaren Störungsmechanismen.
- Passung zu einem biopsychosozialen Modell, in dem auch biologische Mechanismen ihren Platz finden und das den subjektiven Erklärungsmodellen und Bedürfnissen der Familie zunächst entgegenkommt.
- Es besteht die Chance auf einen initialen „Minimalkonsens“ zwischen Team und Familie, mit dem die Therapie erst einmal gestartet werden kann. Mit weiterer Festigung der Vertrauensbeziehung können dann psychologische Bedingungsfaktoren zunehmend akzentuiert werden.
- Das Risiko einer „therapeutischen Sackgasse“ wird reduziert, wenn die konkrete Identifikation eines auslösenden psychischen Belastungsfaktors nicht erfolgreich gelingt, diese jedoch für den „Beweis“ einer psychogenen Konversionsstörung früher oder später gefordert ist. Die Diagnose der Störung mit funktionellen neurologischen Symptomen kann damit Eskalationen vorbeugen und den therapeutischen Prozess in einer offenen Schwebe gemeinsamer Suchbewegungen belassen.
- Das Störungsmodell ist konsistent mit der Integration von Physiotherapie und Bewegungstraining in den Therapieplan.
- Die Diagnose ist innerhalb des sozialen Umfelds leichter zu kommunizieren und schützt vor Stigmatisierung.

Vorteile einer Diagnosemitteilung im Sinne einer Konversionsstörung:

- Der Akzent wird eindeutig und richtigerweise auf psychische Bedingungsfaktoren gelegt, unproduktive Spekulationen über neurologische Mechanismen werden abgekürzt – falls die Familie dies akzeptiert. In Fällen mit einer hohen Evidenz für eine Psychogenität der Symptomatik wird das eindeutige Erfordernis signalisiert, sich mit den auslösenden Konflikten, Stressoren und Traumata zu konfrontieren. Damit erfolgt eine „offensive“ Bahnung für eine störungsspezifische, kausale Therapie.
- Es besteht eine klarere Eindeutigkeit der Abwesenheit neurologisch-struktureller Schädigung und damit auch für eine Begrenzung nicht weiter indizierter organmedizinisch ausgerichteter diagnostischer Prozeduren.

Diagnosemitteilung als Schlüsselintervention. In einzelnen Fällen kann eine prägnante, verständliche und für die Familie akzeptable Diagnosekommunikation einen so nachhaltigen therapeutischen Effekt erzielen, dass kaum noch weitere Anschlussinterventionen erforderlich werden (Gudmundsson, Prendergast, Foreman & Cowley, 2001; Stone et al., 2016). Dies stellt natürlich eine extreme Schlussfolgerung dar, da auch mit einer gelingenden Diagnosemitteilung, die der Störungsmanifestation vorausgehenden Entstehungsmechanismen noch nicht verstanden und aufgelöst sind. Dennoch ist nicht zu unterschätzen, welche kraftvolle und nachhaltige Irritation und Überwindung dysfunktionaler Glaubenssysteme eine überzeugende Diagnosestellung bewirken kann, wenn sie schlüssig ist und auf Akzeptanz stößt.

Hilfreiche Materialien

- Kernbotschaften der Diagnosemitteilung und Behandlungsvereinbarung am Beispiel dissoziativer Anfälle (vgl. M02, S. 133).
- Metapher für die Edukation bei dissoziativem Anfall: Absturz eines PC (vgl. M03, S. 135).
- Metapher bei dissoziativem Anfall: Kurzschluss im Haus (vgl. M04, S. 136).
- Metapher bei motorischen Störungen: Verstimmtes Klavier (vgl. M05, S. 137).
- Metapher bei motorischer Lähmung: Ein Auto, das bei Frost im Winter nicht anspringt (vgl. M06, S. 138).
- Arbeitsblatt für Eltern: Das Kaninchen und die Schlange (vgl. M07, S. 139).
- Verständliche Informationen zum Störungsbild bietet auch der Ratgeber „Rätselhafte neurologische Symptome“ (Noeker, in Vorb.).

Teaminterne Abstimmung zur Eingrenzung von Spaltungstendenzen

Im Fall eines stationären Behandlungsprogramms ist eine Übereinstimmung aller Mitglieder des Teams in den Grundlinien der Behandlungskonzeption anzustreben. Nicht nur betroffene Familien schwanken zwischen medizinisch und psychotherapeutisch akzentuierten Erklärungsmodellen und Behandlungskonzeptionen. Auch Teammitglieder einer Station können hier zu entgegengesetzten Positionierungen kommen. In der Interaktion zwischen Team und Familie drohen dysfunktionale und kräftezehrende Koalitionen und Abgrenzungen. Die Grenzlinien verlaufen nicht immer zwischen Team und Familie, sondern es kann zu Bündnissen einzelner Familienmitglieder mit einzelnen Teammitgliedern kommen. Damit sind Spaltungsprozesse vorprogrammiert, die einem einvernehmlichen und kohärenten Therapiekonzept und damit Therapieerfolg im Wege stehen.

Spaltungstendenzen innerhalb der Familie können sich im Team spiegeln

Dies gilt besonders bei Patienten mit komorbiden Anteilen einer emotional instabilen Persönlichkeitsstörung und damit störungsinhärenten Spaltungstendenzen. Die Mitarbeit bei einzelnen Therapiemodalitäten (insbesondere den psychotherapeutischen Interventionen) kann unterminiert werden, wenn der Patient seine Verweigerung mit Hinweis auf kritische Bemerkungen einzelner Teammitglieder legitimieren kann (z. B. „Der Krankenpfleger X hat auch gesagt, dass er

Auch innerhalb des Teams gilt es unterschiedliche subjektive Störungskonzepte zu synchronisieren

von der Psychotherapie/Krankengymnastik in meinem Fall nichts hält."). Der Grundsatz einer einheitlich vertretenen Behandlungskonzeption wird besonders erfolgskritisch, wenn die einzelnen Familienmitglieder unterschiedliche Positionen vertreten. Die unterschiedlichen Positionierungen innerhalb der Familie laufen dann Gefahr, innerhalb des Teams jeweils eine Spiegelung zu erfahren. Einzelne Kollegen können dann von einzelnen Familienmitgliedern zum Zeugen und Fürsprecher für die Richtigkeit der eigenen Annahmen „in Stellung gebracht" werden.

Umgang mit Abwertungen von Vorbehandlern. Spaltungstendenzen können schon in den allerersten Behandlungskontakten bemerkbar werden, wenn einzelne Familienmitglieder - häufig ungefragt - mit stark wertenden Worten ihre Erfahrungen mit vorbehandelnden Kollegen schildern und diese im Sinne eines Schwarz-Weiß-Denkens in „gute" versus „schlechte" Fachleute polarisieren. Die Erhebung der Behandlungsanamnese wird vielfach mit Klagen intoniert (z. B. „Die hatten schon vor der Untersuchung ihr Urteil über uns gefällt.", „Die haben einfach gesagt, unser Kind hätte nichts."). Es ergeben sich folgende Hinweise und Empfehlungen:

- Die Äußerungen und Klagen sollten aufmerksam zur Kenntnis, aber nicht im Detail kommentiert werden. Sie vermitteln Hinweise, welche Vorgehensweisen der Vorbehandler augenscheinlich die Entwicklung eines tragfähigen Behandlungsbündnisses irritiert haben. Sie enthalten wertvolle Botschaften zu den inhaltlichen und beziehungsbezogenen Behandlungserwartungen. Es wird erkennbar, welche professionellen Störungskonzepte der Vorbehandler sich konsistent bzw. inkonsistent zu dem Störungs- und Behandlungskonzept der Familie verhalten haben. So kann man abschätzen, welche eigenen Behandlungsempfehlungen erneut auf Ablehnung stoßen könnten.
- Kontraproduktive Interaktionssequenzen zwischen Vorbehandlern und Familie können nicht allein der motivationalen Dynamik innerhalb der Familie zugerechnet werden, sondern enthalten vielfach interaktionelle, iatrogene Anteile. Es empfiehlt sich gegebenenfalls kollegiale Rücksprache mit den Vorbehandlern.
- Die Klagen können eine hohe Augenscheinplausibilität aufweisen und sich in gewisser Weise unmittelbar als berechtigt darstellen, sodass man sich vorschnell eingeladen fühlt, sich mit diesen Positionierungen zu identifizieren und diese zu bestätigen, nicht zuletzt, um über die gemeinsame Abgrenzung zu einem Dritten das eigene Behandlungsbündnis mit der Familie zu festigen. Es gilt hier Zurückhaltung zu üben. Ein „Einstimmen" in die Klagen kann den Erwartungsdruck der Familie legitimieren und einen unangemessenen, nun an das eigene Team gerichteten Leistungsdruck erzeugen, „Erfolge zu liefern". Damit kann wiederum subtil eine Verschiebung der Verantwortung für Behandlungsfortschritte von der Familie auf das Team erzeugt werden. Bei aller rechtmäßigen Erwartung von fachlicher Professionalität ist es aber gerade bei der Konversionsstörung erforderlich, dass die Familie sich eine hohe eigene Verantwortung für den Behandlungserfolg zuschreibt (Commitment). Letztlich schmälert man so die eigenen therapeutischen Spielräume für den weiteren Therapieverlauf und liefert Legitimationen für dysfunktionale Behandlungsabbrüche, wenn man später selbst vom „Heilsbringer" in die Rolle des „Versagers" gewandelt wird, über den dann beim nächsten Team geklagt wird.

2.2.2 Vermeidung einer verkürzten Diagnosemitteilung im Sinne einer alleinigen Traumafolgestörung

L12 Leitlinie 12: Vermeidung einer verkürzten Diagnosemitteilung im Sinne einer alleinigen Traumafolgestörung

- Traumaerfahrungen können in der individuellen Anamnese von Konversionspatienten gehäuft identifiziert werden. Dies korrespondiert mit Studienergebnissen, die allerdings die Misshandlungs- und Missbrauchserfahrungen in ein generelles Risikocluster von allgemeiner Vernachlässigung und adversen Erziehungsbedingungen eingebettet haben.
- Störungskonzepte von Laien bzw. betroffenen Familien zeigen einerseits eine Reserviertheit gegenüber psychogenen Erklärungskonzepten, innerhalb dieser aber bemerkenswerterweise wiederum eine Offenheit gegenüber einem Erklärungskonzept im Sinne einer Folgestörung nach erlittener (früherer) Traumatisierung. Diese Akzentuierung spiegelt wahrscheinlich nicht zuletzt eine allgemeine Popularisierung der Vorstellung von Traumata als entscheidende Einzelursache für psychische Störungen unter Laien und auch Teilen von therapeutisch Tätigen wider.
- Bei der Einordnung und Gewichtung des relativen Stellenwertes von Traumata sind sowohl im Rahmen der individuellen Störungsgenese als auch des individuellen Erklärungskonzeptes verschiedene Quellen einer Verzerrung und Funktionalität von traumakzentuierten Störungskonzepten zu beachten. Ein Behandlungsplan zur Konversionsstörung, der dezidiert auf eine Konzeptualisierung als Traumafolgestörung setzt, kann ungewollt das Spektrum indizierter Interventionsmodule und damit den Behandlungserfolg begrenzen. Folgende Fragen und Mechanismen sind beachtenswert:
  - Wie wird die zeitliche und kausale Latenz zwischen früher Traumatisierung und aktueller Symptomgenese erklärt?
  - Können „False-Memory“-Effekte beteiligt sein?
  - Bedient eine Traumakonzeption ein menschlich legitimes, aber gleichzeitig andere relevante Störungsmechanismen ausklammerndes Kausaltitätsbedürfnis mit der Folge einer thematischen Einengung des Behandlungsplans? Handelt es sich bei den ausgeblendeten Themen und Konflikten bei genauerer Betrachtung genau um solche, deren Konfrontation und Auseinandersetzung vermieden wird?
  - Bedient der Traumastatus eine kontraproduktive Selbstwertstabilisierung im Sinne einer persönlichen wie sozialen Zuschreibung einer Opferrolle und etabliert damit eine langfristig aufrechterhaltende Funktionalität bei der eigenen Identitätsentwicklung und Delegation von persönlicher Verantwortung für neue Lebensentwürfe und deren engagierte Umsetzung?

Der Hinweis auf solche Einflussfaktoren, Überlagerungen, Funktionalitäten und Behandlungsrisiken soll nicht die affektive Wucht erlittener Traumatisierung relativieren. Er soll vielmehr dazu sensibilisieren, den diagnostischen Entwicklungsprozess offen zu halten für das Zusammenspiel hochkomplex interagierender Risiko- und Schutzfaktoren über den individuellen Entwicklungspfad.

Manche Familien weisen nicht grundsätzlich die Möglichkeit einer psychogenen Verursachung der Konversionssymptomatik zurück, interpretieren diese jedoch monokausal und vereinfachend als direkte Folge einer (frühkindlichen) Traumatisierung. Tatsächlich stellen traumatische Erfahrungen in der Biografie einen umschriebenen Risikofaktor dar (Diseth & Christie, 2005; Herrmann, Noeker & Franke, 2020; Myers, Fleming, Lancman, Perrine & Lancman, 2013; Pick, Mellers & Goldstein, 2017; Pick et al., 2019; Reuber, 2018). Sie erklären aber noch nicht hinreichend und vollständig die Störungsgenese (Reuber, 2018). Die Prävalenz kindlicher Exposition an Traumatisierung ist deutlich höher als die Prävalenz von Konversionsstörungen. Dies zeigt an, dass resiliente Verläufe nicht nur möglich sind, sondern sie stellen die deutliche Mehrheit dar (Noeker & Petermann, 2008), übrigens auch bei offensichtlich hoch belastenden Erkrankungen wie kindliche Krebserkrankungen (Noeker, 2012a). Offen bleibt hier die Frage nach der vielfach sehr langen Latenz bis zur zeitverzögerten Störungsmanifestation. Ergänzend ist mindestens immer die Frage zu beantworten, welche aktuellen psychosozialen inneren wie äußeren Bedingungsfaktoren dafür verantwortlich sind, dass die Symptomatik sich genau zu diesem Zeitpunkt und in diesem aktuellen biografischen Entwicklungskontext manifestiert. Wenn das Kind oder die Eltern von traumatischen Erfahrungen in der Entwicklungsgeschichte des Kindes berichten, so können folgende perzeptive, mnestische und motivationale Prozesse solche Erinnerungen verzerren:

Bei den Hypothesen zur Störungsgenese die Wertigkeit früherer Traumatisierung gegen die Wertigkeit aktuell wirksamer Konfliktfaktoren balancieren, vielfach auch relativieren

- *Retrospektive Verzerrung von Gedächtnisengrammen.* Gedächtnisprozesse unterliegen bei dissoziativen Störungen dem Risiko der retrospektiven Verfälschung von Erinnerungsspuren durch Prozesse der Affektregulation („False-Memory“-Effekt).
- *Bedienung des Kausalitätsbedürfnisses.* Bei Konversionssymptomen ohne greifbare Erklärung bleibt das Kausalitätsbedürfnis unbefriedigt. Werden unbewusste Traumata als monokausale und probate Erklärung für Konversionssymptome angeboten, so kann dies bei der Familie Suchprozesse in Richtung „verschütteter“ Traumatisierungen auslösen. Prävalenzstudien belegen eine fast ubiquitäre Verbreitung in der Bevölkerung der Exposition an mehr oder weniger traumatische Kindheitserfahrungen (Stimulusaspekt). Im Vergleich dazu treten klinisch bedeutsame Traumafolgestörungen sehr viel seltener auf (Reaktionsaspekt). Dies ist ein Hinweis darauf, dass durch die kompensatorische Wirkung protektiver Faktoren und funktionaler Verarbeitungsmechanismen die Mehrzahl der Kinder im Nachgang zu einer Traumaexposition dennoch einen resilienten Anpassungsverlauf nimmt (Noeker & Petermann, 2008). Eine spätere Erinnerung an tatsächliche oder vermeintliche traumatische Ereignisse erklärt daher noch nicht hinreichend die Genese der Konversionsreaktion. Unter dem Einfluss ihres Kausalitätsbedürfnisses verwechseln Laien vielfach Koinzidenz mit Kausalität. Eine Diagnosemitteilung zur Konversionsstörung im Sinne einer Traumafolgestörung kann eine sich selbst erfüllende Prophezeiung bahnen. Die durch die Diagnose ausgelösten inneren Suchprozessen münden darin, dass letztlich auch entsprechendes „Material“ gefunden wird. Dieses wird dann im logischen Zirkelschluss als Bestätigung für die Traumahypothese gewertet.

Das Aufspüren und schließlich Identifizieren traumatischer Kindheitserlebnisse bedient das Kausalitätsbedürfnis. Es entlastet von Unsicherheit. Trauma als „alles erklärende Ursache“ bietet eine griffige, monokausale Erklärung an, die angesichts der breiten Popularisierung des Traumakonzeptes auch verständig nach außen kommuniziert werden kann. Sie eröffnet eine vermeintlich klare Lösungsperspektive („therapeutische Traumabearbeitung“) und verspricht so einen Rückgewinn von Orientierung und Kontrolle. Ein Verständnis von psychischen Störungen als direkte Traumafolgestörung entwickelt sich zunehmend zu einem besonders populären, eingängigen und sozial akzeptierten Laienkonzept.

Objektiv reduziert das Konzept die reale multifaktorielle Komplexität der Störungsgenese. Zu beantworten bleibt die Frage, warum nach einer langen Latenz zwischen Traumaexposition und Konversionsmanifestation sich die Symptomatik genau zum jetzigen Zeitpunkt herausgebildet hat. Welche Wirkfaktoren sind also nicht nur aus der weit zurückreichenden Entwicklungsanamnese, sondern aktuell auslösend beteiligt gewesen? Eine verkürzte Konstruktion der Störungsgenese als Traumafolge birgt die Gefahr eines verengten Behandlungskonzeptes, das weitere, pathogenetisch wirksame Bedingungsfaktoren nicht aufnimmt.

Bei Traumaanamnese immer auch die operant wirksamen Funktionalitäten beachten

Funktion der Entlastung von Stigmatisierung durch Traumastatus. Im Vergleich zu anderen psychologischen Erklärungskonzepten wird eine Mitteilung der Diagnose Konversionsstörung als Traumafolgestörung von Betroffenen eher gut akzeptiert. Die Diagnose einer Traumafolgestörung entlastet von stigmatisierenden Zuschreibungen und konstruiert den Patienten eher als Opfer erlittener Gewalterfahrungen mit einem legitimen Anspruch auf Mitgefühl, Respekt und letztlich auch ein „Recht auf Störungsentwicklung".

2.2.3 Klärung und Eingrenzung exzessiver Krankheitsangst

Die Leitlinie 13 bietet eine Übersicht über die Interventionsmethoden zur Klärung und Bearbeitung exzessiver Krankheitsangst.

L13 Leitlinie 13: Klärung und Eingrenzung exzessiver Krankheitsangst

Beziehungsaufbau

- Empathie ausdrücken für das Leiden der Familie und ihre menschlich verständliche Angst vor einer ernsten Erkrankung,
- respektvolles Entgegennehmen der Zweifel, die die Eltern gegenüber psychologischen Erklärungskonzepten für die körperlichen Beschwerden ihres Kindes zum Ausdruck bringen,
- spezifische Exploration zur Krankheitsangst.

Kognitiv-emotionale Interventionen und vertiefende Edukation

- Positives Formulieren einer alternativen, nicht katastrophisierenden Erklärung für die Beschwerden,
- Stärkung von Kontrollerwartungen und Kontrollerfahrungen (z. B. im Rahmen der Physiotherapie),
- Stärkung des Vertrauens in die spontane Regenerationsfähigkeit des Organismus anhand von vertrauten Alltagsbeispielen (Wundheilung des Organismus, Virusgrippe, Kopfschmerzepisoden, Rückenschmerzen, Muskelkater, Muskelzerrung etc.),
- vertiefende Edukation zur Verdeutlichung der funktionellen Natur und benignen Prognose einer Konversionsstörung,

- Nutzung des Arguments eines bisher stabilen, nicht fortschreitenden Verlaufs,
- Identifikation und kognitive Umstrukturierung dysfunktionaler krankheitsängstlicher Glaubenssätze im Sinne kognitiver Verhaltenstherapie,
- Aufzeigen der Nichtbeweisbarkeit von somatischer Gesundheit und damit der Vergeblichkeit endloser medizintechnischer Untersuchungen,
- Aufzeigen einer nicht ausräumbaren und daher emotional auszuhaltenden Restunsicherheit,
- bei erneuten Beschwerdeepisoden Vermittlung einer distanzierten Haltung gegenüber krankheitsängstlichen Erklärungsmustern und stattdessen Einüben von Erklärungen im Sinne des Konversionskonzeptes (Training in Reattribution),
- grundlegendes Umlenken des Aufmerksamkeitsfokus von der Frage nach den Ursachen hin zur Frage nach verfügbaren Optionen für konkrete Verbesserungen der Lebensqualität des Kindes und der Familie.

Behaviorale und operante, expositionsorientierte Methoden

- Gemeinsames Erarbeiten der Gründe, warum die Eltern bestimmte Krankheitsüberzeugungen entwickelt haben und an ihren Befürchtungen am liebsten festhalten,
- Identifikation aufrechterhaltender Funktionalitäten eines Beharrens auf Krankheitsangst,
- Einüben von Skills zur Emotionsregulation zum Aushalten der Restunsicherheit anstelle von nur kurzfristig wirksamen Rückversicherungsmanövern durch erneute Medizindiagnostik.

Kognitive Störungsmechanismen der Krankheitsangst

Exzessive Krankheitsangst verbindet Konversionsstörungen mit somatoformen Störungen und in dieser Hinsicht auch die Anwendung gleichartiger Therapiemodule

Die Kategorie „Somatische Belastungsstörungen" im DSM-5 umfasst auch das Merkmal einer deutlich erhöhten Krankheitsangst. Eine erhöhte Krankheitsangst trifft auf viele Beschwerdebilder aus dem breiten Spektrum chronisch-somatischer, funktioneller sowie somatoformer Störungen zu (Noeker, 2008a, 2019a, 2019b, 2020a, 2020b, 2020c, 2020d; Noeker & Petermann, 2008) zu. Die rätselhafte Symptomatik gibt Anlass zu übertriebenen Befürchtungen vor einer unentdeckten organmedizinischen und möglicherweise lebensbedrohlichen Krankheit. Die Therapie einer exzessiven Krankheitsangst stellt damit ein regelmäßiges Modul der Psychotherapie bei Konversionsstörung dar. Das Prozedere weist viele Parallelitäten zur Intervention bei Krankheitsangst bzw. Hypochondrie im Rahmen einer somatoformen Störung auf (Kleinstäuber, Thomas, Witthöft & Hiller, 2012; Kleinstäuber, Bleichhardt, Gottschalk & Rief, 2018; Noeker, 2008a, 2012b).

Aus kognitiv-verhaltenstherapeutischer Perspektive wird gesteigerte Krankheitsangst durch katastrophisierende Bedrohungseinschätzungen unterhalten. Katastrophisierung umfasst die drei Komponenten der

- *Magnifikation:* Die Sorgen um Krankheit und Gesundheit werden in ihrer Intensität im Sinne einer maximalen Bedrohlichkeit ausgemalt.
- *Rumination:* In wiederkehrenden, konsequenzlosen und damit unproduktiven Gedankenkreisläufen werden immer wieder grübelnde Sorgenketten prozessiert (vgl. Teismann & Ehring, 2019).

- *Pessimismus:* Innerhalb des breiten Spektrums an möglichen Erklärungen für die rätselhafte Symptomatik und der möglichen Verläufe und Ausgänge wird selektiv auf die schlimmsten möglichen Ausgänge fokussiert. Komplementär dazu werden die eigenen Einflussmöglichkeiten auf das Störungsbild und seine Folgen unterschätzt.

Die sorgenvollen Bedrohungseinschätzungen und die begleitende Angststimmung münden auf der Verhaltensebene vielfach in eine extensive Recherche medizinischer Erklärungsversuche. Es werden beharrlich alternative Erklärungskonzepte zur Verdachtsdiagnose einer Konversionsstörung gesucht und immer wieder auch gefunden. Manche Familien fördern im Zuge ausgiebiger, sich verzweigender und nicht enden wollender Internetrecherchen immer neue und aus medizinischer Sicht zunehmend schillernde Alternativerklärungen zu Tage. Familien können neurologische „Orchideendiagnosen" präsentieren, also Erkrankungsbilder, die tatsächlich in der medizinischen Literatur beschrieben sind, aber für den individuell vorliegenden Fall extrem unwahrscheinlich sind. Bedrohliche Erklärungen können sich in schneller Folge ablösen („Hydra-Phänomen").

In Einzelfällen ergibt sich herausfordernde Konfrontation der Fachleute mit hartnäckig vertretenen oder schnell wechselnden Erklärungsmodellen

Manche Familie trägt nach Recherche im Internet den Behandlern sehr unspezifische Verdachtsdiagnosen vor, die aus medizinischer Sicht weder klar zu bestätigen noch auszuschließen sind. Einzelne Familien insistieren zum Beispiel nachdrücklich darauf, dass das Kind „bestimmt" an einer Neuroborreliose und nicht an einer Konversionsstörung leide und tragen als Beleg Fallbeschreibungen und Symptomschilderungen aus dem Internet vor. Sie geben ihrer Skepsis Ausdruck, sich einer strapaziösen, aber nicht ursachengerechten Psychotherapie zu unterziehen, die in der eigentlich intakten Familie nur Probleme zu Tage fördern wolle, schließlich bestimmt auch solche finden werde und damit erst die Probleme schaffe, die sie zu lösen vorgibt. Die Familie befürchtet ein paralleles, verdecktes Voranschreiten der vermeintlichen Borreliose, wenn man sich einmal bereit erklärt hat, den Weg der Psychotherapie mitzugehen. Die Auseinandersetzung zwischen Familie und Behandlern kann an eine Grenze stoßen, ohne dass ein Konsens erzielt wird.

Unterschwellige Sorge der Familie, durch Zustimmung zu psychotherapeutischem Behandlungsplan wirksame organmedizinische Therapieoptionen zu verpassen

Exploration zur Krankheitsangst

Der folgende Kasten führt einige hilfreiche Fragen zur eingehenderen Exploration der Krankheitsangst auf. Die Fragen richten sich daran aus, ob die Familie sehr spezifische Krankheitssorgen hegt, die mit einer spezifischen, auf diese Sorge fokussierten, medizinischen Untersuchungstechnik „endgültig" ausgeräumt werden könnte. Bei insistierenden Nachfragen der Familie nach wiederkehrenden medizintechnischen Untersuchungen gilt grundsätzlich die Richtlinie, diese nur nach strenger medizinischer Indikationsstellung durchzuführen, da die „Halbwertzeit" einer Beruhigung durch Rückversicherung oft kurz ist und über den Verlauf sukzessive abnimmt. Wenn jedoch die Chance besteht, eine sehr spezifische Krankheitsangst mit geringem Aufwand und hoher Aussagesicherheit des Befundes auszuräumen, kann eine gezielte medizinische Abklärung erwogen und vereinbart werden. Diese sollte jedoch durch die folgenden Fragen vorbereitet werden.

Exploration der Familie zu spezifischen Krankheitsängsten, bei Bedarf verbunden mit der Klärung und Vereinbarung weiterer Medizindiagnostik

- Intensität von Krankheitsangst: Wie stark ist die Angst vor einer noch unentdeckten Krankheit? (z.B. auf einer Skala von 1 bis 10)
- Persistenz von Gesundheitsängsten: Sind wiederholt medizinisch-diagnostische Abklärungen und ärztliche Rückversicherungen erfolgt, ohne dass dadurch die Krankheitsangst nachhaltig gelindert werden konnte?
- Spezifität von Krankheitsangst: Hat die Familie eine Fantasie zu einer bestimmten Störungsursache, die ihr hartnäckig durch den Kopf geht und sie nicht zur Ruhe kommen lässt? Handelt es sich um die Sorge vor einer speziellen Erkrankung (z.B. Hirntumor, Multiple Sklerose; Cave: Bei der Exploration keine entsprechenden Suggestionen setzen!)? Wird die Sorge nicht geäußert, weil die Familie sich dafür schämt und fürchtet, dafür belächelt zu werden?
- Entlastungsmöglichkeiten: Was könnte die Krankheitsangst nachhaltig beruhigen? Eine bestimmte medizinisch-diagnostische Untersuchung zum Ausschluss einer speziell befürchteten Erkrankung? Eine eingehendere Patientenaufklärung, um einen bestimmten sorgenvollen und hartnäckigen Gedanken ausräumen zu können?

Kognitive Interventionen zur Krankheitsangst

Heilung geschieht in der Medizin vielfach nicht durch technische Intervention von außen, sondern durch die verdeckten Selbstregulationsfähigkeiten des Organismus, bei der Konversionsstörung manchmal wie bei einer Grippe

Stärkung von Kontrollerwartungen und Selbstwirksamkeit. Krankheitsangst lässt sich wirksam über eine Stärkung des Kontrollerlebens gegenüber dem Symptomverlauf eingrenzen. Eine Symptomatik, die man aktiv beeinflussen kann, wirkt weniger unheimlich und bedrohlich wie eine, der man sich ohnmächtig ausgeliefert fühlt. Beispiele für eine Stärkung der Symptomkontrolle sind verhaltensmedizinische und physiotherapeutische Symptomkontrolltechniken.

Stärkung des Vertrauens in die Regenerationsfähigkeiten des Organismus. Vielen Familien fehlt ein basales Vertrauen in die Fähigkeit des Organismus, sich selbsttätig zu regenerieren und sich selbst zu helfen. Vielmehr besteht ein latenter, diffuser Glaubenssatz, dass die Funktionsfähigkeit des Körpers nur durch einen von außen gesetzten, „mechanischen", hier also medizinischen Eingriff wiederhergestellt werden kann. Das Konzept von Gesundung folgt stärker dem Modell eines Karosserieschadens am Auto, der sich ohne aktive Intervention von außen nicht selbst behebt („physikalisches Maschinenmodell") als dem Modell eines aufgeschürften Knies, das sich über Wundheilungsprozesse selbst regeneriert („biologisches Organismusmodell"). In dieser Logik fordern die Familien sichtbare medizinische Interventionen ein. Im Rahmen einer verhaltenstherapeutischen Kognitions- und Schemaanalyse kann es herausfordernd sein, solche latenten Glaubenssysteme zu identifizieren und für die Klienten in Worte zu fassen. Aber auch hier können sich Metapher und Vergleiche sich als hilfreiche Brücke erweisen:

1. Das Durcherleben einer Viruserkrankung (z.B. Erkältung) und die so angestoßene Immunreaktion des Körpers (vgl. den Spruch im Volksmund: „Eine Erkältung dauert mit Medikamentenbehandlung sieben Tage und ohne Medikamentenbehandlung eine Woche.").

2. Das schon genannte Erleben einer Bagatellverletzung mit einer Wunde, einer anschließenden Narbenbildung und schließlich vollständigen Wundheilung des Organismus.

Solche einfachen Alltagsbeispiele können herangezogen werden, um zu verdeutlichen, dass der Organismus auch Konversionsreaktionen „von selbst" beheben kann. Wie eine Viruserkrankung oder Bagatellverletzung kann auch eine Konversionsreaktion spontan ausheilen. Dies leitet zu der Anschlussfrage über, wie man die Selbstreparaturversuche des Organismus gezielt unterstützen kann, etwa so, wie man sich bei einer fiebrigen Erkältung ins Bett legt, damit der Organismus seine Arbeit leisten kann.

Nutzung des Arguments eines bisher stabilen, nicht fortschreitenden Verlaufs. Manche Familien formulieren eine ausgeprägte Angst vor einer progredienten, zum Beispiel malignen Krebserkrankung. Wiederkehrende Anfälle oder dissoziativ bedingte Störungen der Sehfunktion, z. B. im Sinne des Sehens von Doppelbildern, werden sorgenvoll als mögliches Zeichen eines gesteigerten Hirndrucks und damit Hirntumors gewertet. Als Alternative zu repetitiver, aber langfristig nicht angstlösender Medizindiagnostik empfiehlt es sich, den bisherigen, faktischen Störungsverlauf gemeinsam und ergebnisoffen auszuwerten und anschließend die entsprechenden logischen Schlüsse zu ziehen. Das schlichte Resümee, dass die Symptomatik sich bisher nicht fortschreitend verschlimmert hat, kann die Krankheitsangst regelmäßig nachhaltiger eingrenzen als die Wiederholung medizinischer Kontrolluntersuchungen, deren Überzeugungskraft schnell verpufft.

Ein nicht fortschreitender, sondern stabiler Verlauf bietet ein starkes Argument gegen Sorge vor einer unerkannten lebensbedrohlichen Grunderkrankung

Modifikation dysfunktionaler, katastrophisierender Glaubenssätze. Im Folgenden sind markant zugespitzt formulierte Beispiele für zentrale Glaubenssätze von Eltern mit ausgeprägter Krankheitsangst aufgeführt. Die Glaubenssätze werden nur selten wörtlich so von den Eltern verbalisiert, sie müssen vielmehr „zwischen den Zeilen" herausgelesen werden. Die in der Regel also zunächst latenten Glaubenssätze sollten in einem ersten Schritt präzise identifiziert und verbalisiert werden. Besonders gut eignen sich Formulierungen in wörtlicher Rede, so wie sie den Betroffenen durch den Kopf gehen. Man erhöht so die Wahrscheinlichkeit, dass spontan auftauchende Sätze im Alltag als solche registriert und dann direkt konfrontiert und verändert werden können.

Beispiele: Markante Glaubenssätze von Eltern mit ausgeprägter Krankheitsangst

- „Nur wenn wir die (mutmaßlich hoch bedrohlichen, biologischen) Krankheitsursachen identifiziert haben, können wir eine grundlegende Gefährdung für Leib und Leben unseres Kindes noch abwenden."
- „Psychologische Therapiemaßnahmen können und sollen so lange zurückstehen, bis die Ursache der Erkrankung medizinisch letztgültig abgeklärt ist. Umfangreiche Anstrengungen zur Reintegration des Kindes in den Schulunterricht kann man sich ‚sparen', denn wenn eine neurologische Erkrankung identifiziert wird, ist das Kind legitim vom Schulbesuch befreit. Wenn die neurologische Erkrankung noch rechtzeitig ärztlich behandelt wird und das Kind geheilt ist, wird es – wie nach jeder anderen durchgemachten Erkrankung auch – ohne viel Aufhebens regulär den Schulbesuch wieder aufnehmen."

- „Die Ursachen sind schnellstmöglich zu identifizieren. Andernfalls droht, dass sie unumkehrbar weiter wuchern und dann zu einem verspäteten Zeitpunkt jede Therapie und jede Hilfe zu spät kommen. Das ist eine grausame Vorstellung. Wir dürfen daher dieses verbleibende ‚Zeitfenster' zu einer Rettung unseres Kindes nicht ungenutzt verstreichen lassen."
- „Während dieser notwendigen Phase einer medizinischen Ursachenabklärung ist Psychotherapie bestenfalls Zeitverschwendung. Eigentlich ist sie gefährlich, weil sie den Ärzten die trügerische Beruhigung vermittelt, man wäre jetzt auf einem therapeutischen Pfad angelangt, der – einmal begonnen – keiner kritischen Beobachtung mehr bedarf. Der Beginn einer Psychotherapie beinhaltet das falsche Signal, man habe die richtige Behandlung nun eingeleitet und könne die Ursachenforschung aussetzen."

Die anschließende Bearbeitung solcher dysfunktionalen, krankheitsängstlichen Glaubenssätze kann grundsätzlich auf zwei Wegen erfolgen: zum einen in Form einer vertiefenden Patientenaufklärung und zum anderen mit Methoden der kognitiven Umstrukturierung. Die vertiefende Patientenaufklärung setzt stärker an den basalen kognitiv-emotionalen Schemata zu Natur, Verursachung, Verlauf, Folgen und Kontrollierbarkeit der Symptomatik an; die kognitive Umstrukturierung setzt demgegenüber stärker an den spontan im Alltag auftauchenden Kognitionen an.

Check auf Richtigkeit und Nützlichkeit krankheitsängstlicher Kognitionen im Rahmen einer Umstrukturierung

Strategien der kognitiven Umstrukturierung. Mithilfe der Zwei-Spalten-Technik werden in der linken Spalte individuell typische, krankheitsängstliche, objektiv irrationale Gedanken eingetragen. In einem zweiten Schritt werden gemeinsam identifizierte, alternative und hilfreiche Gegengedanken gegenübergestellt, die in Zukunft die Wirkung der negativen Gedanken neutralisieren und ersetzen sollen. Die neuen Gedanken werden anhand von zwei Prüfungen auf ihre Überzeugungskraft und Passung unterzogen:

- „Check auf Richtigkeit": Es wird geprüft, ob der neue Gedanke „richtiger, realistischer und wahrer" ist als der alte Gedanke. Bei Bedarf erfolgt eine „Disputation" im sokratischen Dialog, die die alten Gedanken kritisch herausfordert, bis sie ihre Überzeugungskraft eingebüßt haben.
- „Check auf Nützlichkeit": Geht es mir mit dem neuen Gedanken besser? Entlastet mich der neue Gedanke im Vergleich zum alten Gedanken? Kann ich mit dem neuen Gedanken besser, leichter, entspannter, sorgenfreier leben?

Vertiefende Edukation zur Verdeutlichung der funktionellen Genese und benignen Prognose. Die Erläuterung der funktionellen Natur und Genese der Symptomatik ist für viele Familien nicht unmittelbar nachvollziehbar. Hier eignen sich die im Kapitel 4 vorgestellten Metaphern und Vergleiche, um dies verständig zu erläutern. Das Konzept der funktionellen Genese enthält grundsätzlich die entlastende Botschaft, dass das Gehirn in seinem Aufbau nicht beschädigt ist und auch im weiteren Verlauf keine solche Schädigung zu erwarten ist (Kausalattribution). Dennoch nehmen viele Familien diese Botschaft nicht nur erfreut auf. Sie sorgen sich vielmehr, letztlich auch zu Recht, dass wegen des Fehlens einer medizinisch umschriebenen strukturellen Ursache sich auch kein klarer Ansatzpunkt für eine organmedizinische Behandlung zum Beispiel mit Medikamenten ergibt. Die „tröstliche" Kausalattribution einer organischen Gesundheit geht damit zu Lasten einer im Ungewissen bleibenden Kontrollattribution.

Auflösung operant aufrechterhaltender Funktionalitäten eines Beharrens auf Krankheitsangst. Bei sorgfältiger Anwendung einer funktionalen Bedingungsanalyse kann erkennbar werden, dass nicht nur verzerrte kognitiv-emotionale Glaubenssätze für exzessive Krankheitsängste verantwortlich sind. Insbesondere in Fällen, in denen man als Therapeut einen extremen Widerstand gegen die Korrektur verzerrter Glaubenssätze feststellt, lohnt es, zusätzlich nach operant wirksamen, aufrechterhaltenden Bedingungsfaktoren eines rigiden Insistierens Ausschau zu halten.

Therapeuten gehen mitunter verkürzt davon aus, die Familie müsse mit Erleichterung und Dankbarkeit auf kognitiv umstrukturierende Interventionen reagieren, die sie von den überzogenen Krankheitsängsten erlösen sollen. Dem ist jedoch in aller Regel nicht so. Vielmehr erleben die meisten Familien mit einer Aufgabe ihrer hypochondrischen Glaubenssätze („Loslassen") zunächst einen Anstieg und nicht eine Abmilderung ihrer Sorgen und Nöte. Eine Lebensführung mit hypochondrischen Sorgen ist zwar einerseits emotional belastend und quälerisch, vermittelt aber – vordergründig paradox – dennoch ein Sicherheitsgefühl. Sie werden via negative Verstärkung aufrechterhalten. Hypochondrische Patienten ahnen, dass sie nach erfolgter kognitiver Umstrukturierung konsequenterweise auf Rückversicherungsmanöver (Arztbesuche bei beängstigenden Beschwerden, Selbstuntersuchungen) verzichten müssen, falls sie sich von ihren hypochondrischen Überzeugungen distanzieren. Dies beinhaltet jedoch eine erhöhte Auslösung von Angst. Eine verhaltenstherapeutische Behandlung von Krankheitsangst weist daher über eine „schlichte" Umstrukturierung dysfunktionaler Glaubenssätze hinaus und erfordert im zweiten Schritt das Management dieser Exposition an eine nun induzierte Schutzlosigkeit bei extrem hoher Relevanz und Valenz der Konsequenzbedingungen (Fragen von Leib und Leben). Für den Therapieplan erfordert dies, komplementär zu kognitiven Methoden auch operante Strategien aus der Angst- bzw. Phobietherapie hinzuzunehmen.

Hypochondrische Sorgen und Rückversicherungsrituale können paradoxerweise ein Sicherheitsgefühl vermitteln und so kraftvoll operant bekräftigt werden, damit resistent gegen eine rein kognitive Umstrukturierung sein

Eine Exposition an das Erleben erhöhter Unsicherheit durch Verzicht auf dysfunktionale Rückversicherungsmanöver muss gut vorbereitet werden. Dazu wird die Familie im Sinne von Selbstkontrollverfahren in eine bewusste und willentliche Entscheidung geführt, auf die überlernten und ritualisierten Rückversicherungsmanöver zu verzichten und die so ansteigende Unsicherheit mit anderen, also psychologischen Coping-Strategien zu bewältigen. Dies erfordert bei der Therapie von Krankheitsangst im Unterschied zur „einfachen" Therapie einer spezifischen Phobie ausführliche Erläuterungen und Begründungen. Dazu gehört die Disputation, dass

- keine noch so intensive Medizintechnik die somatische Gesundheit des Kindes letztlich beweisen kann und
- daher eine Restunsicherheit über das Vorliegen von unentdeckter Krankheit unausweichlich zu ertragen ist.

Aufzeigen des Dilemmas einer Nichtbeweisbarkeit von somatischer Gesundheit. Das Vorliegen von Gesundheit ist nie beweisbar. Krankheitsbezogene Sorgen können daher prinzipiell durch keine noch so intensive medizinische Diagnostik mit letzter Sicherheit aufgelöst werden. Wie eine wissenschaftliche Hypothese lässt sich Gesundheit eines Patienten letztlich durch keine noch so intensive medizinische Diagnostik verifizieren. Vielmehr kann die Gesundheit eines Menschen immer nur

Exposition an die unvermeidliche Restunsicherheit, dass eben doch eine organmedizinische Grunderkrankung übersehen wurde

falsifiziert werden, wenn man nämlich einen pathologischen Befund findet und das Vorliegen von Gesundheit widerlegt ist. Mit der Anzahl durchgeführter Untersuchungen steigt zwar „approximativ" die Wahrscheinlichkeit des Vorliegens von Gesundheit an, aber sie erreicht prinzipiell nie eine hundertprozentige Sicherheit. Familien mit „aufklärungsresistenter" Krankheitsangst erwarten unterschwellig aber diese absolute Sicherheit, um sich beruhigen zu können. In dieser Form ist die Erwartung jedoch von der Medizintechnik realistisch nicht einzulösen. Es liegt letztlich eine Kontrollillusion vor.

Wenn kognitiv verstanden ist, dass die Gesundheit des Kindes nicht zu beweisen sein wird, kann übergeleitet werden zu der radikalen Erkenntnis, dass immer ein gewisser Anteil an Restunsicherheit übrigbleibt, der letztlich affektiv zu akzeptieren ist. Daraus erwächst die Anschlussfrage, ab welchem Punkt die Familie bereit ist, den „Cut off" zu setzen, sich für ein Aushalten der Restunsicherheit zu entscheiden und ihr bisheriges Einfordern von Medizindiagnostik durch Emotionsregulation zu ersetzen.

Zieldienliche Attributionen einüben bei erneut auftretenden Konversionsepisoden. Nach Durchführung der Interventionen zur Krankheitsangst werden neu auftretende symptomatische Episoden genutzt, um zu überprüfen, ob die im Rahmen der vertiefenden Edukation bzw. kognitiven Umstrukturierung herausgearbeiteten Neueinschätzungen sich konkurrierend zu den alten Glaubenssätzen auch durchgesetzt haben. Ungeachtet einer in den Therapiesitzungen erfolgreichen und einvernehmlichen Edukation zeigen manche Familien bei erneut auftretenden Episoden im Alltag einen Rückfall in ihre habitualisierten Glaubenssätze. Es ist dann zu eruieren, welche unaufgelösten Glaubenssätze die Anwendung der neuen Sätze blockieren bzw. welche Ängste jetzt intensiviert sind. Bei Bedarf ist eine erneute „Schleife" der Edukation und kognitiven Umstrukturierung erforderlich, bis sie schließlich auch in Alltagsepisoden die spontanen Einschätzungs- und Bewertungsprozesse steuern.

Prospektive, lösungsorientierte Sicht statt retrospektive, „ursachenfixierte" Sicht einüben

Umfokussierung von der Frage nach den Ursachen der Symptomatik zur Frage nach kurzfristig erreichbaren Verbesserungen der Lebensqualität. Eine eingeengte Aufmerksamkeitsfokussierung auf die Frage nach den Ursachen der Konversionssymptome kann implizit die Bewältigung konkreter, lebenspraktischer Herausforderungen stark in den Hintergrund drängen. In deutlichem Kontrast zur angestrengten Aktivität im Rahmen der detektivischen Recherche zu den Ursachen ist mitunter eine Passivität zu beobachten, psychosoziale Folgebeeinträchtigungen problemlösend anzugehen. Hier gilt es herauszustellen, dass viele alltagsrelevante Folgebelastungen vollständig entkoppelt von der Frage nach den Störungsursachen „lösungsorientiert" angegangen werden können. Ein typisches Beispiel ist die Überwindung einer schon länger anhaltenden Schulabwesenheit. Diese kann unabhängig von der Frage ins Visier genommen werden, ob der Symptomatik nun eine neurologische oder psychopathologische Ursache zugrunde liegt.

2.2.4 Mobilisierung und schulbezogene Interventionen

L14 Leitlinie 14: Mobilisierung und schulbezogene Interventionen

Mobilisierung, Aktivitätenaufbau und soziale Teilhabe

- Es wird ein Aktivitätsaufbau mit schrittweise ansteigenden Anforderungen vereinbart. Rückzugsverhalten im Kontakt zu Gleichaltrigen, Vermeidungsverhalten gegenüber Schulbesuch, Freizeitgestaltung und familiären Alltagsroutinen sollen zügig eingegrenzt werden („quick wins").
- Die Anforderungen werden zunächst sehr niedrig angesetzt, um schnelle Erfolgserlebnisse und damit Selbstwirksamkeit und affektiv Stolz zu erzeugen.
- Sportliche Mobilisierung und soziale Teilhabe und Verstärkerzugang sollten kreativ miteinander verknüpft werden.
- Der Aktivitätenplan kann durch ein soziales Verstärkungsprogramm sowie abgestimmte Elternberatung zusätzlich unterstützt werden.

Vorgehen bei Schulvermeidung

- Schulbezogene Konflikte und Belastungen und Schulabsentismus können primär an der Entstehung der Konversionsstörung beteiligt sein, sekundär zur Konversionsstörung auftreten oder ätiologisch unabhängig davon als komorbide Problematik auftreten.
- Konflikte mit Lehrern oder Mitschülern (Bullying, Mobbing), objektive Leistungsüberforderung bzw. Schulleistungsangst bei überzogenen Leistungserwartungen der Eltern sind ursächlich diagnostisch abzugrenzen (Büch, Döpfner & Petermann, 2015).
- Die spezifische Literatur zu Schulabsentismus, Schulvermeidung oder Schulphobie kann eingehend zu Rate gezogen werden (z. B. Reissner, Hebebrand & Knollmann, 2015; Walter & Döpfner, 2020).
- Zusätzlich zu den ursprünglich auslösenden Faktoren wird die Wiederaufnahme des Schulbesuchs dadurch blockiert, dass das Kind über keine schlüssig kommunzierbare Erzählung verfügt, warum es so lange gefehlt hat. Es gilt daher ein gemeinsames „Drehbuch" abzustimmen. Dabei wird auch geklärt, ob und in welcher Form der Klassenlehrer die Rückkehr des Schülers in den Unterricht ankündigt und dabei Erläuterungen zu den Gründen der bisherigen Fehlzeiten gibt oder ob das Kind sich zutraut, dies selbst zu übernehmen.
- In Rollenspielen wird mit zunehmendem Schwierigkeitsgrad das Kind mit provozierenden Reaktionen und Nachfragen von Mitschülern konfrontiert. Funktionales Zielverhalten und assertive Antworten werden dazu eingeübt.

Aufklärung des Schulkollegiums zum adäquaten Reagieren bei Akutsymptomatik

- Lehrkräfte können nachvollziehbar sehr verunsichert auf die Symptomatik reagieren. Sorgen um richtiges Reagieren und die eigene Verantwortung und Haftung in Akutepisoden können dazu führen, dass zum Beispiel bei dissoziativen Anfällen während des Unterrichts oder auf dem Schulhof überreagiert wird und in für die weitere Störungsentwicklung kontraproduktiver Weise der Notarzt alarmiert wird.

- Entsprechend wichtig ist die Aufklärung der Lehrerschaft zum angemessenen Zielverhalten vor allem bei akut eskalierender Symptomatik.
- Schriftliche ärztliche Aufklärungszettel, die das Kind mit sich trägt, entlasten von Haftungsängsten und steuern ein angemessenes verhaltensnahes Reagieren.

Mobilisierung, Aufbau von Aktivitäten und soziale Teilhabe

Im Anschluss an das Diagnosegespräch wird als „Sofortmaßnahme" eine notwendige Steigerung von Aktivität, Mobilität und sozialer Teilhabe als kurzfristiges Therapieziel herausgearbeitet. Dabei wird herausgestellt, dass Fortschritte in diesem Bereich unabhängig von der Ursache der Symptomatik in jedem Fall für die weitere Entwicklung des Kindes und auch zur Entlastung der Eltern hilfreich sind und daher sofort angegangen werden können.

Beharrliches Explorieren und „unnachgiebiges" Erkunden von direkt umsetzbaren Verhaltensoptionen zu einer Mobilisierung und zur Wiederaufnahme von Sozialkontakten

Aktivitätsaufbau folgt grundsätzlich den gleichen Prinzipien wie bei einer depressiven Störung oder bei einzelnen somatoformen Störungen, die mit einem Abbau bei Mobilität und Aktivität wie beim chronischen Erschöpfungssyndrom (nun auch im Rahmen einer Post-Covid-Fatigue) oder der Fibromyalgie einhergehen. Zur Auswahl der konkreten Aktivitäten wird exploriert,

- welche Interessen, Hobbys und Sportarten das Kind in der Zeit vor Symptommanifestation schon gerne praktiziert hat und wie diese reaktiviert werden können. Eine solche Auswahl verspricht eine bessere intrinsische Motivation und Mitarbeit bei der Umsetzung;
- ob und welche sozialen Kontakte mit der Aktivität verbunden werden können. Kinder, die sich schämen, sportlich nicht mithalten zu können oder sich fürchten, einen dissoziativen Anfall in Anwesenheit von Gleichaltrigen zu erleiden, mögen den Wunsch äußern, die Durchführung der Aktivitäten auf den familiären Kreis zu beschränken. In der Logik einer systematischen Desensibilisierung kann auch hier graduell die Anforderung gesteigert werden, indem der soziale Radius im Sinne einer Hierarchisierung schrittweise ausgeweitet wird.

Die Auswahl von kontingent gegebenen Verstärkern kann mit weiteren, impliziten Therapiezielen verbunden werden (gemeinsamer Zoobesuch mit Bewegung statt passivem Kinobesuch). Erziehungsberatung zeigt den Eltern Wege auf, wie sie ihr Kind möglichst konsequent und konsistent für Steigerungen seiner Aktivitäten verstärken können (Kontingenzmanagement). Abstimmungsgespräche mit den Lehrern können die Aktivitäten auch außerhalb des familiären Umfelds stärken. Wichtig ist die Vorbereitung und therapeutische Bearbeitung von Rückschlägen, um resignative und entmutigende Schlussfolgerungen kognitiv-emotional aufzufangen. Rückfälle werden als Lernchance interpretiert und genutzt, um auslösende Belastungsfaktoren, dysfunktionale Bewertungen sowie unzureichende Bewältigungsstrategien und Barrieren bei der Umsetzung des Plans noch präziser zu identifizieren.

Vorgehen bei Schulvermeidung

Bei manchen Patienten mit Schulabsentismus finden sich extrem viele Schulfehltage. Abgestimmt auf die diagnostischen Befunde zu den auslösenden Bedingungsfaktoren und vor allem aufrechterhaltenden Blockaden der Wiederaufnahme des Schulbesuchs ist ein Plan zur schrittweisen Reintegration gemeinsam mit Eltern, Kind und ggf. Klassenlehrer zu vereinbaren:

- Nach längerer Schulabwesenheit kann unabhängig von den ursprünglich wirksamen Auslösefaktoren die Angst, als „Schulschwänzer" stigmatisiert zu werden, zur entscheidenden Barriere einer schulischen Reintegration werden. In solchen Fällen werden gesichtswahrende Formulierungen und ein „Narrativ" erarbeitet, mit denen das Kind kritische Nachfragen der Mitschüler schlüssig beantworten und selbstsicher „parieren" kann. Diese werden zunächst gemeinsam mit Kind und Eltern entwickelt. Bedürfnis nach Diskretion zum Störungsbild und Schutz vor Stigmatisierung versus Stärkung zum offensiven „Outing" sind sensibel abzuwägen. Dabei ist in Rechnung zu stellen, ob die Schulklasse wohl eher verständnisvoll, akzeptierend und unterstützend auf eine wahrheitsgemäße Erläuterung des Störungsbildes reagieren wird oder ob ein erhöhtes Risiko zu verletzenden und ausgrenzenden Reaktionen besteht. Eine vertiefende Exploration zur allgemeinen sozialen Position des Kindes in der Schulklasse und zu spezifischen Vorerfahrungen mit Herabsetzung und Mobbing im Vorfeld der Störungsmanifestation können die Einschätzung verbessern, ob die Symptomatik eine erneute Anlassbildung für abwertende Reaktionen bieten könnte. Eine Rücksprache mit dem Klassenlehrer und dessen Einschätzung bzw. Ratschlag kann die Richtung weisen.

Die Verfügbarkeit gesichtswahrender Sprachregelungen zur eigenen Symptomatik ist vielfach entscheidende Voraussetzung für Wiederaufnahme des Schulbesuchs und damit vorrangige therapeutische Aufgabe

- Im Anschluss an diese vorbereitenden Klärungen wird das Zielverhalten im Rollenspiel in zwei Etappen erprobt. Im ersten Durchgang spielt das Kind einen provozierenden Mitschüler, der hartnäckig hänselnde Fragen stellt. Der Therapeut gibt plausible und schlagfertige Antworten. Diese Stufe ist gleichzeitig eine Phase des Modelllernens, in der das Kind sich das Antwortverhalten des Therapeuten aneignen kann. In diagnostischer Sicht sind die Äußerungen des Kindes als Hinweis zu nutzen, vor welchen Kommentaren der Mitschüler es sich am meisten fürchtet. In der zweiten Phase wechseln die Rollen. Der Therapeut spielt den Mitschüler und konfrontiert von Durchgang zu Durchgang schärfer das Kind mit kritischen und vielleicht auch verletzenden Nachfragen. Der Schweregrad der Anforderungen ist therapeutisch so zu justieren, dass das Kind bei jedem Durchgang als „Sieger" aus der Auseinandersetzung hervorgeht und so seine Selbstwirksamkeitserwartung stärkt, Nachfragen sicher beantworten zu können. Bei der Auswertung der Rollenspiele kann immer wieder die Passung der Antworten für das konkrete Mitschülerumfeld überprüft werden. Die passenden Repliken werden entsprechend gemeinsam besprochen und dann im nächsten Rollenspiel verhaltensnah eingeübt.
- Ein gestufter Plan beginnt in den ersten Tagen mit nur ein oder zwei Stunden Schulbesuch. Die minimalen Anforderungen zu Beginn stärken die Zuversicht, den Wiedereinstieg in den Unterricht bewältigen zu können. Auch das Aufholen versäumten Schulstoffs wird schrittweise gesteigert, zunächst im häuslichen Setting, dann zunehmend durch Ausdehnen des Unterrichtsbesuchs. Methoden des Homeschooling können bei entsprechender Bereitschaft der Lehrkräfte kompensatorisch eingesetzt werden und die Teilnahme am Präsenzunterricht vorbereiten helfen.

Aufklärung des Schulkollegiums

Nicht nur für den jungen Patienten und die Eltern selbst, sondern auch für die Lehrerschaft stellt sich die Symptomatik als extrem rätselhaft und besorgniserregend dar. Eine zielgerichtete Aufklärung der mit dem Kind befassten Lehrkräfte beugt dysfunktionalen Reaktionen insbesondere im Rahmen von akuten Symptommanifestation und vermeintlichen Notfallsituationen vor und stellt damit eine Form des mittelbaren Kontingenzmanagements dar. Folgende schulbezogene Interventionen sind angezeigt:

- Mit dem Klassenlehrer bzw. der Schuldirektion sollte vorbereitend geklärt werden, wie mit Konversionssymptomen im schulischen Umfeld umzugehen ist. Das Ergebnis der Vereinbarung ist möglichst dem gesamten Lehrerkollegium zur Kenntnis zu geben, zum Beispiel in Form eines kurzen Informationszettels zum Aushang im Lehrerzimmer oder einer Rundmail an alle Lehrer des Kindes. Dies gilt besonders für Verhaltenshinweise beim akuten Auftreten von dissoziativen Anfällen im Klassenzimmer oder auf dem Pausenhof. Nicht zuletzt aus Sorge vor Haftungs- und Versicherungsfolgen wird ein Teil der Lehrerschaft darauf drängen, regelmäßig den Notarzt zu verständigen. Die Scheu, die Verantwortung dafür zu übernehmen, dies nicht zuletzt aus pädagogischen Gründen zu unterlassen, ist nachvollziehbar. Sie kann vielfach nur dadurch genommen werden, indem jemand aus dem medizinischen Bereich diese Verantwortung auch auf Basis eines schriftlichen Dokumentes übernimmt, das die Lehrerschaft von der Verantwortung entlastet.

Lehrer wirksam von der Angst vor Haftungsrisiken entlasten. Erst so entsteht Mitwirkung beim Verzicht auf kontraproduktive Notarzteinsätze

- Aus medizinischer und psychologischer Sicht ist das Alarmieren eines Notarztes in aller Regel bestenfalls als überflüssig zu bewerten, da es keinen Bedarf nach akutmedizinischer Therapie gibt. Zusätzlich besteht das Risiko, dass hinzugezogene Notärzte einen dissoziativen Anfall nicht als solchen erkennen, sondern sich vielmehr von der Verdachtsdiagnose eines epileptischen Anfalls leiten lassen. Sie verabreichen dann eine unnötige und unwirksame Notfallmedikation und veranlassen einen Transport in die Klinik. Wenn der Patient dort nicht bekannt ist, wird eine ebenso überflüssige Eingangsdiagnostik veranlasst. Diese Abläufe stehen dem therapeutischen Ziel einer Eingrenzung überflüssiger Diagnostik entgegen und sollten daher möglichst vermieden werden. Aus lernpsychologsicher Sicht kann das „dramatische" Szenario eines Notarzteinsatzes auf dem Schulhof das betroffene Kind zusätzlich beschämen, stigmatisieren und in einer Krankenrolle festschreiben. In Einzelfällen mag die soziale Heraushebung und Aufmerksamkeitszuwendung auch eine symptomverstärkende Wirkung entfalten. Insgesamt ist es daher eher indiziert, bei einem dissoziativen Anfall einen eher „unaufgeregten" Ablauf zu planen und unter den Beteiligten zu verabreden. Dies kann darin bestehen, dass entweder ein sehr guter Freund, ein bestimmter Lehrer, die Schulsekretärin oder irgendeine zu bestimmende Vertrauensperson bei einem dissoziativen Anfall hinzukommt und „einfach" nur beim Kind bleibt und darauf achtet, dass es sich nicht verletzt. Ärztliche Empfehlungsschreiben zum richtigen Vorgehen kann das Kind ständig bei sich führen. Dieses kann in kurzen Worten Laien wie medizinische Professionelle zum Störungsbild informieren und das angezeigte Zielverhalten beschreiben und damit auch das juristische Absicherungsbedürfnis anwesender Personen bedienen.

- Sollten für ein Kind mit motorischen oder sensorischen Funktionsbeeinträchtigungen sich bestimmte Barrieren bei der Mobilität innerhalb des Schulgebäudes, beim Sportunterricht oder beim Verfolgen des Unterrichts ergeben, können „unaufgeregt" ganz analog zu Kindern mit motorischem oder sensorischem Förderbedarf passende Hilfsmittel und angepasste Routinen organisiert werden. Vielfach können hier schon kleinere Unterstützungsleistungen (z.B. gezielte Auswahl des Sitzplatzes im Klassenraum) bedeutsame Effekte für die Teilhabe im Unterricht und in der Klassengemeinschaft erreichen. Gleiches gilt für außerschulische Freizeitaktivitäten und die Fortführung von Hobbys.

Pragmatisch Mobilitätshilfen organisieren, die auch einem überzogenen Rückzugsverhalten den Boden entziehen

2.2.5 Imagination, Hypnotherapie und Mentales Training

Methoden aus dem breiten Spektrum von In-sensu-Einübung von Zielverhalten, Imagination, Visualisierung, Hypnotherapie und Selbsthypnose sowie Mentalem Training können kreativ genutzt werden, um dem Kind zunächst in seiner Vorstellung wieder die Erfahrung zu vermitteln, zum Beispiel gelähmte Gliedmaßen wieder über den eigenen Willen und das eigene Bewusstsein gezielt steuern zu können. Dies verknüpft zentrale Bewusstseinsfunktionen wieder mit peripheren motorischen oder sensorischen Funktionen und wirkt so der störungsbedingten Dissoziation entgegen. Leitlinie 15 skizziert die Funktionsprinzipien und zeigt Beispiele für einzelne Techniken auf.

Imagination kann in sensu die Assoziationen zwischen dissoziierten neuronalen Systemen wieder anbahnen helfen

L15 Leitlinie 15: Imagination, Hypnotherapie und Mentales Training

Funktions- und Wirkmechanismen

- Imaginative, hypnotische und mentale Techniken können nachweislich dazu beitragen, die Dissoziation zwischen Bewusstsein und peripheren motorischen wie sensorischen Systemen wieder zurückzunehmen und diese neurophysiologisch und neuropsychologisch wieder neu zu assoziieren und zu „verdrahten".
- So können Patienten mit einer dissoziativen Lähmung angeleitet werden, sich in einem ersten Schritt ihre motorische Zielaktivität intensiv bildhaft vorzustellen, zum Beispiel einen Korridor mit einem normalen Gangmuster hinunterzugehen oder mit einer Gabel und einem Messer ohne Tremor zu essen.
- Bei der Edukation zu den Wirkmechanismen kann entmystifizierend und motivierend angeführt werden, dass auch zum Beispiel sehr erfolgreiche Sportler imaginative Techniken wie das Mentale Training bevorzugt einsetzen. So fahren Rennfahrer eine bestimmte Rennstrecke immer wieder in ihrer Vorstellung durch, um die Streckenführung und die in jeder Kurve erforderliche Lenkung und Gangschaltung schon abrufbereit im Gedächtnis gespeichert zu haben, bevor sie später beim realen Autorennen in ihren Wagen steigen. Fußballspieler stellen sich bei geschlossenen Augen den exakten Bewegungsablauf und die Flugbahn des Balles vor, wenn sie einen Elfmeter schießen. Dieser Hinweis auf eine Nutzung durch hoch anerkannte Personen außerhalb von therapeutischen Settings wirkt doppelt antistigmatisierend, sowohl was die Technik als auch was die nutzende Person betrifft.

Exemplarische, illustrative Techniken

- Bei einer dissoziativen Lähmung kann zum Beispiel die Aufmerksamkeit des Patienten auf jegliche Empfindungen oder Bewegungen innerhalb der betroffenen Extremität fokussiert werden. Schon minimale Empfindungen werden durch Vorschläge intensiviert (z. B. „Je länger du dich auf die winzigen Muskelbewegungen konzentrierst, desto stärker werden sie."). Vorbereitend bietet es sich an, die Erinnerung wieder plastisch hervorzuholen, wie es sich anfühlt, Schwimmbewegungen zu machen oder die Pedale beim Fahrradfahren zu treten.
- Die Vorstellung eines normalen Funktionierens in der Vergangenheit kann ebenfalls genutzt werden. Unter Entspannung wird eine Zeitreise in eine Zeit vor Manifestation der Symptomatik visualisiert. Es werden also Erinnerungsspuren aus einer Zeit reaktiviert, in der der Patient noch bewusst und willkürlich seine Bewegung steuern konnte. Diese Bilder werden dann in die Gegenwart hinüber transferiert.
- Wenn eine Rückbildung der Symptomatik im Schlaf beobachtbar ist, kann diese utilisiert werden. Die Bewegungen werden gefilmt und als Skript in die Vorstellungsübungen übertragen und dann in die reale motorische Aktion.
- Bei solchen hypnotherapeutischen Übungen gilt es, eine Diktion zu vermeiden, die dem Patienten den Eindruck vermitteln könnte, man hätte es darauf angelegt, ihn der Täuschung zu überführen. Vielmehr wird auch hier in Übereinstimmung mit den Kernbotschaften aus der Diagnoseeröffnung die Botschaft gesendet, dass es jetzt „nur noch" darauf ankomme, diese in der Hypnose sichtbar gewordenen Fertigkeiten in das Alltagsbewusstsein zu übertragen.

Funktionsprinzipien und Wirkmechanismen

Hypnotherapeutische Techniken können die Beschwerdewahrnehmung und Selbststeuerung von Konversionsreaktionen unterstützen und so zu einer Reduktion der Intensität und Frequenz der Symptomatik beitragen (Deeley, 2016; Kranick, Gorrindo & Hallett, 2011; Noeker, 2020c, 2020d). So können zum Beispiel Fantasiereisen in eine konfliktfreiere Zukunft imaginiert werden, in der die Symptomatik wieder verschwunden ist, oder in die Vergangenheit, als die motorische Steuerungsfähigkeit noch vollkommen unbeeinträchtigt war. Diese Imaginationen eines motorisch gesunden und flüssigen Bewegungsvollzugs können dann wieder in die Gegenwart transferiert werden und eine erneute Assoziation zwischen bewusster und willentlicher Steuerung einerseits und peripherer Bewegungsausführung andererseits neu anbahnen helfen.

Therapieprinzipien sind in der Sportpsychologie fest etabliert. Dies stärkt auch deren Normalisierung und Legitimation gegenüber den Patienten

Die mentale Vorstellung von gesunden Zielbewegungsabläufen aktiviert immer auch schon deren neuronale Bahnung, Automatisierung und Abrufbarkeit in den zugeordneten motorischen Programmen. Dieses Prinzip ist in der Sportpsychologie fest etabliert, etwa wenn Turner, Eiskunstläufer, Skispringer, Rennfahrer sich bei geschlossenen Augen und in entspannt-konzentrativem Zustand einen geforderten Zielbewegungsablauf innerlich immer wieder visualisieren und so überlernen. Dies gilt besonders für Bewegungsabläufe mit einer extremen mentalen Beanspruchung bei der Koordination der einzelnen Bewegungsbestandteile in der Echtsituation.

In analoger Weise werden Konversionspatienten gebeten, während der Therapiesitzungen definierte Bewegungsskripte einzuüben und mehrmals täglich in der Imagination entsprechende Übungsschleifen zu visualisieren.

Exemplarische, illustrative Techniken

Vorbereitende Edukation. In aller Regel wird der Patient noch nicht mit hypnotherapeutischen oder imaginativen Techniken vertraut sein. Vielleicht bestehen Vorerfahrungen mit Entspannungsverfahren, an die angeknüpft werden kann. Zur Vorbereitung, „Entmystifizierung“ und Reduzierung von Erwartungsängsten ist es ratsam, mit dem Patienten zunächst im Normalbewusstsein das typische „Drehbuch“ einer hypnotherapeutischen Interventionssitzung durchzugehen. Dies vermittelt Transparenz über das Vorgehen und grenzt Ängste vor Kontrollverlust und Fremdbestimmung ein, vermittelt Vertrauen und Sicherheit. Zusätzlich wird schon in einem ersten Etappenschritt im Wachbewusstsein die Vorstellung einer wiedergewonnenen Funktion assoziativ und neuronal vorgebahnt.

Edukativ kann mit einer Erläuterung zum „Mentalen Training“ im Sport gestartet werden: Skispringer springen im Sommer in ihrer Vorstellung immer wieder die Skischanze hinunter und vergegenwärtigen sich dabei genau, welche Muskeln in welchen Momenten (z.B. in der Sekunde des Absprungs) wie angespannt werden; ein Reckturner stellt sich den genauen Bewegungsablauf seiner Turnübung vor. Es ist bemerkenswert, dass das Gehirn von Sportlern den Bewegungsablauf oft konzentrierter in der Vorstellung als an dem wirklichen Sportgerät lernen kann.

Symptomorientierte imaginative Techniken. Eine hypnotherapeutische Intervention kann zum Beispiel mit dem Gedanken eingeführt werden, dass die betroffene Extremität „vergessen“ hat, Sinnesempfindungen zu spüren oder Bewegungen auszuführen. Die nicht betroffene, gesunde Extremität wird dabei als Hilfe eingeführt und genutzt, um die verschüttete Erinnerung in der betroffenen Extremität wieder wachzurufen. Bei einer dissoziativen Lähmung wird der Patient zunächst im Wachbewusstsein und dann in Entspannung oder hypnotischer Trance aufgefordert, sich auf feine, kaum spürbare Empfindungen und Bewegungen in der nicht betroffenen Extremität zu konzentrieren, sie zu benennen und sich vor dem inneren Auge möglichst detailliert vorzustellen. Ist dieses Vorstellungsbild plastisch etabliert, kann die Suggestion angeboten werden, dass Bewegungen und Empfindungen von dem gesunden Arm bzw. Bein zu dem gelähmten Arm bzw. Bein fließen. Dazu kann die gesunde Hand auf die sensorisch oder motorisch dissoziierte Hand gelegt werden, um das Hinüberfließen von Empfindungsfähigkeit oder Bewegungsfähigkeit zu erleichtern.

Positive Verstärkung (Lob und Ermutigung) wird als Reaktion auf Anzeichen einer erhöhten Bewegung mit Fortschreiten zu größeren Bewegungen während der Behandlungssitzungen gezielt eingesetzt.

Graduiertes Sehtraining mit inneren Bildern bei geschlossenen Augen

Imaginationsübungen bei funktioneller Sehschwäche oder Taubheit. Ein Patient mit funktioneller Sehschwäche wird während einer Entspannungsübung aufgefordert, mit geschlossenen Augen bestimmte Orte oder Personen zu visualisieren und zunehmend detaillierter zu betrachten und zu beschreiben (z.B. „Bevor wir deine Sehkraft für die Außenwelt trainieren, üben wir deine Sehkraft für innere Bilder und Vorstellungen bei geschlossenen Augen. Dafür brauchst du deine Augen erstmal nicht.“). Das Kind kann ergänzend aufgefordert werden, bestimmte Bildaspekte aktiv zu verändern. So soll es sich zum Beispiel vorstellen, ein rotes Auto in ein blaues Auto umzuwandeln, oder der bekannte Blick aus dem eigenen Fenster wird von Sonnenscheinwetter in Regenwetter umgewandelt. Dies erhöht die Selbstwirksamkeit, visuelle Fertigkeiten gezielt steuern zu können. Die Übung wird mit der Aufforderung verknüpft, auch außerhalb der Übungssitzungen während alltäglicher Entspannungsphasen (z.B. Sitzen auf einer Parkbank oder Liegen auf dem Sofa im Wohnzimmer) weiter zu trainieren und so schrittweise vom Kontext einer formalen Entspannungsübung in das Alltagsleben zu generalisieren. Ein nächster Schritt kann sein, verschwommene Bilder in der Außenwelt mit der gleichen Technik willentlich zu überblenden, indem sie schärfer gestellt werden. Als Metapher bietet sich der Vergleich mit einem Fernglas oder einem Mikroskop an, bei dem man das Bild auch schärfer oder verschwommener einstellen kann. Bei sensorischen Empfindungsstörungen kann in sensu die Erinnerung reaktiviert werden, einen Stift zu halten oder mit Messer und Gabel zu essen.

Nächtliche Symptomfreiheit als Modell und Motivator für das Zielverhalten im Tagesbewusstsein nutzen

Utilisation der Symptomfreiheit im Schlaf. Manche Konversionssymptome wie Lähmungen, Zittern (Tremor) oder Spasmen bilden sich während des Schlafs zurück. Werden solche Beobachtungen mit Einverständnis des Patienten per Videoaufnahme gefilmt, so können die Aufnahmen edukativ wie imaginativ genutzt werden. Edukativ können sie als Beleg angeführt werden, dass die Nervenleitungen vom Gehirn zur Muskulatur nicht wirklich wie etwa bei einem durchgeschnittenen Stromkabel unterbrochen sind. Vielmehr ist die Stromleitung tagsüber nicht angeschaltet, zum Beispiel wie bei einer Zeitschaltuhr. Es gilt daher, die nachts funktionsfähige Leitung auch tagsüber wieder durchgängig zu machen, um den Strom wieder fließen zu lassen. Dieses kann man erreichen, indem man den Stromfluss wie bei einem Schalter wieder einschaltet oder – was leichter und häufiger gelingt – wie bei einem Dimmer wieder stärker werden lässt. Zu diesem Zweck werden kreativ geeignete Vorstellungsbilder und -übungen entwickelt. Imaginativ kann das Video genutzt werden, indem der im Video zu sehende Bewegungsablauf nun auch in der Vorstellung visualisiert wird. Vor dem abendlichen Einschlafen kann das Kind seinen betroffenen Gliedmaßen auftragen, sich im Schlaf wieder zu bewegen und zu üben.

Utilisation einer Symptomfreiheit in Trance. In hypnotischer Trance kann versucht werden, einen Patienten mit dissoziativer Schwäche wieder in einen früheren Zustand mit normaler Kraft und koordinierter Bewegung zurückzuführen. Zeigen sich in einer solchen Sitzung entsprechende Bewegungen, so können mit Einverständnis des Patienten auch hier Videoaufnahmen aufgezeichnet werden. Auch hier kann man demonstrieren, dass die Symptomatik potenziell reversibel ist.

Um das Kind von Erfolgsdruck zu entlasten, kann es ratsam sein, passive Formulierungen zu wählen:

> „... und während du so ruhig und entspannt liegst und dein Bein auch so ruhig und entspannt liegt, kann es passieren, dass dein Bein Lust bekommt, sich langsam etwas zu räkeln und zu strecken oder mit den Zehen zu wackeln ... Dein Bein wird am besten wissen, welche Bewegung ihm guttut und worauf es am meisten Lust hat und was am besten geht ..."

Vorstellung des normalen Funktionierens in der Vergangenheit. Unter Hypnose wird eine Zeitreise in eine Zeit vor Manifestation der Symptomatik visualisiert. Es werden also Erinnerungsspuren aus einer Zeit reaktiviert, in der der Patient noch bewusst und willkürlich seine Bewegung steuern konnte. Ein Beispiel für diese Technik stellt ein Sprechverlust (Aphonie; Mutismus) dar. Der Patient wird in eine Zeit zurückversetzt, in der er sprechen konnte. Er wird ermutigt, „neu zu lernen", wie er in einer früheren, mit angenehmen Gefühlen assoziierten Wohlfühlumgebung seinem eigenen Sprechen zuhört. Man kann solche hypnotischen Einladungen schrittweise steigern. Man startet zum Beispiel mit der Aufforderung zu stummen Mundbewegungen, die einen bestimmten Satz formen und geht dann über zu einem sehr leisen Flüstern, das nur der Patient „von innen" hören kann, bis man schließlich „den Lautstärkeregler höher dreht", bis die Stimme wieder akustisch hörbar wird.

Gezielter Einsatz von Zeitregression und Zeitprogression zur mentalen Anknüpfung an die Vorstellung gesunder Funktionsfähigkeit

2.2.6 Physiotherapie: Übergeordnete Behandlungsprinzipien

L16 Leitlinie 16: Übergeordnete Prinzipien physio- und bewegungstherapeutischer Übungsbehandlungen

Wirkmechanismen

- Unter Anwendung der gleichen Wirkungsmechanismen wie bei der neurologischen Rehabilitation oder dem Sport- und Bewegungstraining bei gesunden Personen (z. B. Tanzen lernen) reaktiviert und konsolidiert eine physiotherapeutische Übungsbehandlung die Assoziationen von zentralem, vegetativem und peripherem Nervensystem sowie den motorischen (Muskulatur) und sensorischen (Auge, Ohr, Tastsinn) Endorganen bei einer Konversionssymptomatik.
- Die Physiotherapie wendet damit ähnliche fundamentale Wirkprinzipien wie die Imagination und Hypnotherapie an: Neues Assoziieren der aktuell noch dissoziierten Funktionseinheiten.

Beziehungsaufbau und Edukation

- Vorbereitend zunächst edukativ dieses Funktionsprinzip, die Sinnhaftigkeit der Physiotherapie, vermitteln.
- Vertrauen in die Methode und Rapport aufbauen, bevor mit den eigentlichen physiotherapeutischen Übungen begonnen wird.
- Zuversicht ausstrahlen, dass engagiert betriebene Physiotherapie entscheidend zur Wiederherstellung der Funktionsfähigkeit beitragen kann, dies aber von der Ernsthaftigkeit der Therapiemitarbeit und der Eigeninitiative abhängt.
- Mentale und praktische Unterstützung der Familienmitglieder sichern, bei Unverständnis Klärungsgespräche führen.

Übergeordnete Therapieprinzipien

- Gestufte Absprache von kurz- und langfristigen Rehabilitationszielen.
- Das Kind um Vorschläge für weiterführende Übungen im häuslichen Umfeld bitten.
- Bei der Auswahl der einzelnen Techniken passive Behandlungen (Massage, passive Bewegung der Muskulatur) vermeiden (Regression und Delegation von Verantwortung für den Behandlungserfolg an den Physiotherapeuten eingrenzen). Vielmehr frühzeitig bewusste, willentliche, kontrollierte Eigenaktivierung der Bewegung initiieren und motivieren.

- Vermitteln, dass nur willentlich initiierte Bewegungshandlungen die Kommunikation zwischen Bewusstsein bzw. Gehirn und Muskulatur trainieren. Auch hier den Vergleich zur Krankengymnastik bei neurologisch begründbaren Erkrankungen und Behinderungen ziehen (aktive Kontrakturbehandlung bei Zerebralparese).
- Daher Einsatz von Trainingsgeräten begrenzen, vielmehr gezielt aktive Übungen zur sensumotorischen Körperkoordination stärken.
- Förderung von Eigenverantwortlichkeit und Selbstmanagement von Bewegungsübungen im Alltag routinisieren, also auch außerhalb von Trainingseinheiten. Alltagsbezogene Trainingspläne aufstellen, verhandeln, vereinbaren und nachhalten.
- Prinzipien des Kontingenzmanagements anwenden, Rückmelden von Gewinn an konkreter Lebensqualität durch Trainingsfortschritte (z. B. Wiedergewinn von Bewegungsradius, Teilhabe und Sozialkontakt).
- Entmutigende und resignative Gedanken bei nur geringfügigen Trainingsfortschritten identifizieren und bearbeiten.
- Frühzeitig einen Managementplan für Rückfälle entwickeln und vereinbaren, zum Beispiel ausgerichtet an Prinzipien des Motivational Interviewing (Rückfall als Lernchance).

Psychologische Verlaufsbeurteilung während der physiotherapeutischen Übungsbehandlung

- Welche Motivation des Kindes wird während der Durchführung der Übungsbehandlung beobachtbar? Verhält es sich kämpferisch-engagiert oder vermeidend-lustlos? Werden erreichte funktionelle Fortschritte freudig begrüßt oder teilnahmslos und abwertend entgegengenommen? Zeigt das Kind sich fremdmotiviert oder eigenmotiviert?
- Führt es außerhalb der Therapiestunden eigenständig Übungseinheiten durch oder „vergisst" und vermeidet es diese? Welche Anhaltspunkte ergeben sich bezogen auf die grundsätzliche Motivation und das Commitment des Kindes, die Symptomatik überwinden versus beibehalten zu wollen.

Physiotherapeutischer Wirkmechanismus: Neuronale Assoziationen wieder anbahnen

Zwei unterschiedliche Wirkmechanismen der Physiotherapie. Physiotherapeutische Mobilisierung, Aktivierung und Bahnung tragen wesentlich zur Linderung der Symptomschwere und der funktionellen Beeinträchtigung bei (Kozlowska, Gray, Scher & Blanche, 2021; Nielsen, 2016; Nielsen et al., 2015; Nielsen, Stone & Edwards, 2013; Schmerler & Espay, 2016; Schwingenschuh et al., 2008; Stone & Aybek, 2016). Ein begleitendes krankengymnastisches Training empfiehlt sich vor allem bei konversionsbedingten motorischen oder sensorischen Funktionsausfällen (Edwards, Stone & Nielsen, 2012; Fitzgerald, Southby, Haines, Hough & Skinner, 2015). Physiotherapie und Psychotherapie wirken nicht einfach additiv, sondern unterstützen sich synergetisch wechselseitig. Krankengymnastik wird dem Kind als Training für die geschwächte Muskulatur und als Verbesserung des Zusammenspiels zwischen Gehirn und Muskulatur vorgestellt. In Abhängigkeit von der individuellen Bewegungseinschränkung werden zunächst passive und dann zunehmend aktive Übungen in Eigenregie des Kindes eingeführt. Physiotherapie verbindet zwei unterschiedliche Wirkmechanismen, die unabhängig voneinander zum Erfolg beitragen:

- die Überwindung der störungsbedingten Dissoziation bestimmter Funktionsareale (z. B. Gehirn und Muskulatur) durch eine gezielte, neu gebahnte Assoziation der neuronalen Verbindungen zwischen diesen Systemeinheiten über den Weg eines motorischen Funktionstrainings,

- ein therapeutisches Angebot und Ritual, durch eigenes Engagement die Symptomatik wieder zu überwinden und so ohne Gesichtsverlust die Krankenrolle wieder aufzugeben.

Wirkmechanismus des motorischen Funktionstrainings. Das Konzept der Dissoziation besagt, dass das integrierte Zusammenspiel zwischen Nervensystem und Muskulatur getrennt ist. Im Umkehrschluss leitet sich daraus die therapeutische Zielsetzung ab, diese Dissoziation durch gezielte Assoziationen wieder aufzuheben. Motorisches Training unter konzentrativer, mentaler Steuerung ist dazu ein geeignetes Übungsfeld. Das Therapieprinzip ist gar nicht so abweichend von der Physiotherapie bei neurologischen Grunderkrankungen wie zum Beispiel bei einer Parkinsonerkrankung oder Zerebralparese. Auch bei diesen Indikationen wird neben dem quantitativen Muskelaufbau vor allem die qualitative Koordination und bidirektionale Rückkoppelung zwischen zentralen (kognitiven, bewusstseinsgesteuerten) und peripheren (muskulären) Subsystemen durch Übungsbehandlung gestärkt. Sie verwendet sogar ähnliche Lernprinzipien wie ein Sporttraining bei gesunden Menschen, etwa beim Basketballtraining, wenn die neuronalen Verbindungen von Sehen, Muskeleinsatz und mentaler Einschätzung der einzusetzenden Kraft beim Korbwerfen durch wiederkehrenden Gebrauch der beteiligten Nervenbahnen mit jedem Übungsdurchgang fester assoziiert werden.

Physiotherapeutischer Wirkmechanismus: Inszenierung einer Chance zum gesichtswahrenden Ausstieg aus dem Symptomverhalten

Wirkmechanismus einer Aufgabe der Symptomatik ohne Gesichtsverlust. Die therapeutisch erhoffte Wirkung der Physiotherapie geht jedoch deutlich über eine neurophysiologische Übungsbehandlung hinaus. Ein zusätzliches und in vielen Fällen auch therapeutisch ausschlaggebenderes Ziel besteht darin, dem Kind implizit ein selbstwertschützendes Angebot zu machen, seine Genesung aus eigener Kraft zu betreiben und damit seine Symptomatik aufzugeben („loszulassen"). Die verbal nicht ausgesprochene, dem Kind aber implizit angebotene Sprachregelung lautet: „Ich habe unter großer Kraftanstrengung meine Muskeln trainiert und es schließlich geschafft, die Kontrolle über meine Bewegungen zurückzugewinnen und wieder gesund zu werden. Darauf darf ich zu Recht stolz sein!". Das Kind kann seine Genesung internal auf seine eigene Kompetenz und Anstrengungsbereitschaft attribuieren. Ein solcher Ausstieg aus der Symptomatik wird nach klinischer Erfahrung vielfach erst möglich, wenn die Symptomatik ihre psychologische Funktion für die Regulation der primär auslösenden Konflikte und Affekte verloren hat und somit entbehrlich geworden ist.

Des Weiteren stärkt eine engagierte Physiotherapie implizit eine gemeinsame Grundhaltung von Kind, Eltern und Therapeuten im Sinne einer Lösungs- und Bewältigungsorientierung. Aus dissonanztheoretischer Perspektive festigt ein engagiertes Trainingsverhalten die Selbstwahrnehmung und Selbstzuschreibung einer augenscheinlich vorliegenden Motivation, die Konversionssymptomatik überwinden zu wollen.

Vorgespräch zur Physiotherapie. Aufbauend auf die allgemeine Anamnese werden vor Beginn der Physiotherapie in einem Vorgespräch noch weitere Befunde für die individuelle Indikationsstellung eingeholt (Nielsen et al., 2015). Der folgende Kasten zeigt relevante physiotherapeutische, medizinische und psychologische Aspekte für die spezifische Behandlungsplanung auf (vgl. auch Leitlinie 16).

Themen einer vorbereitenden Exploration zur Planung einer individualisierten physiotherapeutischen Übungsbehandlung

- Umfassende Liste der aktuellen Symptome: Frequenz, Schweregrad sowie die situativen Bedingungsfaktoren für eine Verschlimmerung bzw. Linderung.
- Anamnese des prämorbiden somatischen wie psychischen Gesundheitszustands im Zeitraum unmittelbar vor Symptommanifestation unter besonderer Berücksichtigung von
  - Symptomen in der aktuell betroffenen Körperregion,
  - weiteren funktionellen, medizinisch nicht klar begründbaren bzw. somatoformen Beschwerden,
  - weiteren unspezifischen Beschwerden, Schmerzen und Fatigue, die ggf. erweiterte physiotherapeutische Zielsymptome sein können,
  - Stürzen bei motorischer Schwäche oder Koordinationsproblemen.
- Erfassen der Auswirkungen der einzelnen Symptome auf das tägliche Leben. Hier kann die Anwendung der International Classification of Functioning, Disability and Health (ICF) zielführend sein: Welche personalen Bedingungsfaktoren (Konversionssymptome, aber auch Ressourcenfaktoren) und welche Umgebungsfaktoren (Familiensystem, schulische Faktoren, Gleichaltrigengruppe) beeinflussen positiv oder negativ die Aktivitäten und Tätigkeiten (Schulbesuch, Freizeit, Mobilität) sowie die soziale Partizipation (Teilhabe). Dazu kann die Schilderung eines typischen Tagesablaufs mit seinen 24-Stunden-Routinen und dem Bedarf an persönlicher Unterstützung, dem Einsatz von adaptiven Hilfsmitteln und professioneller Unterstützung erfragt werden.
- Exploration der Erfahrungen mit früheren Behandlungen und Behandlern. Dabei sind sowohl objektiv erzielte „medizinische" Verlaufsveränderungen bedeutsam als auch die subjektive Zufriedenheit mit den Behandlern.
- Ermittlung der Ergebniserwartungen des Patienten und der Familie zur „Sinnhaftigkeit" einer physiotherapeutischen Übungsbehandlung.
- Funktionsorientierte Untersuchung: Beobachtung der Symptome sowie deren Auswirkungen auf die stato- und psychomotorische Aktivität und die Funktion des gesamten Organismus wie Haltung, Kraft, Gangbild, Beweglichkeit, Koordination, Sensibilität. Variationen in der Symptomschwere unter Ablenkung oder Aufforderung zu bestimmten Manövern. Erhebung einer funktionsbezogenen Baseline: Auf welcher Basis können die initialen Übungen starten?

Stufenweise Übungsbehandlung. Die Behandlung beginnt mit der Einführung sehr elementarer Bewegungen in den betroffenen Extremitäten. Komplexere Bewegungen werden erst eingeführt, nachdem einfache Bewegungen erfolgreich ausgeführt wurden. Der Schwerpunkt liegt auf der Qualität und Präzision der Bewegung und nicht der Anzahl und Geschwindigkeit der Bewegungsausführung. Es werden intermittierend Phasen der Entspannung eingefügt, bei denen der Patient sich auf das Atmen oder auf entspannende Bilder konzentriert.

Physiotherapeutische Stunden zielen auf die Anleitung für das Trainieren im Alltag

Integration der Übungsbehandlung in die Alltagsroutinen. Die Familie wird instruiert, gelernte Übungen in die Alltagsverrichtungen einzubauen. Fast jede Alltagsbewegung bietet eine Gelegenheit zum Üben. Die 23 Stunden, die das Kind außerhalb einer Physiotherapie verbringt, können mehr zur Genesung beitragen als eine Stunde in professioneller physiotherapeutischer Übungsbehandlung. Die Therapiestunde leitet an, welches motorische Zielverhalten genau angestrebt wird, und formuliert Hausaufgaben. Der Alltag ist das eigentliche Trainingsfeld, angestrebt werden also gezielte Armbewegungen bei Körperpflege, beim Essen und Schreiben, eine Veränderung der Umgebung (Laufen im Haus, im Freien, auf unebenen Oberflächen und in belebten Umgebungen), Variation von Geschwindigkeiten und Einbauen von Multitasking.

Spiegel- und videogestützte Feedbacktechniken

Physiotherapeutische Feedbacktechniken. Das Kind kann sein Gangbild im Spiegel oder auf Video beobachten, um sich den fehlgesteuerten Bewegungsablauf zum Beispiel bei einer funktionellen Gangstörung zu vergegenwärtigen. Visuelle Rückmeldung kann das Training enorm erleichtern und beschleunigen. Allein die visuelle Rückmeldung eines Spiegels ohne jedwede Trainingsinstruktion kann das Gangbild schon verbessern. Videorückmeldung kann demonstrieren, wie sich Bewegung unter Ablenkung normalisiert. Umgekehrt kann ein Video im Einzelfall auch zeigen, dass sich Symptome unter erhöhter Aufmerksamkeitsfokussierung verschlechtern. Einzelne Komponenten einer Gangstörung können isoliert voneinander trainiert und anschließend wieder kombiniert werden (klassische verhaltenstherapeutische Prinzipien des Shaping bzw. Chaining).

Trainingsplan. Der Trainingsplan beinhaltet einfache Wiederholungen, schrittweise Erweiterung, Steigern des Schwierigkeitsgrads und kontinuierliches Feedback durch Korrektur, Spiegel oder Videoaufnahme (Czarnecki et al., 2012). Manche Patienten entwickeln eigene „Tricks", um eine Bewegung einzuüben, zum Beispiel mithilfe einer gezielt eingesetzten Ablenkung (gleichzeitig ein Gespräch führen oder Musik hören). Leitlinie 17 zeigt solche spezifisch adaptierten Techniken für bestimmte Symptomgruppen auf (Nielsen et al., 2015).

2.2.7 Physiotherapie: Spezielle Techniken für spezielle motorische Symptombilder

L17 Leitlinie 17: Spezielle Techniken der physiotherapeutischen Übungsbehandlung bei bestimmten motorischen Konversionssymptomen

Beinschwäche

Das Kind wird aufgefordert,

- das betroffene Bein zunehmend mit Gewicht zu belasten mit wiederum abnehmender Unterstützung der oberen Extremität (z. B. mit „Fingerspitzen-Unterstützung"),
- sich in einer sicheren Umgebung mit Gewichtsverlagerung von Seite zu Seite bewegen,
- in Vierpunkt- und Zweipunktknieposition zu kriechen,
- die Gehgeschwindigkeit schrittweise zu steigern,
- das Laufband zu nutzen (mit oder ohne ein Körpergewicht-Stützgeschirr sowie visueller Rückmeldung vor einem Spiegel).

Gangstörung

Das Kind wird aufgefordert,

- langsamer zu gehen, indem es die Füße nach vorne schiebt und die Fußsohle in Kontakt mit dem Boden hält (Bewegungsmuster wie beim Skilanglauf),

- Bewegungsabläufe zu variieren wie zum Beispiel, mit kleinen Gewichten bzw. Hanteln zu gehen, rückwärts oder seitwärts zu gehen, zu einem festgelegten Rhythmus zu gehen (rhythmisch zu Musik oder zum Zählen: „1, 2, 1, 2 …"), übertriebene Bewegung zu praktizieren (z. B. gehen wie auf hohen Stufen oder die Treppe hinauf oder hinunter),
- das Gehen zu beschleunigen (in einigen Fällen kann dies das Laufmuster verschlechtern).

Tremor der oberen Extremitäten

Das Kind wird aufgefordert,

- aktiv eine Bewegung auszuführen, die den Tremor stört,
- den Tremor bewusst und willentlich zu modulieren, indem es eine größere bzw. kleinere Amplitude oder langsamere bzw. schnellere Frequenz praktiziert,
- wie bei einer progressiven Muskelrelaxation die vom Tremor betroffene Muskelgruppe aktiv anzuspannen und wieder loszulassen und zu entspannen,
- sich auf eine Bewegung in einem anderen Körperteil zu konzentrieren wie zum Beispiel, mit der nichtbetroffenen Hand eine Acht in der Luft zu malen.

Tremor der unteren Gliedmaßen

Das Kind wird aufgefordert,

- das Gewicht auf den beiden Beinen hin und her zu verlagern, von Seite zu Seite oder von vorne nach hinten, um den Tremor zu irritieren,
- wenn sich dabei der Tremor verringert, langsam die Gewichtsverlagerungen ausklingen zu lassen. Die Gewichtsverlagerung kann beobachtet werden, indem die beiden Füße jeweils auf eine Waage gestellt werden.

Zwei Optionen: Trainingsstart mit den beeinträchtigten oder erst mit den gesunden Gliedmaßen

Es ist auszuprobieren und zu entscheiden, ob das Training effektiver zunächst an den beeinträchtigten Gliedmaßen oder genau umgekehrt zunächst an den intakten Gliedmaßen ansetzt. Es kann bei einer dissoziativ bedingten kompletten Lähmung der Beine angezeigt sein, mit einem Funktionstraining der Arme zu starten (Liegestütz oder Gewichtheben). Startet man bei den intakten Armen, so können sich spontane Kontraktionen und Mitbewegungen auch bei den Beinen ergeben, die dann positiv als Zeichen für die Intaktheit der Nervenverbindungen konnotiert werden. Die Mitbewegung wird als Ermutigung genommen, auch dort mit sehr einfachen Einstiegsübungen zu starten. Übungsfortschritte auch bei der intakten Armmuskulatur können als zusätzlicher Beleg genutzt werden, um zu belegen, dass Übungsfortschritte sowohl auf der intakten als auch auf der beeinträchtigten Seite zu erzielen sind. Jede Verbesserung der Funktion wird positiv verstärkt, sowohl motivational als Kompliment für die Anstrengungs- und Kooperationsbereitschaft des Kindes als auch funktionell als Beleg für die Trainierbarkeit der Muskelfunktion. Im Gegenzug wird eine Aufmerksamkeitsfokussierung auf die „Behinderung" zurückgenommen, klagsame Äußerungen werden „gelöscht".

Sturzprävention bei Beeinträchtigung der Mobilität. Patienten mit motorischen Konversionsstörungen haben ein geringeres Risiko zu stürzen und sich dabei eine Verletzung zuzuziehen als Patienten mit neurologischen Grunderkrankungen. Im Gegenzug treten Beinaheunfälle und „Pseudostürze" häufiger auf. In solchen Fällen kann es angebracht sein, mit abgestuften Trainingseinheiten schrittweise, aber „mutig" eine frei bewegliche, autonome Fortbewegung ohne Hilfsmittel zu fördern. In seltenen Fällen können Stürze auch Ausdruck einer latenten Selbstverletzungstendenz sein.

Evidenzlage. Die Evidenzbasis für Physiotherapie ist vor allem bei Kindern noch sehr begrenzt. Studien bei erwachsenen Patienten dominieren. Von 33 Studien, die eine physiotherapeutische Behandlung einschließen, weisen nur zwölf Studien Stichproben von mehr als zehn Patienten auf (Nielsen et al., 2015). Sieben dieser zwölf Studien enthalten multimodale bzw. multidisziplinäre Interventionen, sodass der Wirkungsanteil der Physiotherapie nicht abgrenzbar ist (Czarnecki et al., 2012; Jordbru et al., 2014; Nielsen et al., 2015). Erste Hinweise zeigen, dass physiotherapeutische Behandlungsansätze ein wichtiges Behandlungsmodul darstellen (Jordbru et al, 2014; Nielsen et al., 2013, 2015). Physiotherapeutische Behandlungselemente werden in der Regel mit kognitiv-behavioralen Interventionsprogrammen kombiniert (Nielsen et al., 2015). Im Sinne des oben dargestellten Angebots an den Patienten, aus der Symptomatik gesichtswahrend wieder „auszusteigen“, ergeben sich vielfältige Synergien und Rückkoppelungen zwischen Physiotherapie und Psychotherapie. Es lohnt daher, den konkreten Behandlungsplan interdisziplinär abzustimmen und den Verlauf gemeinsam zu auszuwerten.

2.2.8 Training der Kommunikation des Störungsbildes und Regulation der Angst vor Stigmatisierung

L18 Leitlinie 18: Training der Kommunikation des Störungsbildes und Regulation der Angst vor Stigmatisierung

Kommunikation des Störungsbildes an die soziale Umgebung

- Es empfiehlt sich, hilfreiche Sprachregelungen zu entwerfen, mit denen das Kind bzw. die Eltern die Symptomatik ihren jeweiligen Bezugspersonen ohne Risiken der Herabsetzung und des sozialen Ausschlusses verständlich erläutern können. Die Formulierungen sollen einer Stigmatisierung vorbeugen und Zuversicht auf Genesung ausstrahlen.
- Lehrer sollen beraten werden, wie sie eine Balance wahren können, einerseits mit Verständnis auf die Symptomatik zu reagieren und andererseits das Kind zu Aktivitäten anzuhalten und Schonverhalten nicht zu verstärken.

Regulation und therapeutische Utilisierung von Stigmatisierungsangst

- „Widerstand“ gegen die Diagnose einer Konversionsstörung ist nicht nur im psychodynamischen Sinne als Abwehr gegen das Bewusstwerden der symptomauslösenden Konflikte zu deuten. Vielmehr folgt ein Widerstand gegen die Diagnose funktional auch dem Bedürfnis, soziale Beschämung und Stigmatisierung zu vermeiden.
- Es liegen Konzepte vor, Stigmatisierungsangst strategisch zu utilisieren, also motivational für eine Überwindung der Symptomatik zu nutzen. Dazu wird wiederholt die Botschaft vermittelt, dass eine Genesung als klarer Beweis für eine organische Verursachung gewertet werden muss, umgekehrt sei eine fehlende klinische Verbesserung wiederum ein klarer Beleg für eine psychogene Verursachung. Das Konzept hat empirisch Wirksamkeit nachweisen können, ist aber behandlungsethisch sehr kritisch zu bewerten, da es mit Intransparenz arbeitet.

Training der sozialen Kommunikation des Beschwerdebildes. Kinder, die nicht in der Lage sind, ihre Beschwerden gegenüber anderen Kindern in einfacher, plausibler und selbstsicherer Weise zu erklären, ziehen sich häufig zurück, um peinlichen Fragen zu ihren Beschwerden und zum Schulbesuch zu entgehen. Es empfiehlt sich daher, hilfreiche Sprachregelungen zu entwerfen. Aus der Psychoedukation können Metaphern auch für die Kommunikation in das soziale Umfeld übernommen werden. Die Formulierungen sollen einer Stigmatisierung vorbeugen und möglichst Zuversicht auf Genesung ausstrahlen. Die Aufklärung der Lehrer zum Störungsbild ist essenziell, um die Reintegration in den Klassenverband zu bahnen. Die Lehrer sollen beraten werden, wie sie eine Balance wahren können, einerseits mit Verständnis auf die Symptomatik zu reagieren und andererseits das Kind zu Aktivitäten anzuhalten und Schonverhalten nicht zu verstärken. Psychoedukation, die Entwicklung von gesichtswahrenden Formulierungen und die Einübung von kommunikativen Fertigkeiten im Rollenspiel stärken allesamt die soziale Reintegration des Kindes.

Bewältigung von Stigmatisierungsangst. Bemerkenswerterweise haben Studien gezeigt, dass Konversionspatienten psychologische Faktoren als weniger bedeutsam für ihre Symptomatik bewerten als Patienten mit neurologischen Erkrankungen. Eine somatisch begründete Erklärung der Symptomatik entlastet von einer Zuschreibung von eigener Schuld an der Krankheitsverursachung und Verantwortung für den Genesungsprozess (Karterud, Risör & Haavet, 2015). Eine somatische und damit externale Kausal- und Kontrollattribution verortet sowohl die Krankheitsursachen (Genetik, Autoimmunprozesse) als auch die Verantwortung für die Krankheitsbekämpfung (z. B. Medikation) vorrangig als außerhalb des direkten Einflussbereichs des Patienten liegend. Bei einer Konversionsstörung befürchten die Betroffenen, dass diese von der sozialen Umgebung als internal kontrollierbar gewertet wird etwa in dem Sinne, dass man das Problem mit einer Willensentscheidung einfach „abstellen" könne. Wenn die Störung chronifiziert, kann dies Argwohn erzeugen, ob der Patient die Symptomatik wohl aus eigennützigen Motiven beibehalten möchte oder aus undurchsichtigen psychischen Motiven nicht aufgeben kann. Betroffene fühlen sich – ausgesprochen oder unausgesprochen – mit solchen Unterstellungen konfrontiert. Entsprechend stark wird das Bedürfnis, eine „echte" neurologische Grunderkrankung attestiert zu bekommen, um diese Unterstellungen fundiert zurückweisen zu können.

Angst vor unausgesprochener Herabsetzung und Rufschädigung

Bezugspersonen sprechen ihren Argwohn in der Regel nicht klar aus. Schließlich müssen die Personen ihrerseits befürchten, sich zu täuschen und den Betroffenen falsche Unterstellungen gemacht zu haben, wenn sich letztlich doch eine medizinische Diagnose bestätigen sollte. In der Folge ergibt sich vielfach eine verhaltende, unklare und diffus bleibende Kommunikation zwischen der betroffenen Familie und ihrer sozialen Umgebung, wenn die Sprache auf die rätselhaften Symptome kommt. Die Familie spürt nonverbal diesen unterschwelligen, skeptischen Argwohn, kann diesen aber nicht präzise artikulieren und ausräumen. Damit geht ein schleichender Verlust von erlebter Unterstützung und ein Rückzug auf die Kernfamilie einher.

Entwerfen einer Sprachregelung. Eine geeignete Sprachregelung sollte einerseits die ehrliche Botschaft enthalten, dass es sich nicht um eine organmedizinische Erkrankung handelt, andererseits aber auch wirksam vor Stigmatisierung schützen. Die Formulierung „funktionelle neurologische Störung", die „glücklicherweise keine Schädigung des Nervensystems" beinhaltet, kann diese Balance oft gut gewährleisten. Die Ausgestaltung der weiteren Details hängt von den Bedingungen des Einzelfalls und der Aufgeschlossenheit des sozialen Netzwerks ab.

Erfolgreiches, aber intransparentes und damit behandlungsethisch fragwürdiges Interventionsprogramm

Strategische Utilisation der Stigmatisierungsangst. Shapiro und Teasell (2004) haben für Patienten mit motorischen Konversionsstörungen ein strategisch-behaviorales Interventionsprogramm entwickelt, das an dem Bedürfnis der Familie ansetzt, ärztlich ein organisches Störungskonzept bestätigt zu bekommen. Viele Familien gehen unterschwellig davon aus, dass eine spontane Rückbildung der Symptomatik ohne eine verabreichte medizinische Therapie als Beleg für eine psychische Verursachung bzw. Simulation ausgelegt werden könnte. Das Interventionskonzept utilisiert genau diese Sorge vor Stigmatisierung. Der Familie wird deutlich gemacht, dass eine spürbare klinische Besserung sich nur einstellen könne, wenn eine organische Fehlfunktion (z. B. eine Schwächung der Muskulatur) zum Beispiel mithilfe eines engagierten physiotherapeutischen Trainingsprogramms angegangen wird. Ein physiotherapeutisches Trainingsprogramm könne demgegenüber nicht funktionieren, wenn einer Besserung unbewusste und psychologische Widerstände entgegenstehen. Fehlende Fortschritte würden also auf einem unbewussten Bedürfnis beruhen, an der Behinderung festhalten zu wollen. Falls sich also trotz der Trainingsanstrengungen des Patienten klinisch keine Besserung zeigt, so wäre dies als starker Beleg für eine psychiatrische Störung im Sinne einer Konversionsstörung zu werten. In diesem Falle müsse dann ursachengerecht auch eine psychiatrisch-psychotherapeutische Therapie der Konversionsstörung erfolgen. Auch diese Perspektive würde gute Chancen eröffnen, früher oder später eine Heilung zu erreichen.

Diese Botschaften haben Ärzte und Therapeuten während der stationären Therapie eindringlich wiederholt, schließlich auch zur Rezidivprophylaxe kurz vor Entlassung. Dabei wird betont, dass die diagnostische Annahme einer zwar unbekannten, aber letztlich organischen Ursache nicht mithilfe von Laborparametern, sondern nur über den weiteren Krankheitsverlauf belegt werden kann. Wenn also die während der Therapie erzielten Fortschritte des Patienten sich in der häuslichen Umgebung wieder zurückbilden sollten, so würde dies erneut die Frage nach dem Vorliegen einer psychischen Konversionsstörung aufwerfen mit der Konsequenz einer psychotherapeutischen Behandlungsindikation. Die empirische Evaluation belegt besonders bei chronifizierten Verläufen eine Überlegenheit dieses strategisch-behavioralen Konzeptes gegenüber einem operanten Verstärkungsprogramm.

Behandlungsethisch kritische Bewertung. Ungeachtet seines Erfolges wirft der Ansatz behandlungsethische Fragen auf:

- Das Programm basiert auf einer Verletzung des grundsätzlichen Gebots von Transparenz des therapeutischen Vorgehens gegenüber Patient und Familie. Das strategisch eingesetzte Kalkül wird nicht offen kommuniziert. Würde es kommuniziert, würde es nicht mehr funktionieren.
- Der Ansatz versperrt die Möglichkeit, tatsächlich wirksame psychosoziale Belastungsfaktoren und Entstehungsbedingungen zu identifizieren und therapeutisch aufzulösen. Das Therapiekonzept erweist sich nur als erfolgreich, wenn man als Zielkriterium Symptomfreiheit definiert. Andere und möglicherweise relevantere Zielkriterien, wie beispielsweise Funktionsniveau, Auflösung familiärer Konflikte, Stärkung psychischer Bewältigungskompetenzen werden durch den Ansatz nicht weiterentwickelt. Bei sehr chronifizierten Verläufen mag im Einzelfall das Vorgehen gerechtfertigt sein, auch unter der Vorstellung, dass – angestoßen durch die

wiedererlangte Symptomfreiheit und die damit einhergehende Normalisierung des Alltagsvollzugs – sich weitere psychosoziale Erfolgsparameter positiv entwickeln.
- Auch bei kritischer ethischer Bewertung beinhaltet die empirisch belegte Wirksamkeit des Programms wichtige Schlussfolgerungen für eine Behandlungsplanung. Sie zeigt an, wie fundamental die Arbeit an einem für die Familie tolerierbaren Störungskonzept sowie an der Stigmatisierungsangst im Rahmen des Gesamttherapieplans ist. Das Bedürfnis nach Gesichtswahrung und Selbstwertstabilisierung ist essenziell für die Bereitschaft, die Symptomatik aufzugeben versus beizubehalten.

2.2.9 Anleitung der Eltern zu angemessenen Reaktionen bei akuten Konversionssymptomen

L19 **Leitlinie 19: Operantes Kontingenzmanagement und elternzentrierte Interventionen**

Operantes Kontingenzmanagement

- Einzelne Therapiekonzepte koppeln analog zu klassischen Verstärkerplänen beim Aufbau eines angemessenen Essverhaltens im Rahmen von Essstörungen den Wiedergewinn von Freiheiten und Zugang zu individuell bedeutsamen Verstärkern an konkret messbare, symptomatische Fortschritte.
- Obwohl solche Konzepte auf den Prinzipien des operanten Verstärkungslernens aufsetzen, blenden sie genau genommen die in der Phase der initialen Störungsentstehung wirksamen Funktionalitäten aus und verstärken letztlich mit davon vollkommen unabhängigen Verstärkern „blind an diesen vorbei".
- Gleichwohl ist es therapeutisch richtig, Fortschritte bei der Reduktion von Frequenz und Schweregrad der Symptomatik verbal und sozial angemessen zu bekräftigen. Dieses Prinzip ist zum Beispiel essenziell bei Fortschritten im Rahmen der Physiotherapie und der Mobilisierung zum sozialen Aktivitätsaufbau.

Erziehungsberatung der Eltern für ein angemessenes Zielverhalten beim Auftreten von akuten Symptomen

Es empfiehlt sich, die Eltern anzuleiten,
- tröstend gegenüber dem Kind die Realität der Symptomatik anzuerkennen (modellhaft „radikale Akzeptanz" vorzuleben),
- auf katastrophisierende Bewertungen der Beschwerden, ihrer Konsequenzen und vermeintlichen Ursachen zumindest im Beisein ihres Kindes zu verzichten,
- auf unmittelbar kontingente Belohnungen bei Konversionsreaktionen zu verzichten; diese sollten vielmehr im beschwerdefreien Intervall bzw. bei Therapiefortschritten angeboten werden (kleine Feiern bei Fortschritten abhalten),
- das Kind in Strategien zur aktiven Einflussnahme auf die Konversionsreaktion anzuhalten, anzuleiten und zu unterstützen,
- Regeln zwischen Eltern und Kind zum Zielverhalten bei der nächsten Anfallsepisode zu vereinbaren („lösungsorientiertes Vorgehen"). Gemeinsame Leitfrage: Wie sollen wir als Eltern konkret bei der nächsten Episode reagieren?

Operantes Kontingenzmanagement. Calvert und Jureidini (2003) haben ein operantes Programm für Kinder und Jugendliche mit Konversionsstörungen skizziert. Dabei wird mit dem Kind und den Eltern pragmatisch als Oberziel der Therapie die Wiedererlangung der körperlichen Funktionsfähigkeit bestimmt. Dieses übergeordnete Ziel wird in konkrete Zwischenziele mit ansteigendem Schwierigkeitsgrad hierarchisiert. Im Sinne des lerntheoretischen Premack-Prinzips sind unangenehme und anstrengende Aktivitäten zeitlich immer angenehmen und erholsamen Tätigkeiten vorgeschaltet. Angenehme Tätigkeiten bekräftigen so die Ausführung der zunächst unangenehmen Tätigkeiten („Erst die Arbeit, dann das Spiel"). Verstärkte Aktivitäten umfassen die konsequente Durchführung der physiotherapeutischen Übungsbehandlung sowie weitere soziale, sportliche Aktivitäten, die der Patient in Eigenregie durchführt.

Operantes Verstärkungsprogramm, pragmatisch wirksam, löst aber keine Konflikte auf

Erziehungsberatung und Verhaltensanleitung der Eltern. Eltern können auf akut auftretende Konversionssymptome bzw. klagsame Äußerungen ihres Kindes sehr unterschiedlich wie zum Beispiel mit spontaner Zuwendung, Ablenkung, Befreiung vom Schulbesuch oder Anleitung zur Symptombewältigung reagieren. Die jeweilige Reaktion der Eltern verstärkt oder verringert nachhaltig beim Kind die Frequenz und Intensität des Krankheitsverhaltens und subjektiven Beschwerdeerlebens (Noeker, 2008a). Eltern fühlen sich bei der Auswahl ihrer Verhaltensreaktion vielfach in einem Dilemma. Einerseits möchten sie ganz im Sinne des Verstärkungslernens die Konversionsreaktion und klagsames Verhalten nicht verstärken, auf der anderen Seite möchten sie dem Kind signalisieren, dass sie es unverändert unterstützen, trösten und an seiner Seite stehen. Es gilt, beide Anliegen der Eltern ernst zu nehmen, aufzugreifen und im Sinne einer Erziehungsberatung gut zu verknüpfen. Eltern sollten ihrem Kind klar vermitteln, dass sie die Anfallsreaktionen nicht belohnen möchten, dass es diese Haltung aber nicht als fehlende Anteilnahme und Verweigerung von Unterstützung verstehen möge.

Erziehungsberatung in der Balance zwischen Validieren des Kindes und Vermeiden sozialer Verstärkungswirkungen

2.2.10 Achtsamkeitstraining und Selbstkontrolle akuter Konversionsreaktionen

L20 Leitlinie 20: Achtsamkeitsbasierte Verfahren und Methoden der Selbstkontrolle

Achtsamkeitsbasierte Verfahren

- Achtsamkeitsbasierte Verfahren streben die Grundhaltung einer „radikalen Akzeptanz" und des bewussten Wahrnehmens auch von sehr aversiven, psychophysischen Beschwerdeerfahrungen an. Für Konversionspatienten stellt sich die Herausforderung, den Aufmerksamkeitsfokus gezielt auf die Beobachtung der Konversionssymptome sowie die begleitenden, spontan auftauchenden Gedanken und Gefühle auszurichten, diese nicht zu bewerten, sondern vielmehr radikal als Teil der aktuellen persönlichen Existenz und Realität zu akzeptieren. Dem liegt die Vorstellung zugrunde, dass eine Veränderung, hier also auch der Anfallsreaktion, sich paradoxerweise leichter durch eine Haltung des Annehmens als durch ein aktives Bekämpfen des sich anbahnenden Anfallsablaufs ergibt. Kontrollanstrengungen in Verbund mit einem Abwerten und Bekämpfen der Symptomatik können nach dem

Verständnis der achtsamkeitsbasierten Therapieansätze katastrophisierende Glaubenssätze unterschwellig zusätzlich verfestigen. Aus der Selbstbeobachtung der eigenen Anstrengung, die Konversionssymptomatik zu bekämpfen, kann ein Patient implizit schlussfolgern, dass diese „wohl etwas unaushaltbar Schlimmes sein muss, sonst würde man ja nicht so tatkräftig dagegen vorgehen". Solche magnifizierenden Schlussfolgerungen können den Leidensdruck zusätzlich steigern und den Störungsverlauf verschlechtern. Im Ergebnis wird eher für einen Verzicht auf Kontrollanstrengung plädiert und stattdessen für ein schlichtes, stilles, konzentratives Wahrnehmen dessen, was während eines Anfalls passiert.
- Die Vermittlung einer Grundhaltung zu radikaler Akzeptanz kann von manchen Patienten als Einladung zu Passivität und Resignation fehlverstanden werden (z. B. „Mein Therapeut hat mir gesagt, ich soll die Anfälle einfach akzeptieren."). Dies wäre ein tiefes Missverständnis und im Ergebnis kontraproduktiv.

Wirkt ein Patient trotz deutlich sichtbarer Einschränkungen unbekümmert, sorglos und wenig veränderungsmotiviert, kann im Sinne der ACT und MBT ein respektvolles, aber auch herausforderndes Adressieren und konsequentes Konfrontieren des Patienten hinsichtlich seiner Werte und seines Lebensentwurfes angezeigt sein, um Veränderungsmotivation zu initiieren (z. B. „Was ist dir wichtig im Leben und für deine Zukunft? Was gewinnst du, wenn du es schaffst, die Anfälle wieder hinter dir zu lassen?").

Techniken der Selbstkontrolle am Beispiel dissoziativer Anfälle

Das Kind kann bestimmte Selbstkontrolltechniken einsetzen, wenn es spürt, dass ein Anfall sich mit bestimmten Vorboten ankündigt:
- Vorbereitend sind die typischen Frühwarnzeichen im Vorfeld eines Anfalls zu identifizieren. Dies kann gut im Rahmen einer Entspannungs- und Imaginationsübung durchgeführt werden, bei der das Kind in seine Erinnerung an den letzten oder eindrucksvollsten Anfall zurückgeführt wird und seine erlebten Körpersensationen akribisch beschreibt. Diese werden notiert und als Erinnerungshilfe abgespeichert.
- Beim Ankündigen der spezifischen Vorboten erfolgt zur Musterunterbrechung eine motorische Umlenkung im Sinne einer Gewohnheitsumkehr (ein bestimmtes alternatives Bewegungsverhalten initiieren wie zum Beispiel mit den Füßen wippen und sich darauf konzentrieren).
- Ablenkungstechniken (z. B. Rückwärtszählen in Dreierschritten).
- Selbstinstruktionen („Ich setze mich noch schnell auf den Boden, ich bin dann sicher und verletze mich nicht durch einen Sturz", „Ich habe es schon öfter erlebt, nachher ist alles wieder okay", „Ich versuche ruhig zu bleiben und durchzuatmen").

Anwendung von achtsamkeitsbasierten Techniken

Fokus auf achtsame Wahrnehmung, nicht auf Kontrolle der Symptomatik

Achtsamkeitstrainings in der Tradition der Acceptance and Commitment Therapy (ACT) bzw. der Mentalisierungsbasierten Therapie (MBT) haben in der Anwendung zum Beispiel bei dissoziativen Anfällen das Ziel, die vielschichtigen körperlichen, kognitiven und emotionalen Veränderungen sehr bewusst „einfach nur" wahrzunehmen und zu registrieren, sobald sich erste anfallstypische Empfindungen bemerkbar machen. Auf kognitiv-emotionale Bewertungen soll möglichst verzichtet werden. Treten solche spontan auf, so werden auch diese Bewertungsprozesse wieder „einfach nur" wahrgenommen, ohne dass man sich mit ihnen identifiziert oder aus ihnen Handlungsimpulse ableitet, die es nun zu verfolgen gilt. Es gilt, die einzelnen Etappenschritte einer Episode von ihren spezifischen Frühsymptomen über das kulminierende Anfallsgeschehen bis hin zum Abklingen aus der Perspektive des inneren Beobachters nachzuvollziehen. Die dazu erforderlichen Skills sind nicht einfach, da die spontan ablaufenden (Selbst-)Bewertungsprozesse und Handlungsimpulse maximal automatisiert und überlernt sind und unvermittelt die Kontrolle über die Verhaltenssteuerung übernehmen. Der folgende Kasten erläutert in kurzen Worten das therapeutische Rationale.

Das therapeutische Rationale der achtsamkeitsbasierten Verfahren in der Anwendung bei Konversionsstörungen

Unterschiedliches Therapierationale der zweiten versus der dritten Welle der Verhaltenstherapie bei Konversionsstörungen

Nach der ersten Welle der Verhaltenstherapie mit ihrer Ausdifferenzierung der klassischen Lerntheorien des respondenten und operanten Lernens folgte mit der kognitiven Wende der Übergang in die zweite Welle im Sinne der kognitiv-behavioralen Therapien (KVT). Die nunmehr dritte Welle teilt mit der zweiten Welle den Fokus auf dysfunktionale Kognitionen bei der Entstehung und Aufrechterhaltung von psychischen Störungen, wählt aber einen anderen Zugang der Bearbeitung (Mander et al., 2018; Tewes & Naumann, 2019). Das Rationale der zweiten Welle identifiziert dysfunktionale Kognitionen, stellt diese in inhaltlicher Hinsicht infrage, fordert sie kritisch heraus, disputiert sie und strukturiert sie dann zugunsten realistischerer und funktionalerer Kognitionen um, um damit positivere Emotionen und angemessenere Verhaltensreaktionen und Anpassungsleistungen zu bahnen. In der dritten Welle werden solche dysfunktionalen Kognitionen nun nicht mehr direkt durch funktionalere Kognitionen und Glaubenssätze ersetzt, sondern vielmehr aus der Metaposition einer Beobachterperspektive heraus außer Kraft gesetzt, indem sie als Konstrukte und „Seifenblasen" eines unruhigen Geistes gewertet werden, dessen Botschaften und Impulsen man zwar wahrnehmen kann und auch sollte, aber auf der Verhaltensebene frei ist, diesen zu folgen oder eben auch nicht. Das Zielverhalten besteht darin, sich von den spontanen Bewertungen und Handlungsimpulsen der auftauchenden Kognitionen zu distanzieren (deidentifizieren) und mental-meditativ aus einer Beobachterperspektive vorüberziehen zu lassen. Durch die distanzierte Beobachterperspektive lernt man zunehmend, die gedanklichen Inhalte und Botschaften nicht „für bare Münze zu nehmen" und nicht als untrügliche Abbildung der Realität zu nehmen. Man löst sich so zunehmend von der Gewohnheitsbildung, den durch die Kognitionen ausgelösten Impulsen und Reaktionen automatisiert zu folgen. Aus der Beobachterperspektive hat man die Entscheidungsfreiheit, zieldienliche Kognitionen aufzugreifen und auf der Handlungsebene zu folgen bzw. unproduktive Gedanken schlicht zu verwerfen.

Die erste und die zweite Welle haben einen starken Akzent auf die Überwindung eines behavioralen Vermeidungsverhaltens durch die Anwendung von graduierten oder massierten Expositionstechniken gelegt. Die dritte Welle überträgt das Prinzip der Überwindung von Vermeidungsverhalten nun von der behavioralen auf die mentale Ebene. Die Exposition erfolgt als Konfrontation mit inneren und eben auch emotional belastenden Wahrnehmungs- und Verarbeitungsprozessen, die ansonsten wegen ihres aversiven und quälerischen Charakters durch Ablenkung und Verleugnung vermieden werden. Der Patient soll lernen, seine Aufmerksamkeit bewusst auf seine affektiv aversiven Wahrnehmungen und einschießenden Gedanken zu fokussieren und mit seinem Aufmerksamkeitsfokus „bei diesen zu bleiben". Folgt man dem Grundverständnis, dass Konversionsreaktionen durch die Vermeidung von solchen sich aufdrängenden, konflikthaften, emotional belastenden Wahrnehmungen und Gedanken getriggert werden können, so ergibt die gezielte Rückwendung und das Beibehalten des Aufmerksamkeitsfokus auf solche aversiven Erlebnisqualitäten und das Aushalten der begleitenden aversiven Affekte ein stimmiges Interventionskonzept. Gleichwohl ist einschränkend zu berücksichtigen, dass die Einübung einer solchen Selbstkontrolle über die eigenen Gedanken und die bewusste Steuerung des eigenen Aufmerksamkeitsfokus gegen hoch automatisierte, mentale Vermeidungsmechanismen eine anspruchsvolle therapeutische und didaktische Herausforderung darstellt. Entwicklungsbedingt fällt es besonders jüngeren bzw. retardierten Kindern schwer, sich von ihren Kognitionen zu distanzieren, eine Beobachter- bzw. Metaposition einzunehmen und aus dieser heraus den eigenen Aufmerksamkeitsscheinwerfer selbstregulativ „gegen den Druck und Strom des Vermeidungsverhaltens" wieder auf bedrohliche Empfindungen zurückzulenken.

Bei erwachsenen Patienten liegen erste, vielversprechende Fallserien mit der Anwendung von MBT bei funktionellen neurologischen Störungen vor (Baslet, Dworetzky, Perez & Oser, 2015; Cope, Poole & Agrawal, 2017). Sie belegen, dass der Ansatz von MBT prinzipiell förderlich sein kann, die Erfahrung von Symptomen einer funktionellen neurologischen Störung oder das Erleben von dissoziativen Anfällen in einem ersten Schritt stärker „als gegeben" zu akzeptieren und genauer und angstfreier aus einer Beobachterperspektive wahrzunehmen. Die Anwendung achtsamkeitsbasierter Verfahren steht bei Kindern und Jugendlichen noch in den Anfängen (Mander et al., 2018; Semple & Lee, 2014).

Vorab grundlegende Skills zur achtsamen Aufmerksamkeitssteuerung ohne unmittelbaren Bezug zur eigenen Kernsymptomatik aufbauen

Aus klinischer Erfahrung empfiehlt es sich, als Einstieg zunächst Übungen zu wählen, die nicht unmittelbar auf die Konversionsreaktion zielen, sondern auf andere, weniger bedrohliche Körperempfindungen. Darauf aufbauend wechselt man je nach erzielten Fortschritten schrittweise zur individuellen Konversionssymptomatik. Als Einstieg bieten sich an:

- *Atemübungen:* Die Beobachtung der kontinuierlichen Veränderung körperlicher Vorgänge kann besonders am Übungsbeispiel des Einatmens, Atemhaltens, Ausatmens eingeübt werden (Noeker, 2020a, b, c, d). Abschweifen der Aufmerksamkeit wird beantwortet, indem man das Abschweifen selbst wiederum ohne Wertung beobachtet und bewusst den Fokus wieder auf den Atemfluss zurückrichtet. Dieses Training der aktiven Steuerung der Aufmerksamkeitsfunktion kann zum Beispiel eine hilfreiche Vorübung sein, um mit der Aufmerksamkeit stetig auf den Ablauf eines dissoziativen Anfalls ausgerichtet zu bleiben. Die Atmung ist als Übungsfeld besonders geeignet, weil sie wie auch eine Konversionsreaktion zunächst unwillkürlich „wie von selbst" abläuft, aber auch die Erfahrung vermittelt, willentlich moduliert zu werden, wie dies auch bei der Konversionsreaktion eingeübt werden soll.
- *Sensorische Übungen:* Das konzentrierte Schmecken von bestimmten Speisen (z. B. einer Zitrone), bestimmte Tastübungen (z. B. rauer Oberflächen), das Sehen und Betrachten neuer Objekte, das Lauschen zu bestimmten Geräuschen kann bei sensorischen Konversionsstörungen die Fähigkeit zur konzentrativen Ausrichtung auf bestimmte Sinneskanäle stärken. Auch hier kann man mit einem

nicht beeinträchtigten Sinneskanal starten. Bei einem Kind mit einer funktionellen Sehschwäche kann man zunächst üben, an einer viel befahrenen Straße genau auf das Geräusch jedes herannahenden und vorbeifahrenden Autos zu lauschen. Wenn am akustischen Kanal das Prinzip des achtsamen Wahrnehmens verstanden und der Skill zunehmend beherrscht wird, wechselt man über zu Übungen des detaillierten und meditativen Betrachtens ruhender und bewegter Bilder. In einem nächsten Schritt werden dann Schwankungen der eigenen Sehfähigkeit beobachtet und registriert.

- *Achtsames Gehen und Bewegungsübungen, zum Beispiel entlehnt aus dem Yoga oder dem Feldenkrais-Ansatz:* Die konzentrative Fokussierung auf eine bestimmte, zunächst sehr einfache Bewegungsausführung beginnt mit Bewegungsübungen in den unbeeinträchtigten Gliedmaßen. Im Unterschied zur physiotherapeutischen Übungsbehandlung richten sich achtsamkeitsbasierte Verfahren weniger auf die korrekte motorische Bewegungsausführung, sondern vielmehr auf die perzeptive und mentale Beobachtung der Bewegungsausführung, vollkommen unabhängig von ihrer motorischen Präzision. Als fortgeschrittene Übung kann zum Beispiel bei einem dissoziativen Tremor der Aufmerksamkeitsfokus auf das mentale Zusammenspiel von Bewegungsintention (z. B. „Ich möchte jetzt Butter auf das Brot schmieren."), die motorische Ausführung (z. B. „Ich rutsche über den Rand."), die Sensorik (z. B. „Ich spüre, dass ich im Zeigefinger zittere.") über die kognitiv-emotionale Selbstbewertung (z. B. „Verdammt, warum kann ich das nicht? Das kann doch jedes kleine Kind!") bis hin zu einer positiven oder negativen Selbstinstruktion (z. B. „Ich gebe es auf, das hat doch keinen Sinn!" versus „Es ist wie es ist. Ich übe einfach weiter, ohne mich fertig zu machen.") gelegt werden.

Im Nachgang zu allgemeinen und dann symptombezogenen Körperwahrnehmungsübungen richtet sich der Aufmerksamkeitsfokus schrittweise auf das bewusste Registrieren und nicht wertende Akzeptieren der begleitenden Kognitionen und Gefühle (Pace-Schott et al., 2019). Die Aufmerksamkeit richtet sich zunehmend auch auf die dominierenden emotionalen Bewertungsprozesse wie zum Beispiel aufkommende Gefühle von Scham und Peinlichkeit, die wiederum selbstwertbeeinträchtigende Kognitionen nach sich ziehen können. Kinder und Jugendliche schämen sich häufig wegen ihrer so unerklärlich wirkenden Symptome sowie über den damit verbundenen Kontrollverlust, wenn ihr Körper „macht, was er will".

Ziel- und Wertklärung. Kritisch ist anzumerken, dass eine rein akzeptierende Haltung zur Symptomatik nicht in jedem Fall erstrebenswert und förderlich ist. Der Patient darf radikale Akzeptanz nicht verkürzt bzw. verzerrt in dem Sinne falsch verstehen, dass er sich in einem Leben mit der Störung und ihren gravierenden familiären, psychosozialen und schulischen Folgen passiv „einrichtet" und radikale Akzeptanz dafür als willkommene therapeutische Legitimation nutzt.

Fudamentalen Unterschied zwischen achtsamer Akzeptanz versus passivem, resignativem Hinnehmen der Symptomatik herausstellen

Erfahrene Kliniker kennen das Phänomen, dass sich bei einer Subgruppe von Patienten mit Konversionsstörungen eine falsch verstandene Akzeptanz der Symptomatik etabliert. Sie zeigt sich als seltsam anmutende Diskrepanz zwischen der objektiven Dramatik der Funktionseinschränkungen und einer gleichzeitig relativen Unbekümmertheit über die vorliegende gesundheitliche, funktionelle und psychosoziale Lage. Frühe tiefenpsychologisch ausgerichtete Therapeuten haben diese Unbekümmertheit als „belle indifference" bzw. Anzeichen einer Alexithymie bezeichnet.

Ziel- und Wertklärung als Motivationshilfe und Stärkung von Commitment für die eigene Gesundung einsetzen

Wohl verstandene Akzeptanz bezieht sich auf das innere Erleben und ist nicht gleichzusetzen mit Passivität bei der Störungsbewältigung und Problemlösung. ACT fordert ein engagiertes Ausrichten des eigenen Lebensentwurfs an persönlich bedeutsamen Werten. In diesem Sinne sollte die Einübung von akzeptierender Symptomwahrnehmung mit der aktivierenden Aufforderung verknüpft werden zu identifizieren, welche Ziele Patient und Familie sich für die weitere Zukunft mit oder ohne Konversionssymptomatik setzen und was ihnen persönlich für ein zufriedenes Leben mit oder ohne „Behinderung" wichtig ist und was man dafür aktiv tun kann.

Die vertiefende Ziel- und Wertklärung kann motivational die Grundentscheidung befördern, die Störung und ihre Einschränkungen mit engagiertem Lösungsverhalten schrittweise, aber hartnäckig einzudämmen und deren Macht und Kontrolle über den eigenen Alltag einzugrenzen. Zu Beginn einer Psychotherapie kann eine solche Ziel- und Wertklärung gut mit der Auftragsklärung bzw. Therapiezielklärung verknüpft werden.

Besonders bei Familien mit einer exzessiven Krankheitsangst und Suche nach medizinischen Ursachen gilt es, schrittweise eine Verschiebung des Aufmerksamkeitsfokus anzuregen: weg von der retrospektiven Frage „Warum bin ich krank geworden?" hin zu den prospektiven Fragen „Wozu möchte ich wieder gesund werden?" und „Was möchte ich wieder unternehmen, woran möchte ich mich wieder erfreuen und was möchte ich erreichen, wenn ich wieder gesund bin?". Die Identifikation von solchen in der Zukunft liegenden Zielen, Werten, Aktivitäten und Verstärkern, die mit der Wiederherstellung von Gesundheit und Funktionsfähigkeit verknüpft sind, ist wichtig als Balance zur Einübung von Akzeptanz gegenüber dem Symptomerleben.

Aus empirischer Sicht bleibt festzustellen, dass bis jetzt keine differenziert ausgearbeiteten Therapiekonzeptionen im Sinne der Acceptance and Commitment Therapy (ACT) sowie der Mindfulness Based Therapy (MBT) für Kinder mit Konversionsstörungen vorliegen. Einzelne Elemente bei Kozlowska (2005, 2007, 2013; Kozlowska et al., 2012, 2018a, 2018b) bilden hier eine Ausnahme. Die Entwicklung einer kindzentrierten ACT- bzw. MBT-Therapiekonzeption stellt in didaktischer Hinsicht eine besondere Herausforderung dar. Die Konzepte sind intuitiv nicht unbedingt eingängig und verstehbar. Dies gilt noch stärker für Kinder und Jugendliche. Im Verbund mit der ohnehin schwer verständlichen Grundstörung können Kinder irritiert reagieren, weil sie nicht begreifen, warum sie die Symptome nach Ansicht der Therapeuten akzeptieren sollen. Sie möchten sie einfach loswerden. Dies erfordert edukatives Geschick. Grundsätzlich sind die Ansätze auch für die Anwendung bei Konversionsstörungen vielversprechend, bedürfen aber noch weiterer konzeptioneller Ausreifung und didaktischer Aufbereitung.

Selbstkontrolle dissoziativer Anfälle. Die achtsamkeitsbasierten Ansätze der dritten Welle teilen bestimmte Ansätze mit symptombezogenen Selbstkontrollverfahren aus der zweiten Welle der Verhaltenstherapie (vgl. Kasten „Das therapeutische Rationale der achtsamkeitsbasierten Verfahren in der Anwendung bei Konversionsstörungen" auf Seite 103). Diese Verfahren haben sich zum Beispiel bei der Selbstkontrolle, Selbstregulation und dem Selbstmanagement einer zerebralen Epilepsie (Düchting-Röth et al., 1995; Fobian, Long & Szaflarski, 2020; Michaelis et al., 2017; Noeker & Haverkamp, 2001, 2003), bei Ticstörungen (Döpfner et al., 2010; Döpfner, 2019) bzw. insgesamt bei chronisch-somatischen Erkrankungen (Noeker, 2013; Noeker, 2022) als wirkungsvoll erwiesen.

Techniken der Aufmerksamkeitsfokussierung zielen auf eine frühzeitige und sichere Wahrnehmung von Vorwarnzeichen eines Anfalls. Typisch sind bei Patienten mit dissoziativen Anfällen zum Beispiel Symptome wie Brustschmerzen, Herzrasen, Atemnot, Schweißausbrüche, Taubheitsgefühl, Kribbeln oder ein Gefühl, „durchzudrehen“ (Mellers & Goldstein, 2006). Diese Symptome erinnern auch an Panikstörungen, sodass diese diagnostisch abzugrenzen sind. Insgesamt sind die Vorwarnzeichen sehr individuell und sollten entsprechend individuell herausgearbeitet werden, um sie dann in einer neuen Episode sofort als solche wiedererkennen zu können. Die geschärfte Fokussierung auf Vorwarnzeichen wird dann genutzt für eine dann prompt einsetzende Einflussnahme noch bevor ein Anfall vollständig abzulaufen beginnt.

Selbstkontrolltechniken zur Identifikation von individuellen Vorwarnzeichen und zur Gewohnheitsumkehr in der Akutsituation

Achtsamkeitsbasierte und selbstkontrollorientierte Verfahren teilen damit die Anleitung zur akribischen Beobachtung der sich entwickelnden Symptomatik und der begleitenden kognitiv-emotionalen Informationsverarbeitung. Sie unterscheiden sich allerdings deutlich in der dann sich anschließenden Zielreaktion. ACT und MBT modifizieren die spontan ablaufende Sequenz der Symptommanifestation bewusst nicht, sondern leiten an, blitzschnell in die Position des „dissoziierten“ Beobachters zu wechseln und von dort aus den gesamten psychophysiologischen Ablauf nur wertfrei und distanziert vorüberziehen zu lassen. Selbstkontrollorientierte Verfahren zielen darauf, gezielt Techniken einzusetzen, um einen beginnenden dissoziativen Anfall noch abzufangen oder umzusteuern.

2.2.11 Auswahl übergeordneter psychotherapeutischer Therapiestrategien

L21 **Leitlinie 21: Übergeordnete psychotherapeutische Therapiestrategien bei bestimmten Entstehungsbedingungen**

Mitbehandlung von biografischen Belastungsfaktoren und Vulnerabilität sowie komorbiden Störungen
- bei einem Zustand nach Missbrauchs- oder Vernachlässigungsanamnese, dabei Erwerb von dissoziativen Bewältigungsstrategien, auf die in aktuellen Konflikten automatisiert zurückgegriffen wird;
- bei primärer bzw. komorbider Depression, Angststörung, posttraumatischer Belastungsstörung mit hohem Anteil dissoziativer Merkmale.

Herausarbeiten und Auflösen aktuell auslösender Belastungsfaktoren
- bei chronischen intrapsychischen, innerfamiliären oder interpersonellen Konflikten, die die Bewältigungskompetenzen insbesondere im Bereich der Mentalisierung, der Verbalisierung und assertiven Kommunikation des Kindes überfordern.

Einübung von spezifisch benötigten Bewältigungsstrategien zur Konfliktlösung, zur Emotionsregulation und zum Mentalisieren kompetitiv zu den stereotypen Konversionsreaktionen
- bei habitualisiertem Rückgriff auf automatisierte, instinkt- bzw. reflexgesteuerte Schutzmechanismen in akuten Bedrohungssituationen, etwa im Sinne eines Totstellreflexes.

Ausschalten von aufrechterhaltenden Funktionalitäten

- bei symbolischer, indirekter Kommunikation von tabuisierten Bedürfnissen, Gedanken und Gefühlen mithilfe der Konversionssymptomatik;
- bei Mechanismen operanter Verstärkung im Sinne positiver Verstärkung (soziale Zuwendung für die Krankenrolle) und negativer Verstärkung (Entlastung von subjektiv überfordernden Aufgaben und Verpflichtungen);
- bei einer Neutralisierung von ursprünglich wirksamen Konfliktauslösern (z.B. schulischer Überforderung bei übersteigerten Leistungserwartungen der Eltern);
- bei familiären Modelllerneffekten, wenn das Kind die Verstärkung eines Krankheitsverhaltens bei einem anderen Familienmitglied (z.B. bei einem chronisch kranken Geschwisterkind) beobachtet hat und nun imitiert;
- bei stabilisierender Funktion des Symptoms für das Familiensystem (z.B., wenn bei drohender Trennung der elterlichen Paarbeziehung diese über die Sorge um das Kind in ihrer gemeinsamen Verantwortung als Vater und Mutter wieder zusammengeführt werden).

Paradox einer vielfach leeren Konflikt- und Belastungsanamnese kann zunächst einer therapeutischen Ratlosigkeit Vorschub leisten

Eine Besonderheit der Konversionsstörung liegt darin, dass im Unterschied zu den meisten Störungsentitäten die auslösenden Belastungs- und Konfliktauslöser sich zu Therapiebeginn zunächst sehr diffus darstellen. Daraus erwächst die nicht einfache Herausforderung, das der Störungsmanifestation zugrunde liegende Kernproblem prägnant herauszuarbeiten, um daraus abgeleitet einen ursächlich ausgerichteten Therapieplan zu entwickeln, der an den Ursprungsproblemen und Funktionalitäten in der Phase der Störungsentstehung ansetzt. Hier bleibt die Anamnese zunächst vielfach „leer", und dies nicht ohne Grund. Zugespitzt formuliert: Wenn die Familie in der Lage wäre, die psychischen Ursachen klar zu benennen und sich darüber lösungsorientiert auszutauschen, so wäre es extrem unwahrscheinlich, dass sich überhaupt eine Konversionsstörung entwickelt hätte.

Bei Essstörungen zum Beispiel ist es unmittelbar evident, dass man sich um Fragen des Körperschemas und der Nahrungsvermeidung, bei der Depression um Aktivierung und verzerrte Kognitionen und bei Angststörungen um Vermeidungsverhalten kümmern muss. Bei der Konversionsstörung ist es dagegen sehr viel unklarer, welche konkreten Ansatzpunkte sich für eine die Ursachen angehende Psychotherapie anbieten. Vielfach „schwimmen" Psychotherapeuten daher zu Therapiebeginn, stetig auf der Suche, einen aussichtsreichen „Zipfel" des verantwortlichen Grundproblems zu erwischen. Einerseits sehen sie sich einem hohen Behandlungs- und Erfolgsdruck ausgesetzt, andererseits benennt die Familie kaum umschriebene Belastungs- und Konfliktfaktoren, die die Ableitung eines strategisch-therapeutischen Behandlungsplans mit entsprechenden Interventionen erlauben würde. Auch nach Stellung der korrekten Diagnose besteht vielfach unter Fachleuten eine gewisse Ratlosigkeit über das weitere Vorgehen.

Die Leitlinie 10 (vgl. Kapitel 2.1.15) hatte als Zusammenfassung des diagnostischen Prozesses die Empfehlung ausgesprochen, Hypothesen zu individuell wirksamen, übergeordneten Störungsmechanismen zur Genese von Konversionsstörungen zu entwickeln, um daraus eine abgestimmte, strategische Therapieplanung ableiten zu können. Die Leitlinie 21 erlaubt es, solchen diagnostisch identifizierten, übergeordneten Entstehungsbedingungen mögliche übergeordnete Ansatzpunkte für die Therapieplanung und Intervention zuzuordnen. Wenn es gelingt, Hypothesen zur Störungsentstehung schrittweise „einzukreisen" und zu verdichten, sollten im Sinne eines kausal ausgerichteten Therapiekonzeptes die einzelnen Interventionsbausteine genau diese Faktoren angehen.

Individuell sehr verschiedene Konfliktkonstellationen

Da die individuell ursächlich wirksamen disponierenden, auslösenden und aufrechterhaltenden Faktoren bei Konversionsstörungen von Fall zu Fall enorm variieren können, können sich über viele Einzelfälle hinweg die individuellen, konkreten psychotherapeutischen Therapieziele, Auftragslagen und Therapiepläne enorm unterscheiden. In einem Fall mag die Stärkung der Anpassungsfähigkeiten des Kindes an eine drohende Scheidung der Eltern im Fokus stehen, in einem anderen Fall die Problemlösung angesichts einer deutlichen schulischen Leistungsüberforderung oder Ausgrenzung. Entsprechend breit kann eine individualisierte Psychotherapie thematisch aufgefächert sein. Letztlich umfasst sie hinsichtlich der Auflösung der ätiologischen Faktoren im Grunde das gesamte entwicklungspsychopathologische Spektrum von Risikokonstellationen des Kindes- und Jugendalters.

Im Kapitel 4 sind jeweils ein Arbeitsblatt für die Eltern (vgl. M08) sowie eines für das betroffene Kind (vgl. M09) vorgestellt, die die Suchprozesse zur Identifikation von spezifischen Stressoren unterstützen können.

Hilfreiche Materialien

- Arbeitsblatt für Eltern: Was könnte los sein? (vgl. M08, S. 141).
- Arbeitsblatt für Kinder und Jugendliche: Was könnte los sein? (vgl. M09, S. 143).

2.2.12 Teilearbeit: Nutzung einer therapeutischen Dissoziation zur Überwindung der pathologischen Dissoziation

L22 **Leitlinie 22: Psychotherapeutischer Einsatz von Teilearbeit**

- Teilearbeit bietet sich gerade bei der Konversionsstörung als Therapieverfahren an, weil störungsbedingt schon eine pathologische Dissoziation zwischen Alltagsbewusstsein und körperlicher Peripherie vorliegt. Diese klinisch schon vorgefundene pathologische Dissoziation wird nun didaktisch gut plausibilierbar in eine therapeutische Dissoziation gespiegelt und überführt. Die beiden voneinander getrennten Subsysteme werden aufgegriffen und als zwei Persönlichkeitsanteile in die Therapie eingeführt und so utilisiert, also nutzbar gemacht.
- Nach einer einführenden Edukation empfiehlt es sich, beiden Anteilen einen Namen zu geben (z. B. „Alltagsbewusstsein" versus „Organismus", „Körper" oder „Anfall") und sie szenisch darzustellen (Playmobilfiguren, Puppen, verschiedene Stühle etc.).
- Zusätzlich können bei Bedarf noch weitere Personen symbolisch eingeführt werden, die zum Beispiel in Form zusätzlicher Playmobilfiguren aufgestellt werden, die dann die Elternteile oder den Therapeuten repräsentieren.

- Der Therapeut bringt die beiden Teile schrittweise wieder miteinander in Kontakt und ins Gespräch. Die dissoziierten Teile werden also schrittweise wieder wechselseitig zugänglich gemacht, in Beziehung gesetzt und damit assoziiert.
- Der Therapeut kann gezielt jeden der beiden Anteile ansprechen, also die Sichtweise, die Interessen und Bedürfnisse sowohl des Alltagsbewusstseins als auch des Organismus befragen. Es antwortet entsprechend nur der adressierte Anteil, also zum Beispiel „der Anfall". Dieser muss aus dieser Perspektivität dabei keine Rücksicht auf „vernünftige und einsichtige" und gegenüber den Eltern loyale Argumente nehmen. Vielmehr können auch partikulare Bedürfnisse verbalisiert werden, deren Ausdruck ansonsten blockiert wäre, weil sich das Kind dann als uneinsichtig oder als unangemessen fordernd disqualifizieren würde.
- Wenn didaktisch gut vorbereitet und kognitiv nicht überfordernd, kann auch zirkulär gefragt werden. Das Alltagsbewusstsein wird gefragt, was es glaubt, was wohl geschehen müsse, damit der „Anfall" sich wieder zurückzieht, weil er überflüssig geworden ist.
- Schrittweise wird eine wechselseitig responsive Kommunikation zwischen den beiden Anteilen angeregt, die implizit von der Grundhaltung geprägt ist, dass beide Anteile wichtige Anliegen des Kindes vertreten und daher beide respektvoll zu behandeln sind.
- Die Teilearbeit kann in gleicher Weise auch mit den Eltern eingesetzt werden. Auch diese können zum Beispiel mit der Ausgangsfrage in einen Suchprozess eingeladen werden, was sich im Familiensetting ändern müsse, damit der Organismus die Symptomproduktion aufgeben kann.

Konzept der Teilearbeit ist besonders plausibel, da dissoziierte Teile schon unmittelbar durch die Symptomatik vorgegeben sind

Therapeutischer Zugang über Teilearbeit. Nach klinischer Erfahrung des Autors sind für die Identifikation der ursächlichen Problematik und des therapeutischen Fokus vor allem Methoden geeignet, die mit zwei oder mehreren Subsystemen der Persönlichkeit des Kindes arbeiten (Teilearbeit; Ego-State-Therapie). Dazu wird gegenüber dem Kind wie den Eltern die Vorstellung eingeführt, sich die Persönlichkeit des Kindes als aus zwei Anteilen bestehend vorzustellen. Ein Teil besteht aus der unwillkürlich vom Organismus „produzierten" Konversionsreaktion. Der andere Persönlichkeitsanteil besteht aus seinem ganz normalen, intakten Alltagsbewusstsein und Alltagsverhalten, mit dem das Kind auch weiterhin die meisten Angelegenheiten im Alltag ganz normal, willkürlich und bewusst regelt und steuert. Es wird erläutert, dass beide Teile weitgehend voneinander entkoppelt (dissoziiert) agieren.

Dieses Vorgehen fügt sich damit in den Kontext jüngerer psychotherapeutischer Therapieströmungen ein, die sich über die letzten ein bis zwei Dekaden im Umfeld von Teilearbeit, Stuhltechniken (Sachse, 2018), Ego-State-Therapie (Shapiro, 2019), Schematherapie (Loose & Lechmann, 2019) und mentalisierungsbasierter Psychotherapie nicht zuletzt auch im breiten Umfeld der dritten Welle der Verhaltenstherapie praxeologisch herausgebildet haben. Teilearbeit in der spezifischen Anwendung auf Konversionsstörungen ist bisher in der Literatur kaum explizit beschrieben. Nach Ansicht des Autors kann sie sich jedoch zukünftig zu einer besonderen Indikation entwickeln. Diese störungsspezifisch herausgehobene Eignung leitet sich aus dem Umstand ab, dass das Splitting der Persönlichkeit in verschiedene Teile oder Ego-States in Folge der pathologischen Dissoziation bei der Konversionsreaktion im Zuge einer Entkoppelung von Subsystemen klinisch schon vorgegeben und daher auch kreativ zu nutzen ist.

Als Beispielmetapher für diesen Wechsel in der Verhaltenssteuerung zwischen den beiden Persönlichkeitsanteilen kann das Steuern eines Autos angeboten werden:

Wie beim Lenken eines Autos nimmt ein Anteil auf dem Fahrersitz Platz und steuert das Lenkrad, die Gangschaltung und die Pedale, der andere sitzt auf dem Beifahrersitz. Fahrer und Beifahrer können aber auch den Platz wechseln. Die allermeiste Zeit sitzt das Alltagsbewusstsein am Steuer. Bei einem dissoziativen Anfall kann der Konversionsanteil unvermittelt das Steuer an sich reißen, das Alltagsbewusstsein wird auf den Beifahrersitz gedrängt und kann bestenfalls noch beobachten, was der andere Teil so macht.

Namensgebung für die beiden Anteile. Eine einfache, neutrale Namensgebung kann zunächst darin bestehen, den einen Teil „Peter I" und den anderen Teil „Peter II" zu nennen. Peter I repräsentiert das Alltagsbewusstsein des Patienten, der unter seiner Symptomatik authentisch leidet und diese überwinden möchte. Peter II repräsentiert dagegen den Konversionsanteil (z. B. das gelähmte Bein). Wenn das Kind mit dieser Vorstellung der beiden Teilpersönlichkeiten zunehmend vertraut wird, kann es gefragt werden, ob ihm Namen oder Bezeichnungen einfallen, die es für besonders passend hält. Die zwei dissoziierten Anteile werden möglichst plastisch und kontrastierend herausgearbeitet. Jeder der beiden Teile kann mit weiteren Namen, Bildern, Fotos, Metaphern, Gegenständen oder Figuren charakterisiert werden. Besonders eignen sich Spielfiguren (z. B. Playmobil), Handpuppen oder symbolische Gegenstände.

Den Teil, der die Symptomatik repräsentiert, positiv als Transporteur wichtiger Botschaften, Anliegen und Bedürfnisse konnotieren, die anzuhören sind

Der Konversionsanteil wird so eingeführt, dass er wichtige Bedürfnisse des Kindes repräsentiert und transportiert. Ihm ist daher mit Wertschätzung zu begegnen, auch wenn er unbestritten sehr „lästige" Folgeprobleme bereitet. Es kann daher dem Kind der Zusatz „mein kluger oder weiser Körper" angeboten werden. Die besten didaktischen therapeutischen Implikationen bietet nach Erfahrung des Autors der Begriff des „Organismus". Die Verwendung dieses Begriffs setzt allerdings ein hinreichendes kognitives Entwicklungsniveau voraus. Wenn der Patient den Begriff gut versteht, kann und sollte er einheitlich gegenüber dem Kind und den Eltern verwendet werden (vgl. hierzu M08 und M09 in Kapitel 4). Im Folgenden sollen die beiden Teile exemplarisch als „Alltagsbewusstsein" und „Organismus" bezeichnet werden. Der folgende Kasten zeigt eine kindgerechte Beispielformulierung zur Erläuterung des Teile-Konzeptes.

Kindgerechte Erläuterung des Teile-Konzeptes

„Lieber Peter, so wie wir jetzt miteinander sprechen, sprechen wir ja ganz normal miteinander. Ich kann zu dir sprechen über deine Mitschüler, über dein Skateboard, über deine Freunde. Diesen ganz normalen Teil von dir nenne ich einfach einmal Peter I. Und dann gibt es diese seltsamen Anfälle. Ich habe dir ja schon gesagt, dass wir fest überzeugt sind und dir klar glauben, dass du diese Anfälle nicht extra machst. Dennoch kommen sie ja irgendwo her. Ich schlage vor, dass wir diesen Teil, der die Anfälle macht, erst einmal Peter II nennen, oder, was ich noch besser finde, dass wir ihn zum Beispiel ‚Körper' nennen. Ich stelle dazu einfach mal zwei Playmobilfiguren auf den Tisch. Diese Figur ist Peter I und diese Figur ist Peter II, oder besser gesagt der Körper, der – aus welchen Gründen auch immer – die Anfälle macht. Wie der Körper die Anfälle macht und warum er die Anfälle macht, ist für uns im Moment noch ziemlich unklar. Ich schlage vor, dass wir später deinen Körper dazu befragen, um ihn immer besser zu verstehen.

Jetzt in diesem Moment zum Beispiel rede ich zu Peter I. Ich stelle für mich selbst jetzt noch eine Playmobilfigur auf den Tisch. Schau, meine Figur dreht sich zu Peter I hin und redet zu ihm. Ich kann mich aber auch zu der anderen Playmobilfigur, also zum Körper hindrehen. Ich frage den Körper zum Beispiel: ‚Sag mal, wie fühlt sich das eigentlich genau an, wenn so ein Anfall anfängt. Was spürst du da eigentlich genau? Kannst du mir sagen, wo in deinem Körper du das allererste Zeichen spürst? Und wie checkst du, dass das ein ganz bestimmtes Gefühl, eine bestimmte Empfindung in deinem Körper ein erstes Zeichen und Vorbote eines neuen Anfalls sein könnte?' Ich stell jetzt dem Körper noch eine recht schwierige Frage: ‚Sag mal, lieber Körper, hast du eine gute Idee, was wir, also zum Beispiel der Peter I oder seine Eltern oder Peters Freunde oder ich oder die Ärzte tun könnten, damit die Anfälle wieder weniger werden? Hast du da einen Ratschlag für den Peter I oder für uns? Bist du bereit uns da ein paar Hinweise und gute Tipps zu geben?'

Jetzt drehe ich mich wieder zu Peter I und spreche zu ihm. Hast du verstanden, was ich mit den beiden Teilen Peter I und Peter II oder Peter und dem Körper meine? Vielleicht hast du ja selber schon einmal als Peter I mit deinen Anfällen gesprochen, zum Beispiel so etwas wie: ‚Verflixt noch mal, du blöder Anfall, wo kommt du eigentlich her? Was soll das alles eigentlich? Wieso kommst du eigentlich immer genau zur falschen Zeit?'

Also, lieber Peter I, ich möchte in Zukunft gemeinsam mit dir den Körper immer mehr und genauer befragen, was eigentlich mit den Anfällen los ist. Was möchte der Körper? Was sollen wir nach seiner Meinung tun, damit die Anfälle sich wieder zurückziehen? Lieber Peter I: Hast du eine Idee bekommen, was ich meine? Und: Bist du damit einverstanden und bereit, dich darauf einzulassen?

Am Anfang wird es vielleicht noch ungewohnt sein, wenn wir mit deinem Körper zu reden beginnen und ihn befragen. Aber ich bin zuversichtlich, dass er mehr und mehr zu uns sprechen wird, wenn wir ihn freundlich und behutsam fragen und um seine Meinung bitten. Vor allem müssen wir beide ihm aufmerksam zuhören und lauschen, was er uns zu sagen hat."

Verwendung von Stuhltechniken, Playmobil, Puppen und anderen szenischen Darstellungen

Szenische Darstellung der beiden Anteile. Eine weitere Möglichkeit der szenischen Darstellung liegt in der Anwendung von Stuhltechniken. Das Kind kann sich auf zwei unterschiedliche Stühle setzen, je nachdem, aus welchem Anteil heraus es gerade spricht und agiert. Die Verwendung von Playmobilfiguren oder Puppen kann man wiederum mit der Stuhltechnik kombinieren, indem man den jeweils anderen Anteil durch eine bestimmte Puppe symbolisiert in einen immer gleichen Stuhl platziert. Playmobilfiguren kann man einfach auf dem Tisch platzieren, sie können einander zugewandt und so in ein gemeinsames Gespräch geleitet werden, indem man beide Anteile miteinander sprechen lässt. Der Therapeut kann ebenfalls als Playmobilfigur eingebracht werden. Der Therapeut kann sich für das Kind unmittelbar erkennbar an den Anteil des Alltagsbewusstseins oder aber an den Anteil des Organismus richten, der die Konversionsreaktion produziert und unterhält. Wenn das Kind mit der Grundkonstellation verständig umgehen kann, kann man im Verlauf weitere Playmobilfiguren wie Elternteile oder Mitschüler einbringen und in die Interaktion positionieren. Zum Beispiel kann der Lehrer Peter I in seinem Alltagsbewusstsein fragen, ob er Peter II, also den Anfall, irgendwie kontrollieren kann. Auch Interaktionspartner können sich also differenziert entweder an das Alltagsbewusstsein oder an die Konversionsreaktion richten. Solche komplexeren Darstellungen sollten aber erst eingeführt werden, wenn der Patient die Grundidee des Splittings in zwei Persönlichkeitsanteile gut verstanden hat und sicher damit umgehen kann.

Spiegelung der pathologischen in eine therapeutische Dissoziation

Nutzung der pathologischen Dissoziation für eine therapeutisch zieldienliche Dissoziation. Die beiden eingeführten Teilpersönlichkeiten spiegeln die vorfindbare Entkoppelung der willkürlichen Bewusstseinsfunktion von den unwillkürlichen motorischen bzw. sensorischen Programmen. Die vorher dissoziierten Anteile können so schrittweise wieder assoziiert werden. Konkret bedeutet dies, dass das Kind in seinem Alltagsbewusstsein zum Beispiel ein zunehmendes Gespür dafür entwickelt, welche Bedürfnisse sich in der Konversionsreaktion ausdrücken könnten. Wird die Kommunikation zwischen den beiden Anteilen zunehmend durchlässiger, können Lösungsstrategien zwischen beiden Teilen ausgehandelt werden mit dem Ziel, die bisher ungelösten Konflikte und Belastungen zu identifizieren, zu verbalisieren und zu lösen. Die ursprüngliche Funktion der Symptomatik kann entbehrlich werden und durch angemessenere Bewältigungsreaktionen ersetzt werden.

Adressieren der einzelnen Anteile in der direkten Ansprache

Kommunikation mit den Teilpersönlichkeiten. Teilearbeit eröffnet verschiedene Varianten der Kommunikation im Dreieck zwischen Alltagsbewusstsein, Organismus und Therapeut:

- Der Therapeut kann sich direkt an das gesunde, willkürgesteuerte Alltagsbewusstsein richten. Dies ist die „ganz normale Kommunikation“. Sie wird überwiegend praktiziert. In diesem Persönlichkeitsanteil sind unter anderem die bewusstseinszugänglichen aversiven Folgen der Konversionssymptomatik repräsentiert. Der Therapeut kann das Alltagsbewusstsein fragen, wie es sich anfühlt, auf den früher geliebten Sport zu verzichten. Der Therapeut kann gemeinsam mit dem Alltagsbewusstsein Problemlösungen entwickeln, zum Beispiel, wie ungeachtet der Symptomatik dennoch sportlichen Aktivitäten nachgegangen werden kann.
- der Therapeut kann sich aber auch direkt an den „Organismus“ richten. Der Therapeut kann also den Konversionsanteil subtil befragen, welche Botschaften er sendet, was ihn belastet und welche Veränderungen im Leben des Kindes dazu führen könnten, dass der Organismus sich weniger bedroht, verängstigt, belastet fühlt, sodass die Konversionsreaktion überflüssig wird und sich zurückbilden kann.

Kombination von Teilearbeit mit zirkulärem Fragen

Zirkuläres Befragen des Organismus. Der Therapeut kann sich auch an das Alltagsbewusstsein richten mit der Bitte, sich seinerseits dem Organismus (Körper, Anfall etc.) zuzuwenden und ihn zu befragen. Diese Konstellation ähnelt der Technik des zirkulären Fragens aus der systemischen Therapie. Sie beinhaltet in der Regel eine interpersonelle Dreiecksituation. Der Therapeut fragt ein Familienmitglied, was ein anderes, anwesendes Familienmitglied wohl in einer bestimmten Hinsicht denken oder fühlen mag. In Verbindung mit Teilearbeit befragt der Therapeut das Alltagsbewusstsein, was der Organismus wohl zum Beispiel im Vorfeld eines Anfallsgeschehens empfunden haben mag. Manche Kinder mögen zunächst unverständig auf diese Bitte des Therapeuten reagieren. Sie mögen antworten, dass sie die Aufgabe nicht richtig verstehen oder dass der Organismus ihnen nichts erzählt. Es kann dann erforderlich werden, wiederholt mithilfe von Gleichnissen und Metaphern dem Kind zu erläutern, was gemeint ist. Der Therapeut kann dies auch an einem eigenen Beispiel simulieren. Er könnte auf einem Stuhl Platz nehmen und eine Puppe, die auf einem anderen Stuhl sitzt und seine Kopfschmerzen repräsentiert, befragen: „Hallo, Kopfschmerzen, könnt ihr mir sagen, was ich gemacht habe, dass ihr so heftig an meinen Schädel klopft?“ Die Kopfschmerzen in dem anderen Stuhl antworten: „Überleg doch mal: Hast du vielleicht zu wenig getrunken? Bist du gestern zu spät ins Bett gegangen und hast zu wenig geschlafen? Grübelst du zu viel?“

Konkrete Konversionsepisoden, wie zum Beispiel ein Anfallsereignis, können genutzt werden, um die Fragetechnik zu veranschaulichen:

> „Peter, gestern Nachmittag hat dein Organismus (Körper) ja wieder einen Anfall gemacht. Lass uns gemeinsam versuchen, zu verstehen, was vorher los war und was dazu geführt hat. Lass uns dazu mal deinen Organismus befragen. Wie ging es dir vorher, lieber Körper? War etwas passiert, was dir ein schlechtes Gefühl gemacht hat. Vielleicht ist vorher auch gar nichts Besonderes passiert, aber vielleicht hattest du traurige oder ängstliche Gedanken?“.

Die weitere Erkundung kann mit Imaginationstechniken verknüpft und vertieft werden:

> „Peter, du sagst, dass du dich nicht gut erinnern kannst, was vor dem Anfall los war. Wir haben ja schon einige Male Vorstellungsübungen gemacht. Ich schlage vor, wir probieren dies jetzt auch wieder, du kannst dich dann vielleicht besser erinnern und in den Zustand kurz vor dem Anfall wieder zurückkehren. Du kannst also langsam die Augen schließen, dich auf deinen Atem konzentrieren und diesen beobachten, wie er ein- und ausströmt ... und wenn du soweit bist, kannst du im Geiste wieder zurückgehen zu dem Anfall ... und von dort langsam weiter zurück und erinnerst dich wo du gerade bist, wer noch dabei ist, wie du dich gerade fühlst ... und dann horche mal zu deinem Organismus, ob er eine Idee hat, was in diesem Moment los gewesen ist, sodass genau in diesem Moment sich wieder ein Anfall entwickelt hat ...“

Kommunikatives Dreieck zwischen Alltagsbewusstsein, Organismus und Therapeut

Die Abbildung 2 stellt die therapeutische Nutzung der Dissoziation zwischen Alltagsbewusstsein auf der einen Seite und Organismus und Konversionsreaktion auf der anderen Seite dar. Demnach vollzieht sich die Konversionsreaktion weitgehend autonom ohne die Steuerung durch das Alltagsbewusstsein. Das Alltagsbewusstsein erlebt wenig steuernden Zugriff auf die Konversionsreaktion. Darauf aufbauend ergibt sich das kommunikative Dreieck bestehend aus Therapeut sowie dem Alltagsbewusstsein und dem Organismus als den beiden Teilpersönlichkeiten.

Die Abbildung 2 zeigt, wie der Therapeut im zirkulären Sinne Fragen an das Alltagsbewusstsein richtet, die dieses wiederum anregen sollen, sich dem Organismus zuzuwenden. Ziel der Gesprächsführung ist es, die beiden entkoppelten Anteile wieder miteinander „ins Gespräch zu bringen“, sich wechselseitig zuzuhören und die Anliegen des jeweils anderen Persönlichkeitsanteils besser zu verstehen.

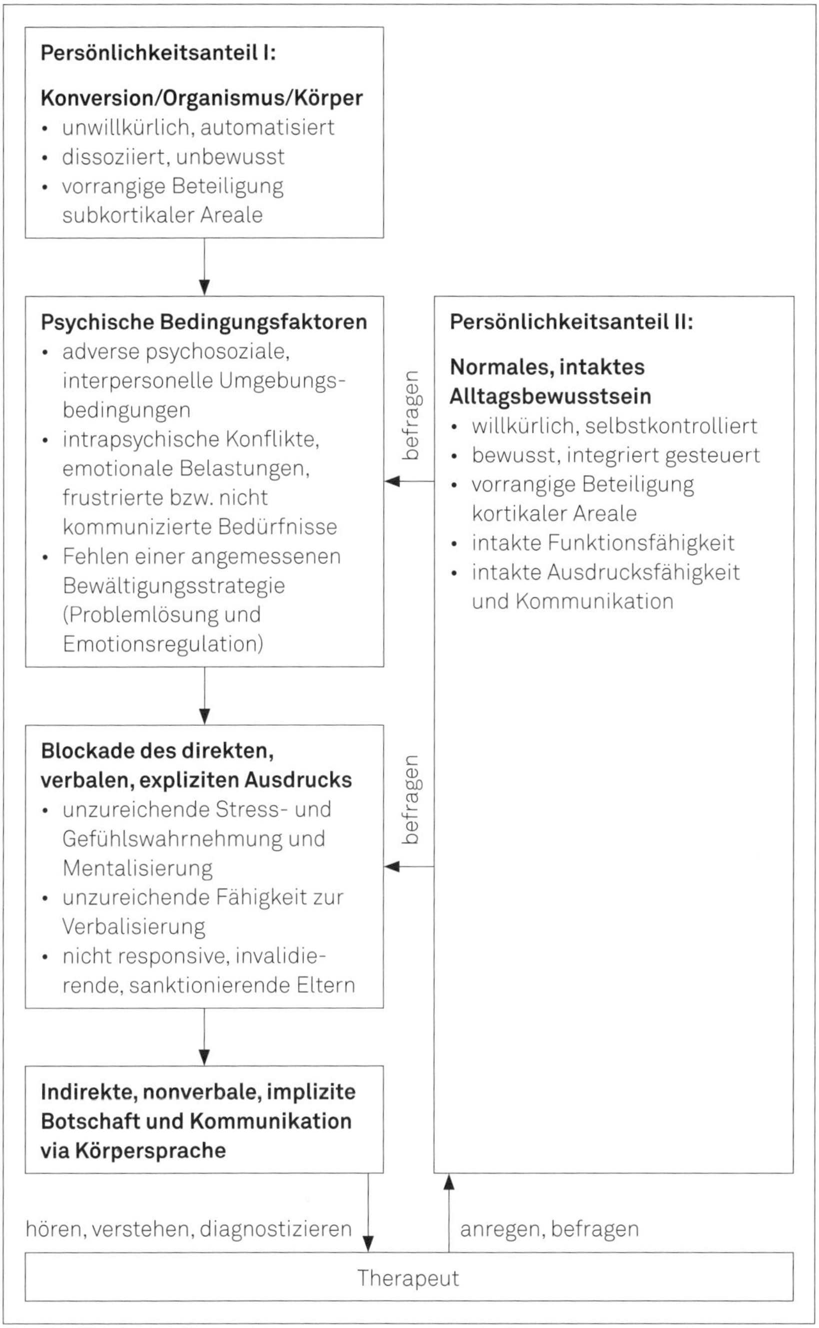

Abbildung 2: Therapeutische Nutzung der Dissoziation der Konversionsreaktion und des Alltagsbewusstseins: Der Therapeut bittet das Alltagsbewusstsein, den Organismus zu den psychischen Bedingungsfaktoren der Konversionsreaktion sowie den Blockaden und Barrieren eines direkten Ausdrucks zu befragen und anzuhören.

Vorteile einer zirkulären Frageform. Die zirkuläre Frageform beinhaltet mindestens zwei wichtige Vorteile im Vergleich zu einer direkten Ansprache:

- Das Kind trainiert über die Wendung seiner Aufmerksamkeit nach innen auf den Organismus seine Emotionswahrnehmung, Emotionsdifferenzierung und Emotionsverbalisierung und wirkt so einem besonders häufigen Störungsmerkmal entgegen. Zusätzlich zur inhaltlichen Identifizierung von wirksamen Problemhintergründen ergibt sich so ein Kompetenzaufbau im Bereich der Affektregulation.
- Die therapeutisch konstruierte Dissoziation erlaubt es dem Kind, die Verantwortung für das Äußern bestimmter in der Familie tabuisierter Konfliktthemen an den Organismus und die Konversionsreaktion zu delegieren.

Beispiel

„Ich selbst weiß ja ganz genau, dass wir den Umzug unserer Familie in eine fremde Stadt aus beruflichen Gründen machen müssen und ich mich dem nicht widersetzen kann, aber wenn ich meinen Organismus frage, was denn passieren müsste, damit die Anfälle weniger werden, so antwortet er einfach: ‚Wenn wir dort wohnen bleiben, wo wir jetzt zu Hause sind.' Ich weiß ja, dass das nicht geht, aber mein Organismus sagt mir das trotzdem so. Und wenn ich ehrlich bin, so glaube ich, dass meine Anfälle ganz viel mit dem Umzug und der Trennung von allem, was mir zu Hause lieb ist, zu tun haben. Ich traue mich aber nicht, das meinen Eltern zu sagen. Die können ja nichts machen. Ich würde sie nur belasten. Ich könnte auch nicht damit leben, wenn wir nur wegen der Anfälle jetzt hier wohnen bleiben. Ich weiß einfach nicht mehr weiter."

Therapeutische Dissoziation hilft dem Kind geschickt und gesichtswahrend aus einem Loyalitätskonflikt heraus. Es kann die Verantwortung für seine tabuisierten Anliegen der Symptomatik „in die Schuhe schieben"

Wird die Exploration zu den Gründen der Konversionsreaktion also nicht an das Alltagsbewusstsein, sondern an den Organismus gerichtet, so kann das Kind sich freier fühlen zu sprechen, weil es die Verantwortung für die Mitteilung bestimmter schwieriger Themen an den Organismus abgeben kann. In der Rolle des Organismus kann es unbefangener sprechen, weil es „nur" dessen Botschaften weiterreicht. In seinem Alltagsbewusstsein steht es ihm frei, sich „diplomatisch" von diesen Botschaften zu distanzieren. Mittels der Teilearbeit kann damit sowohl das Motiv bedient werden, aus der Rolle des Alltagsbewusstseins heraus die Eltern zu schützen und einer Sanktionierung zu entgehen, als auch aus der Rolle des Organismus heraus das Motiv, eigene, bisher nicht verbalisierbare Bedürfnisse und Konflikte mitzuteilen.

Besondere Eignung lösungsorientierter Fragen. Nach klinischer Erfahrung sind von der Teilpersönlichkeit des Organismus Fragen zu Bedingungen für eine Lösungsentwicklung vielfach leichter zu beantworten als Fragen nach den Bedingungen für die Problementstehung. Als besonders günstig erweisen sich Fragen an den Organismus, was denn wohl im Leben des Kindes (in der Schule, in der Familie etc.) geschehen müsse, damit die Konversionsreaktion (das Anfallsgeschehen, die Gangstörung, die Sehschwäche) sich wieder von selbst zurückzieht (z. B. „Was würde sich der Körper wünschen?").

Lösungsorientierte Fragen können auch diagnostisch zur Überprüfung von bestimmten Problemlösungsideen verwendet werden, zum Beispiel:

„Stell dir vor, du würdest auf eine andere Schule wechseln. Wie würde dein Organismus das finden? Würde das die Anfälle eher stärker oder schwächer machen?"

Teilearbeit im Kontakt mit den Eltern

Erläutern der Signalfunktion der Konversionsreaktion. Die zweiseitige Kontaktaufnahme zum Alltagsbewusstsein versus zum Organismus ist nicht allein dem Therapeuten vorbehalten, sondern kann ebenso von den Eltern bzw. Bezugspersonen gegenüber dem Kind praktiziert werden. Auch die Eltern können ihr Kind fragen, was sein Organismus zum Beispiel von einem bestimmten Konfliktlösungsvorschlag wohl halten würde. Die therapeutisch eingeführte Dissoziation von Alltagsbewusstsein versus Organismus ist in der Elternarbeit zusätzlich von hohem edukativem Wert. Die Person des Kindes kann vor der latenten Vorwürflichkeit und Ungeduld mancher Eltern geschützt werden, wenn man den Eltern erläutert, dass das Alltagsbewusstsein des Kindes authentisch die Symptomatik überwinden will, es aber zusätzlich den Organismus gibt, der über die Konversionsreaktionen hartnäckig seine Anliegen, Botschaften und Rückmeldungen in die Familie einspeist. Im Zusammenwirken von Eltern, Therapeut, Alltagsbewusstsein des Kindes komme es darauf an, diese Anliegen des Organismus zu entschlüsseln und zu beantworten. Die Teilpersönlichkeit des Organismus halte mutmaßlich an der Symptomatik so lange fest, bis dessen Anliegen aufgenommen ist. Dazu sei nolens volens eine Kooperation mit dem Organismus erforderlich.

Therapeutische Dissoziation entlastet auch die Eltern-Kind-Beziehung von Argwohn und Vorwürflichkeiten

Edukation zum Teilekonzept. Auch für manche Eltern ist das Teilekonzept nicht unmittelbar eingängig. Ist es einmal verstanden und als Arbeitsgrundlage akzeptiert, kann sich sehr schnell die gesamte Eltern-Kind-Beziehung deutlich entspannen. Die Person des Kindes wird entlastet, da aller vorheriger Argwohn der Eltern nun der Verantwortung des rätselhaften Organismus zugeschrieben werden kann. Das Kind wird nicht mehr misstrauisch als „Täter und Produzent" der Symptomatik beäugt, sondern wird eher „Opfer" des seiner Steuerung entzogenen Organismus wahrgenommen. Dies erlaubt die Entwicklung eines Bündnisses zwischen Eltern und Alltagsbewusstsein, die gemeinsam aufgefordert sind, den rätselhaften Organismus mit seinen Anfällen immer besser zu verstehen. Sie können mit dem Kind Hypothesen austauschen, was den Organismus wohl bedrücken kann und was man ihm gemeinsam anbieten kann und ob man damit wohl seine Anliegen korrekt erfasst und trifft. Für die Edukation bleibt es wichtig, den Organismus nicht abzuwerten, sondern ihn positiv zu konnotieren. Er hat ein Wissen, das bis jetzt von der Familie nicht hinreichend wahrgenommen, miteinander geteilt und ernst genommen wurde.

Frieren als stimmige Metapher für eine unwillkürliche Reaktion des Organismus, die man nicht abwerten, sondern ernst nehmen sollte

Für die Edukation zum Organismus und zur psychosozialen Signalfunktion der Konversionsreaktion im Rahmen der Teilearbeit können verschiedene Metaphern und Vergleiche herangezogen werden.

Im folgenden Kasten wird die Konversionsreaktion des Organismus mit der physiologischen Reaktion des Frierens des Organismus bei Kälte verglichen. Diese Analogie enthält in edukativer Hinsicht eine Reihe von Implikationen, die ganz grundsätzlich für eine Edukation zum Umgang mit Konversionssymptomen hilfreich sein können.

Die physiologische Reaktion des Frierens des Organismus bei Kälte als zieldienliche Metapher für die Konversionsreaktion des Organismus

Die Konversionsreaktion des Organismus unter belastenden Kontextbedingungen kann sehr gut in Analogie zum Frieren und Zittern des Organismus bei Kälte gesetzt werden. Die Metapher des Frierens bei Kälte enthält eine Reihe von impliziten Bedeutungen und nützlichen Botschaften, die sich elegant auf das Verständnis der Signalfunktion der Konversionssymptomatik übertragen lassen. Beim Frieren wie bei der Konversionsreaktion zeigt der Organismus eine intensiv spürbare körperliche Reaktion, die sich „wie von selbst" ereignet. Der Organismus sendet in beiden Fällen dem Alltagsbewusstsein ein eindrückliches, aversives Signal, dass die Passung zwischen Bedürfnislage des Organismus und aktuellen Kontextbedingungen nicht mehr gegeben ist. Diese Rückmeldung zeigt unmissverständlich an, dass etwas nicht in Ordnung ist und etwas getan werden muss. Sowohl beim Frieren wie bei der Konversionsreaktion liegt keine Krankheit vor, sondern vielmehr eine gesunde, funktionale Rückkoppelung an das Alltagsbewusstsein mit dem Ziel des Schutzes des Organismus. Das Signal der starken körperlichen Reaktion folgt einer Funktionalität und Adaptivität für die Wiederherstellung der Passung zwischen Organismus und Umwelt. Die Aversivität des Signals motiviert, sich mit hoher Priorität um das Anliegen des Organismus zu kümmern. Ein Ignorieren des Signals oder das schlichte Ziel, es einfach nur „abschalten" zu wollen, weil es „lästig" ist und „Probleme bereitet", wäre fehl am Platz, weil dies eine wirkliche, an den Ursachen ausgerichtete Problemlösung blockieren würde. Das Beispiel des Frierens verdeutlicht, dass der Organismus ein Signal unbeirrt weitersendet und sogar steigert, bis das Alltagsbewusstsein das Signal ernst nimmt und eine für den Organismus zufriedenstellende Antwort einleitet.

In edukativer Hinsicht unterstützt der Vergleich mit dem Frieren damit implizit in der Familie eine therapeutisch wünschenswerte Fokusverschiebung: Die Frage nach einer vermeintlichen organischen Pathologie der Konversionssymptomatik wird ersetzt durch die Frage nach der psychosozialen Signalfunktion. Im Einzelnen ergeben sich folgende, didaktisch hilfreich zu nutzende Parallelitäten zwischen Konversionsreaktion und physiologischem Frieren des Organismus:

- *Evolutionär vorgebahnte Reaktionsstereotypie:* Die physiologische Reaktion des Frierens bei Kälte ist bei Tieren und Menschen evolutionär vorgebahnt. In analoger Weise reicht die phylogenetische Entwicklung des Totstellreflexes bei erlebter Bedrohung bis ins Tierreich zurück. In beiden Fällen handelt es sich um archaische, angeborene, subkortikal „fest verdrahtete" Verhaltensprogramme, die je nach interindividuell unterschiedlichem Schwellenwert bei bestimmten, für den Organismus bedrohlichen Umgebungsbedingungen ausgelöst werden.
- *Unwillkürlichkeit der Reaktion:* Wie das Frieren stellt auch die Konversionsreaktion eine unwillkürliche körperliche Reaktion im Kontext von unangenehmen Milieubedingungen dar. Beim Frieren handelt es sich um physikalische Kälte, auf die der Organismus ohne willentliches Zutun reagiert. Bei der Konversionsreaktion handelt es um psychosoziale Milieubedingungen, auf die der Organismus ohne willentliches Zutun mit einer unwillkürlichen Konversionsreaktion antwortet. In beiden Fällen ist das Bewusstsein nicht Sender, sondern Empfänger dieser unwillkürlichen Reaktion.

- *Gesunde und funktionale Adaptivität mit einem Aufforderungscharakter und Impuls zum Handeln:* Die physiologische Reaktion des Frierens wäre grundsätzlich missverstanden, würde man sie pathologisieren. Dies gilt analog in abgeschwächter Form auch für die Konversionsreaktion. Auch hier ist die Signalfunktion für Störungen der Person-Umwelt-Homöostase beachtlich. Hier richtet sich die Rückmeldung des Organismus auf verdeckte Belastungen, Konflikte und frustrierte Bedürfnisse, die es im besten Interesse der gesamten Person ernst zu nehmen und zu regulieren gilt. Das Alltagsbewusstsein tut im eigenen Interesse gut daran, dieses Signal ernst zu nehmen, ein sich darin manifestierende Bedürfnis anzuerkennen und aktiv zu werden, um es gezielt zu befriedigen. Ist die Homöostase wieder wiederhergestellt, steigt die Chance auf Rückbildung der Signalfunktion.
- *Verstehbarkeit:* Beim Frieren ist das Motiv und die Botschaft des Organismus unmissverständlich leicht zu lesen („Es ist kalt, du frierst, also gehe ins Haus oder zieh dir einen Mantel an!"). Bei der Konversionsreaktion ist die Botschaft nicht so leicht zu lesen. Es muss erst mühevoll entziffert werden, was der Organismus genau signalisieren möchte und was er zur Wiederherstellung der Passung braucht.
- *Coping:* Auch wenn man verstanden hat, welche aversiven Umgebungsbedingungen für eine Konversionsreaktion verantwortlich sind, ist damit vielfach noch nicht die Frage beantwortet, was zu tun ist, um eine neue Passung herbeizuführen. Gäbe es dafür eine einfach umsetzbare Bewältigungsstrategie, so hätte es für den Organismus in der Regel keinen Grund gegeben, die Symptomatik herauszubilden. Prinzipiell kann bei der Konversionsreaktion wie beim Frieren ein Zielverhalten zwei Strategien verfolgen. Man kann die äußeren Umgebungsbedingungen aktiv verändern (alloplastisches Coping), also bei Kälte im Haus die Heizung anstellen bzw. bei einer leistungsbezogenen Überforderung die Schule wechseln. Man kann aber auch die eigene Toleranz und Resilienz für die Umgebungsbedingungen erhöhen (autoplastisches Coping), also bei fortbestehender Kälte einen Mantel anziehen bzw. die kognitiv-emotionale Bewertung herausfordernder Umgebungsbedingungen verändern.
- *Umfassende Therapiezieldefinition jenseits einer einfachen Symptomreduktion:* Bei der Auftragsklärung und Abstimmung der Therapieziele formulieren Eltern wie Kinder in der Regel die Rückbildung der Symptomatik als ganz vorrangiges Therapieziel. Tatsächlich remittieren Konversionssymptome in manchen Fällen, ohne dass genau nachzuvollziehen ist, ob und wie sich die ursprünglich wirksamen Entstehungsbedingungen verändert haben. Aus therapeutischer Sicht gilt es dennoch, bei der Ziel- und Behandlungsplanung nicht allein auf eine Symptomreduktion, also das Abstellen des Signals, abzustellen. Vielmehr sollte darauf hingearbeitet werden, dass neben dem verständlichen Anliegen einer Symptomreduktion als weitergehendes Therapieziel auch vereinbart wird, die Funktionalität, den Sinn, die latente Botschaft und die Bedeutung der Konversionsreaktion zu identifizieren, um so jenseits einer reinen Symptomkontrolle neue Passungen im Leben des Kindes und der Familie einleiten zu können.

3 Verfahren zur Diagnostik und Therapie

3.1 Diagnostische Verfahren

Im deutschsprachigen wie auch im internationalen Raum existieren nach Kenntnis des Autors keine störungsspezifischen Testinventare oder Fragebögen zu Konversionsstörungen bei Kindern und Jugendlichen. Der Einsatz von psychometrischen Verfahren zur Diagnosestellung ist daher begrenzt. Dennoch können Fragebogenverfahren nach individueller Indikationsstellung sinnvoll zum Einsatz kommen. In Ergänzung zu den hier vorgestellten Fragebogenverfahren können störungsübergreifende, generische Diagnostiksysteme eingesetzt bzw. im Sinne eines Breitbandscreenings vorgeschaltet werden (Döpfner & Petermann, 2012). Bei Verdacht auf spezifische psychische Differenzialdiagnosen bzw. Komorbiditäten kann im Grunde auf alle störungsspezifischen Bände der Leitfaden-Reihe und deren jeweilige Kapitel zu diagnostischen Verfahren zurückgegriffen werden. Die Beschreibung der Testkonstruktion in den folgenden Tabellen stützt sich weitgehend auf die Darstellungen der Autoren bzw. der Verlage. Die Auswahl der Verfahren orientiert sich an den mit ihnen jeweils untersuchten Dimensionen und Skalen. Es handelt sich um solche Konstrukte, die mit der Entstehung bzw. einem günstigen versus ungünstigen Verlauf assoziiert sein können. Psychodiagnostische Verfahren können je nach individueller Indikation vor allem in folgenden drei Domänen sinnvoll zum Einsatz gebracht werden:

1. Störungsspezifische Tests zur Differenzialdiagnostik der Konversionsstörungen sowie zu gehäuft auftretenden Komorbiditäten: Traumafolgestörungen, dissoziative Phänomene und Störungen des Bewusstseinstypus, somatoforme Störungen und abweichendes Krankheitsverhalten, Depression.
2. Elternfragebögen und Familiensystemtests.
3. Inventare zur Belastungsverarbeitung und der Verhaltensentwicklung, wie z. B. Problembelastung, Selbstwert, Elternbild, Angst, Zugang zu Emotionen.

Vielfach kann der Einsatz von Fragebogenverfahren über die testdiagnostische Funktion im engeren Sinne hinaus bei sehr wortkargen und zurückhaltenden Familien auch als „Eisbrecher" für die vertiefende Exploration auslösender Konflikt- und Belastungsfaktoren genutzt werden. Antworten zu einzelnen Items aus den Fragebögen können im Anschluss als „Aufhänger" genommen werden, noch einmal differenzierter nachzufragen, in einen gemeinsamen Suchprozess zu gehen und so die Exploration zu vertiefen. Wenn dem keine zugesicherte Verschwiegenheit innerhalb der Familie entgegensteht, kann auch im systemischen Sinne zirkulär nachgefasst werden (z. B. „Ihr Kind hat in dem Problemfragebogen folgende Belastung angekreuzt. Haben Sie als Eltern eine Idee, woran Ihr Kind dabei gedacht haben könnte?").

3.1.1 Störungsspezifische Tests zur Differenzialdiagnostik und Komorbiditäten

Tabelle 7 stellt die wichtigsten Fragebogenverfahren zur differenzialdiagnostischen Abgrenzung und zur Abklärung von relevanten Komorbiditäten vor. Vielfach liegt die Ausprägung begleitender komorbider Auffälligkeiten in einem dimensionalen Sinne nur auf einem subklinischen Niveau, also unterhalb einer Störungswertigkeit im Sinne der Klassifikationssysteme. Dennoch können diese den Verlauf der Konversionssymptomatik stark modulieren und eine Mitbehandlung nahelegen. Es lohnt daher der gezielte und ausgewählte Einsatz von Verfahren, die die beobachtete Zielsymptomatik möglichst gut abdecken.

Tabelle 7: Verfahren zur differenzialdiagnostischen Abklärung und Erfassung von komorbiden psychischen Störungen

Trauma-Symptom-Checkliste für Kinder und Jugendliche (TSC-KJ)	
Beurteiler	Selbstbeurteilung
Spezifität	Vorliegen und Schwere von Traumafolgesymptomen auf sechs klinischen Skalen (Depression, Ärger, Angst, Dissoziation, Posttraumatischer Stress und Sexuell auffälliges Verhalten). So kann die TSC-KJ helfen, psychotherapeutische Behandlungsziele zu identifizieren, Akzente in der Behandlung zu setzen und Therapieerfolge zu überprüfen. Dabei geht das Spektrum der erfassten Symptome weit über die der Posttraumatischen Belastungsstörung hinaus.
Altersbereich	Von 8 bis 21 Jahren
Quelle	Spranz, Loos & Steil (2018)
Screening für Somatoforme Störungen des Kindes- und Jugendalters (SOMS-KJ)	
Beurteiler	Selbstbeurteilung
Spezifität	Somatoforme Symptome mit einer Unterskala zu pseudoneurologischen Symptomen sowie zu Lebensqualität und krankheitsrelevantem Verhalten. Das SOMS-KJ umfasst 33 Items mit funktionellen bzw. somatoformen Symptomen: Es finden sich zehn Items zu Schmerzsymptomen, fünf Items zu gastroenterologischen Symptomen, fünf Items zu kardiorespiratorischen Symptomen. Im Kontext von Konversionsstörungen können im Einzelfall die 12 Items zu pseudoneurologischen Symptomen besonders relevant sein. Hinzu tritt ein zusätzliches Item zur freien Ergänzung. Zudem beinhaltet das SOMS-KJ sechs Fragen zur Lebensqualität und elf Fragen zu krankheitsrelevantem Verhalten sowie drei differenzialdiagnostische Fragen.
Altersbereich	Von 11 bis 17 Jahren
Quelle	Winter, Quinn, Murray & Lenz (2018)
Heidelberger Dissoziations-Inventar (HDI)	
Beurteiler	Selbstbeurteilung
Spezifität	Ein Inventar zur Unterstützung des diagnostischen Prozesses sowie zur Erforschung dissoziativer Phänomene. Es umfasst die deutsche Bearbeitung der Dissociative Experiences Scale von Bernstein und Putnam und der Adolescent Dissociative Experiences Scale von Armstrong, Putnam und Carlson. Es soll zur Unterstützung des diagnostischen Prozesses sowie der Erforschung dissoziativer Phänomene einschließlich Depersonalisations- und Derealisationserleben bei Jugendlichen und Erwachsenen dienen sowie eine nosologische Zuordnung dissoziativer Phänomene erleichtern.

Tabelle 7: Fortsetzung

Heidelberger Dissoziations-Inventar (HDI) (Forts.)	
Altersbereich	Jugendliche ab 11 Jahren und Erwachsene
Quelle	Brunner, Resch, Parzer & Koch (2008)
Interviews zu Belastungsstörungen bei Kindern und Jugendlichen (IBS-KJ)	
Beurteiler	Selbstbeurteilung
Spezifität	Ein Bestandteil des IBS-KJ ist das Interview zur Posttraumatischen Belastungsstörung bei Kindern und Jugendlichen (IBS-P-KJ), welches das Vorhandensein einer Traumatisierung im Sinne des DSM-IV, einer PTBS sowie Häufigkeit und Intensität der Symptome nach DSM-IV erfasst. Kindgerecht formulierte Fragen sorgen für eine gute Verständlichkeit. Alternativformulierungen sind dem unterschiedlichen Verständnis der Kinder angepasst und werden vom Interviewer entsprechend dem Entwicklungsstand bzw. dem situativen Verständnis ausgewählt.
Altersbereich	Von 7 bis 16 Jahren
Quelle	Steil & Füchsel (2006)

Komorbide Störungen interagieren über den Verlauf mit der Konversionsstörung. Depressiv getönte Glaubenssysteme können zum Beispiel die kognitiv-emotionale Bewertung und Verarbeitung der Konversionssymptomatik erfassen und störungsspezifisch einfärben. Eine Komorbidität kann Vorläufer, Begleiterscheinung und Folge der Konversionsstörung sein. Es kann zur Abgrenzung helfen, Fragebögen beispielsweise zu Angststörungen oder zur Depression zusätzlich für den Zeitraum etwa ein Jahr vor Manifestation der Konversionsstörung ausfüllen zu lassen, um entwicklungspsychopathologisch die Wirkungswege zwischen primären und sekundären Störungen besser einschätzen zu können.

3.1.2 Elternfragebögen und Familiensystemtests

Tabelle 8 stellt relevante Fragebögen für die Erfassung von Belastungsfaktoren auf der Elternebene sowie familiäre Selbstbilder und Beziehungsmuster vor.

Tabelle 8: Elternfragebögen und Familiensystemtests

Elternstressfragebogen (ESF)	
Beurteiler	Selbstbeurteilung der Eltern
Spezifität	Der ESF dient der Einschätzung des subjektiven elterlichen Stresserlebens sowie einer Reihe von Be- und Entlastungsfaktoren in Zusammenhang mit der Elternschaft. Der Fragebogen besteht aus vier Skalen mit insgesamt 38 Items: Mithilfe der Skala Elterliches Stresserleben (ES) werden die wahrgenommene

Tabelle 8: Fortsetzung

	elterliche Erziehungskompetenz, Stress in der Interaktion mit dem Kind sowie alltägliche Probleme durch die Elternschaft erfasst. Bei der Skala Rollenrestriktion (RR) wird erfragt, inwiefern die Eltern sich durch die Erziehung des Kindes in ihrer Freizeit und Freiheit eingeschränkt sehen. Die Skala Soziale Unterstützung (SU) enthält Aussagen zur Unterstützung und Entlastung durch Verwandte, Freunde und das nahe Umfeld. Mit der Skala Partnerschaft (PS) wird die Unterstützung durch den Partner, die Übereinstimmung in Erziehungsfragen sowie die Zufriedenheit innerhalb der Partnerschaft erfasst.
Altersbereich	Alle Eltern
Quelle	Domsch & Lohaus (2010)
Familiensystemtest (FAST)	
Beurteiler	Selbstbeurteilung der Familie
Spezifität	Der FAST ist eine aus der klinischen Praxis entwickelte Figurentechnik für die Darstellung von emotionaler Bindung (Kohäsion) und hierarchischen Strukturen in der Familie oder in ähnlichen Sozialsystemen. Das quantitativ und qualitativ verwendbare Verfahren basiert auf der strukturell-systemischen Familientheorie. Es wird davon ausgegangen, dass gesunde Familien eine balancierte Beziehungsstruktur (kohäsiv und ausgewogen hierarchisch), deutliche Generationengrenzen und eine flexible Organisation aufweisen. Die Familiendarstellungen können Beziehungsstrukturtypen zugeordnet werden.
Altersbereich	Familien mit Kindern ab 6 Jahren
Quelle	Gehring (1998)
Family Relations Test (FRT-KJ)	
Beurteiler	Fremdbeurteilung der übrigen Familienmitglieder bzw. Selbstbeurteilung der eigenen Gefühle zu den Familienmitgliedern
Spezifität	Der FRT-KJ ist die deutschsprachige Adaptation des Family Relations Test: Children's Version (FRT-C) von Eva Bene und James Anthony. Der Test gibt Auskunft über die vom Kind bzw. dem Jugendlichen erlebten Familienbeziehungen. Bei der Auswertung können für jedes Familienmitglied jeweils vier Hauptkennwerte gebildet werden: ausgehende positive Gefühle, empfangene positive Gefühle, ausgehende negative Gefühle, empfangene negative Gefühle. Aus diesen vier Hauptkennwerten werden zwei übergeordnete Hauptskalen (Positive Gefühle, Negative Gefühle) berechnet, welche die Sicht des Kindes/Jugendlichen auf ein Familienmitglied repräsentieren.
Altersbereich	Von 6 bis 12 Jahre (Kinder-Version) und von 13 bis 19 Jahre (Jugendlichen-Version)
Quelle	Schürmann & Döpfner (2018)
Elternbildfragebogen für Kinder und Jugendliche (EBF-KJ)	
Beurteiler	Beurteilung von Mutter und Vater aus Sicht des Kindes.

Tabelle 8: Fortsetzung

Elternbildfragebogen für Kinder und Jugendliche (EBF-KJ) (Forts.)	
Spezifität	Der EBF-KJ erfragt anhand von jeweils 36 Items für Mutter und Vater ein ausgewähltes Spektrum an familienpsychologisch und empirisch begründeten Ressourcen- und Risikofaktoren der Eltern-Kind-Beziehung. Diese umfassen das Ausmaß an (1) Kohäsion und (2) Identifikation mit den Eltern, (3) die erlebte Autonomie, (4) Konflikte mit den Eltern, (5) unangemessene Bestrafung, (6) erlebte Ablehnung oder Gleichgültigkeit der Eltern, (7) emotionale Vereinnahmung und (8) Überprotektion durch die Eltern sowie (9) die Diskrepanz zwischen den Elternrepräsentationen. Als Zusatzskala wird (10) lebenspraktische Hilfe für die Eltern erfragt. Ein zusammenfassender Indexwert ermöglicht die Beurteilung der Gesamtqualität der Eltern-Kind-Beziehung.
Altersbereich	Kinder und Jugendliche im Alter von 10 bis 20 Jahren
Quelle	Titze & Lehmkuhl (2010)

3.1.3 Inventare zur Belastungsverarbeitung und Verhaltensentwicklung

Tabelle 9 stellt relevante Verfahren zu Bewältigungsstilen, der Emotionsregulation sowie der Verarbeitung von Belastungen beim betroffenen Kind oder Jugendlichen vor.

Tabelle 9: Verfahren zur Bewältigung, Emotionsregulation und Belastungsverarbeitung

Stressverarbeitungsfragebogen nach Janke und Erdmann angepasst für Kinder und Jugendliche (SVF-KJ)	
Beurteiler	Selbstbeurteilung
Spezifität	Beim SVF-KJ handelt es sich um eine Anpassung des SVF von Janke und Erdmann an den Kinder- und Jugendbereich. Mit neun Subtests werden Aspekte der dispositionellen Stressverarbeitung bei Kindern und Jugendlichen erfasst. Es wird zwischen stressreduzierenden (günstigen) und stressvermehrenden (ungünstigen) Strategien unterschieden, die jeweils durch vier Items erhoben werden. Die Items werden in Bezug auf eine fiktive soziale und schulische Belastungssituation erfragt. Insgesamt resultieren 72 Items. Folgende stressreduzierende Strategien werden erfasst: Bagatellisierung, Ablenkung/Erholung, Situationskontrolle, Positive Selbstinstruktionen und Soziales Unterstützungsbedürfnis. Als stressvermehrende Strategien werden Passive Vermeidung, Gedankliche Weiterbeschäftigung, Resignation und Aggression erhoben. Die neun Subtests lassen sich zu drei Sekundärtests verdichten, die als Emotionsregulierende Bewältigung, Problemlösende Bewältigung und Negative Stressverarbeitung interpretiert werden können.
Altersbereich	Von 8 bis 16 Jahren
Quelle	Hampel & Petermann (2016)

Tabelle 9: Fortsetzung

Fragebogen zur Erhebung der Emotionsregulation bei Kindern und Jugendlichen (FEEL-KJ)	
Beurteiler	Selbstbeurteilung
Spezifität	Der Fragebogen zur Erhebung der Emotionsregulation bei Kindern und Jugendlichen (FEEL-KJ) erfasst mehrdimensional und emotionsspezifische Regulationsstrategien für Angst, Trauer und Wut. Es werden sowohl adaptive Strategien (Problemorientiertes Handeln, Zerstreuung, Stimmung anheben, Akzeptieren, Vergessen, Umbewerten und Kognitives Problemlösen) als auch maladaptive Strategien (Aufgeben, Aggressives Verhalten, Rückzug, Selbstabwertung und Perseveration) erfasst. Zusätzlich werden Strategien erhoben, die keiner der zwei Sekundärskalen zugeordnet werden: Ausdruck, Soziale Unterstützung und Emotionskontrolle.
Altersbereich	Von 10;0 bis 19;11 Jahren
Quelle	Grob & Smolenski (2009)
Fragebogen zur Erhebung von Stress und Stressbewältigung im Kindes- und Jugendalter – Revision (SSKJ 3–8 R)	
Beurteiler	Selbstbeurteilung
Spezifität	Beim SSKJ 3–8 R handelt es sich um die revidierte Auflage des früheren Fragebogens zur Erhebung von Stress und Stressbewältigung im Kindes- und Jugendalter. Das Verfahren umfasst folgende Aspekte des Stressgeschehens: Vulnerabilität für potenzielle Stressoren, Erfassung des vorhandenen Stressbewältigungspotenzial anhand von fünf Skalen (Suche nach sozialer Unterstützung, problemorientierte Bewältigung, vermeidende Bewältigung, palliative und ärgerbezogene Emotionsregulation) sowie Erhebung der mit Stress potenziell verbundenen physischen und psychischen Symptomatik. Ergänzend gibt es noch eine Skala zum Wohlbefinden, die positives Befinden abbildet.
Altersbereich	Von 7 bis 16 Jahren (Schüler der Klassenstufen 3 bis 8)
Quelle	Lohaus, Eschenbeck, Kohlmann & Klein-Heßling (2018)
Ein Diagnostik- und Therapieverfahren zum Zugang von Emotionen bei Kindern und Jugendlichen (EMO-KJ)	
Beurteiler	Selbstbeurteilung. Bei jüngeren Kindern als Interview durchführen.
Spezifität	Das EMO-KJ untergliedert sich in die Emotionsdifferenzierung sowie den Selbstbeurteilungsfragebogen. Mit den 5- bis 8-Jährigen ist das Verfahren aufgrund der Lese- und Schreibkompetenzen als Interview durchzuführen. Mit dem EMO-KJ können die Fähigkeiten des Kindes bzw. Jugendlichen zur Benennung und Differenzierung der Emotionen glücklich, traurig, verärgert, ängstlich, schüchtern/beschämt, angeekelt und verliebt erfasst werden. Mit dem Selbstbeurteilungsfragebogen können die Emotionen glücklich, traurig, verärgert, ängstlich, schüchtern, angeekelt, stolz und beschämt situationsabhängig (State) und als Disposition (Trait) gemessen werden. Beide Teile können unabhängig voneinander eingesetzt und ausgewertet werden.

Tabelle 9: Fortsetzung

Ein Diagnostik- und Therapieverfahren zum Zugang von Emotionen bei Kindern und Jugendlichen (EMO-KJ) (Forts.)	
Altersbereich	Von 5 bis 18 Jahre
Quelle	Kupper & Rohrmann (2018)
Fragebogen zu Ressourcen im Kindes- und Jugendalter (FRKJ 8–16)	
Beurteiler	Selbstbeurteilung
Spezifität	Der Fragebogen umfasst 60 Items und dient der Erfassung der personalen und sozialen Ressourcen von Kindern und Jugendlichen. Es werden sechs personale Ressourcen (Empathie und Perspektivenübernahme, Selbstwirksamkeit, Selbstwertschätzung, Kohärenzsinn, Optimismus sowie Selbstkontrolle) und vier soziale Ressourcen (elterliche emotionale und soziale Unterstützung, autoritativer Erziehungsstil, Integration in die Peergruppe sowie schulische Integration) erfasst. Im Rahmen des Risiko-Schutzfaktoren-Modells werden diese Ressourcen als Schutzfaktoren aufgefasst, die vorhandenen Risikokonstellationen entgegenwirken oder deren ungünstige Auswirkungen abmildern.
Altersbereich	Von 8 bis 16 Jahren.
Quelle	Lohaus & Nussbeck (2016)
Kompetenzanalyseverfahren (KANN)	
Beurteiler	Fremdbeurteilung
Spezifität	KANN dient der differenzierten Beurteilung von aktuell verfügbaren, personenbezogenen Ressourcen. Die Beurteilung erfolgt durch eine nahe Bezugsperson, die den Alltag des Kindes bzw. Jugendlichen gut einschätzen kann, d.h. durch Mutter oder Vater oder durch eine eng betreuende Fachkraft. KANN umfasst 58 Aussagen, die positive Fähigkeiten und Verhaltensweisen beschreiben. Die Aussagen verteilen sich auf vier Skalen: (1) Empathie und Fairness, (2) Freizeitverhalten und Gleichaltrige, (3) Leistungsverhalten sowie (4) Selbständigkeit im Alltag.
Altersbereich	von 6 bis 18 Jahren
Quelle	Petermann, Schmidt & Suing (2012)

3.2 Verfahren zur Therapie

Eine Übersichtsarbeit von Diseth und Christie (2005) lässt erkennen, dass je nach Konstellation des Einzelfalls Therapieverfahren aus den folgenden Bereichen flexibel und pragmatisch kombiniert werden können:

- kognitiv-behaviorale Methoden (z.B. zur Anfallsunterbrechung und Verhaltenseinübung bei Bewegungsstörungen),

- kindzentrierte Psychotherapie zur Konfliktbewältigung und Krankheitsbewältigung,
- elternzentrierte Psychotherapie, z. B. mit Methoden des Kontingenzmanagements bei Verstärkung der Symptomatik sowie differenzierterer Aufklärung zum Störungsbild,
- Familientherapie zu innerfamiliären auslösenden Konfliktthemen auf kognitiv-behavioraler wie auf systemischer Grundlage,
- Hypnotherapie und suggestive Verfahren zur Symptomkontrolle,
- psychodynamische und tiefenpsychologische Ansätze zur Identifikation latenter, unbewusster oder zumindest nicht offen ausgesprochener Konflikte.

3.2.1 Mind-Body-Programm

Das Mind-Body-Programm (Chandra et al., 2017; Kozlowska, et al., 2012, 2013a, 2013b) wird für Kinder mit dissoziativen Anfällen im stationären Setting angeboten. Jedes Kind erhält eine Einzeltherapie, um zu lernen, wie es seine Symptome bzw. Anfälle regulieren und bewältigen kann. Es besucht die Krankenhausschule und bereitet damit nicht zuletzt auch seine Wiedereingliederung in die Regelschule vor. Es absolviert ein physiotherapeutisches Übungsprogramm, um die Kontrolle über die Symptomatik zu verbessern und seine allgemeine körperliche Belastbarkeit zu erhöhen. Das Standardprogramm für Kinder bzw. Jugendliche mit dissoziativen Anfällen erstreckt sich über einen Zeitraum von zwei Wochen.

Die Trainingseinheiten basieren auf der Grundhypothese, dass die dissoziativen Anfälle durch plötzliche Steigerungen der kortikalen Erregung ausgelöst werden, die zu einer Dissoziation von Hirnarealen führt, die im neurophysiologischen Normalzustand gut kooperieren. Abgeleitet von dieser Ausgangshypothese zielen die Interventionen auf die Wahrnehmung und Steuerung überschießender Erregungszustände. Zunächst trainieren die Patienten täglich mit einem von der Arbeitsgruppe speziell entwickelten Biofeedbackgerät („MyCalmBeat“) und üben weitere Entspannungstechniken ein. Beide Ansätze sollen die psychophysische Grunderregung senken und die Unterscheidungsfähigkeit verbessern, wie der Körper sich in einem ruhigen gegenüber einem hoch erregten Zustand anfühlt. Die Patienten trainieren täglich ihre Körperwahrnehmungsfähigkeiten und tragen ihre Körperempfindungen auf Körperkarten ein.

Das Kind beobachtet und registriert Frühwarnzeichen seiner Anfälle und trägt diese ebenfalls auf seiner Körperkarte ein. Die identifizierten Warnsignale werden anschließend in einen Selbstmanagementplan integriert, um situativ drohende Anfälle zum Beispiel durch das Herunterregulieren des Erregungsniveaus noch abzuwenden. Bewältigungsstrategien zur Erregungsregulation umfassen Slow-Atmung-Übungen (bewusste Verlangsamung und Vertiefung des Atemmusters), beruhigende Bilder, Achtsamkeitsübungen, Entspannungsübungen, rhythmische Anspannung großer Muskelgruppen, Übungen mit Aufmerksamkeit und Bewegung, Ablenkungs- und Erdungsübungen.

Auf den stationären Schulungsaufenthalt folgen in der Regel ambulante Anschlusstherapien mit weiteren kind- und familienzentrierten Bausteinen und bei Bedarf zusätzlichem Einbezug weiterer Bezugssysteme wie Schule oder Gleichaltrigengruppe, die für die Auslösung oder Aufrechterhaltung der Symptome funktional bedeutsam sind. Über ein Jahr erfolgt ein telefonischer Follow-up-Kontakt mit der Familie.

Die Evaluation des Behandlungsprogramms zeigt, dass drei Viertel der Kinder und Jugendlichen ihre normale Funktionsfähigkeit wiedererlangen und eine vollständige Wiederaufnahme des Schulbesuchs erreichen. Zu den Risikofaktoren in Verbindung mit schlechten Behandlungsergebnissen zählen eine lange Krankheitsdauer schon bei der Erstvorstellung und das Vorliegen schwerer komorbider psychischer Störungen.

3.2.2 Multimodales stationäres Behandlungsprogramm

Kozlowska et al. (2012) beschreiben ein weiteres Programm mit folgenden Komponenten:
- Durchführung und vorläufiger Abschluss der medizinischen Untersuchungen,
- psychosoziale Evaluation des Familiensystems,
- Konstruktion einer Geschichte („Narrativ") und damit einer Erklärung, die die Symptome des Kindes im Kontext der Familie sinnvoll erscheinen lässt, und ein darauf abgestimmtes Angebot zu den weiteren Behandlungsoptionen.

Dieses Rehabilitationsprogramm wird innerhalb eines zweiwöchigen Programms mit klar durchstrukturierten Tagesplänen durchgeführt. Elemente sind Physiotherapie, Einzelpsychotherapie, Krankenhausschule, Jugendgruppenprogramme und Familientherapiesitzungen sowie Freizeit. Die Besuchszeiten für Familien sind auf zwei bis drei Stunden begrenzt und Eltern erhalten eine Bezugsperson zugeordnet. Physiotherapie wird eingesetzt, um die Körperkraft sowohl insgesamt als auch in dem beeinträchtigten Körperteil zu kräftigen. Pharmakotherapie kann für Stimmung, Schlaf und Schmerz indiziert sein, Vorbehandlungen mit Opiaten werden versucht, schrittweise wieder auszuschleichen. Die Einzeltherapie konzentriert sich einerseits auf das Symptommanagement und andererseits auf Konflikte, Belastungen und Traumata, die in Bezug zur Störungsgenese stehen könnten. Die Familientherapie beobachtet kontinuierlich therapeutische Fortschritte und Rückschritte, adressiert familiäre Belastungsfaktoren, Erklärungsmodelle und Bewältigungsstrategien und trifft Vereinbarungen zur Reintegration des Kindes für die Zeit nach Verlassen der Klinik.

4 Materialien

Übersicht	
M01	Leitfaden für die Anamnese, Exploration und Hypothesenbildung in der psychotherapeutischen Praxis
M02	Kernbotschaften der Diagnosemitteilung und Behandlungsvereinbarung am Beispiel dissoziativer Anfälle
M03	Metapher für die Edukation bei dissoziativem Anfall: Absturz eines PC
M04	Metapher bei dissoziativem Anfall: Kurzschluss im Haus
M05	Metapher bei motorischen Störungen: Verstimmtes Klavier
M06	Metapher bei motorischer Lähmung: Ein Auto, das bei Frost im Winter nicht anspringt
M07	Arbeitsblatt für Eltern: Das Kaninchen und die Schlange
M08	Arbeitsblatt für Eltern: Was könnte los sein?
M09	Arbeitsblatt für Kinder und Jugendliche: Was könnte los sein?

M01 Leitfaden für die Anamnese, Exploration und Hypothesenbildung vorrangig in der psychotherapeutischen Praxis

1. Klärung von Kontext, Symptomatik und Anliegen

- Überweisungskontext: Wer hat die Vorstellung beim Psychotherapeuten initiiert und angeraten (Kinderarzt? Kind? Mutter? Vater? Lehrer?)? Wer in der Familie hat sich für/gegen Termin beim Psychotherapeuten ausgesprochen?
- Symptomatik: Frequenz, Intensität, zeitlicher Beginn.
- Leidensdruck und sekundäre Beeinträchtigungen für Kind und für Familie.
- Subjektives Störungskonzept der Familie bzw. der einzelnen Familienmitglieder: Wesen der Störung, wahrgenommene Ursachen, Auslöser, Faktoren für Verlaufsverbesserungen und -verschlechterungen, psychosoziale Konsequenzen und Funktionsbeeinträchtigungen, Kontrollierbarkeit der Symptome, Heilungsaussichten.
- Therapieerwartungen, Therapieziele, Therapiemotivation, Auftragsklärung: Was soll aus Sicht der Familie vorrangig erreicht werden?
  - Linderung der Beschwerden (z.B. durch Entspannungsmethoden).
  - „Kausale“ Behandlung einer vermeintlich erfolgten Traumatisierung.
  - Eingrenzung sekundärer Beeinträchtigungen (z.B. Schulabwesenheit).
  - Therapiemotivation: Eigenmotivation versus Fremdmotivation.
  - Unklare Motivation zur Psychotherapie: Skeptische Grundhaltung, aber zur Heilung nichts unversucht lassen wollen.

2. Dokumentation bisheriger medizinischer wie psychologischer Untersuchungen

- Inanspruchnahmeverhalten: Bisherige Vorbehandlungen in zeitlicher Abfolge.
- Bewertung der Vorbehandlungen:
  - Welche Interpretation der Beschwerden vermittelten die Vorbehandelnden?
  - War dieses Erklärungskonzept für die Familie plausibel/nicht plausibel?
  - Welche Fragen sind im bisherigen Untersuchungs- und Beratungsgang für die Familie unbeantwortet geblieben?
  - Welche eigenen Hypothesen zur Verursachung sind aus Sicht der Eltern nicht zufriedenstellend berücksichtigt und abgeklärt worden?

3. Klärung von Krankheitsangst

- Intensität von Krankheitsangst: Wie stark ist die Angst vor einer noch unentdeckten Krankheit?
- Spezifität von Krankheitsangst: Gibt es eine Sorge hinsichtlich einer bestimmten befürchteten, aber nicht ausgeräumten körperlichen Ursache (z.B. Multiple Sklerose, zerebrale Epilepsie)?
- Persistenz von Gesundheitsängsten trotz gründlicher medizinischer Diagnostik: Sind wiederholte medizinisch-diagnostische Abklärungen ohne nachhaltige Beruhigung der Krankheitsangst erfolgt?
- Was könnte die Krankheitsangst aus Sicht der Eltern nachhaltig lindern: Intensivierung der medizinisch-diagnostischen Untersuchungen oder Lernen eines veränderten Umgangs mit Krankheitsangst?

4. Familienanamnese
• Familiäre Risiko- und Schutzfaktoren für die Störungsentwicklung beim Kind: – Kritische Lebensereignisse im Kontext der Erstmanifestation bzw. im Kontext von Verlaufsverschlechterungen? – Familiäre Kohäsion: Zusammenhalt bei Krisen? Trennung/Scheidung (schon erfolgt, drohend)? Funktion der Beschwerden für die (Re-)Stabilisierung des familiären Zusammenhalts? – Kommunikative Kompetenz und Offenheit in der Familie: Direktes Ausdrücken von Bedürfnissen und Wünschen erlaubt oder sanktioniert? Indirekte Kommunikation über die Präsentation von Krankheitsbeschwerden? – Responsives Verhalten und Zuwendung der Eltern gegenüber dem Patienten: Differenziell stärker beim Ausdruck körperlicher Beschwerden als bei verbalem Ausdruck von Bedürfnissen? – Vernachlässigung? Misshandlung? Missbrauch? • Familienanamnese: – Ernsthafte bzw. lebensbedrohliche Erkrankungen in der Familie, die erst verzögert erkannt wurden und die Entwicklung von Krankheitsangst sensibilisiert haben? – Psychopathologische Störungen (Angst, Depression, Zwang)? – Somatoforme bzw. hypochondrische Störungen bei den Eltern bzw. in der Familie: Induktion von Gesundheitsängsten beim Kind z. B. durch Überreagieren bei banalen Erkrankungen oder Befindlichkeitsstörungen? Überzogene Inanspruchnahme von Gesundheitsdiensten? Krankheit und Kranksein als zentrales Familienthema?
5. Eigenanamnese des Patienten
• Allgemeine Entwicklungsanamnese (u. a. Temperament, Intelligenz, Selbstwert, soziale Kompetenz, Einfühlungsvermögen, bisherige Bewältigung von Entwicklungsaufgaben). • Körperliche Vorerkrankungen und/oder Begleiterkrankungen: – organisch-somatische Erkrankungen, – neurologische Grunderkrankungen, – Entwicklungsstörungen. • Verhaltensentwicklung: Internalisierende, externalisierende Verhaltensauffälligkeiten? • Emotionale Vernachlässigung, Traumatisierung, Angst um körperliche Integrität? • Bindungsentwicklung und Trennungsangst: Unsichere Bindung? Funktion der Symptomatik zur Prüfung, Rückversicherung der Verlässlichkeit der Eltern-Kind-Beziehung? • Stellenwert des Themas Gesundheit/Krankheit im Rahmen der Identitätsentwicklung: Zentralität im Selbstkonzept, Krankenrolle als identitätsstiftendes Merkmal? • Schulische Entwicklung: – Schulunlust, Schulvermeidung, Fehlzeiten, Klassenwiederholungen, drohender Schulwechsel? – Reaktion der Lehrer bei Auftreten der Symptomatik im schulischen Kontext: Verstärkend? Bestrafend? Dramatisierend? Überfordert? Inkonsistent? – Leistungsentwicklung: · Schulische Überforderung/Unterforderung, · Leistungserwartungen der Eltern, Verhaltensreaktionen der Eltern bei schulischer Minderleistung, · Leistungsmotivation und Anspruchsniveau, Ehrgeiz, Stellenwert schulischer Leistungen im Selbstkonzept.

- Integration in Klassengemeinschaft: Soziale Isolation und Außenseiterposition?
  - Störungsabhängige Gründe für eine Ablehnung durch die Mitschüler: Negative Bewertung, Sonderrolle, Ausgrenzung und Hänselei bei Symptomen?
  - Störungs*un*abhängige Gründe für eine Ablehnung durch die Mitschüler: Liegen weitere Patientenmerkmale vor, die Ablehnung durch Mitschüler provozieren?
- Beeinträchtigungen der Lebensqualität infolge der Symptomatik (physisch, funktionell, kognitiv, emotional, sozial).
- Verstärkerbilanz und Behandlungsmotivation: Verhältnis von Leidensdruck infolge der Beschwerden zu positiver Verstärkung („Krankheitsgewinn").

6. Hypothesenbildung zu beteiligten Störungsmechanismen

- Chronische Konflikte, die die Bewältigungskompetenzen des Kindes überfordern,
- Substitution (Ablenkung, Fokusverschiebung) von innerfamiliären Konflikten,
- stabilisierende Funktion des Symptoms für das Familiensystem (z.B. bei drohender Trennung der Eltern),
- Zustand nach Trauma-, Missbrauchs- oder Vernachlässigungsanamnese,
- Legitimation von Vermeidungsverhalten durch Krankenrolle,
- Modelllerneffekte im Sinne der Übernahme einer ähnlich imponierenden Symptomatik bzw. eines exzessiven Krankheitsverhaltens eines Familienmitgliedes,
- Modelllernen an der eigenen Person, z.B. Entwicklung dissoziativer Anfälle auf dem Boden der Reproduktion des Symptomverhaltens einer vorbestehenden zerebralen Epilepsie,
- begünstigende Komorbidität (u.a. Depression, Angststörung, posttraumatische Belastungsstörung, Dissoziative Störung des Bewusstseinstypus, Anpassungsstörung),
- indirekte, symbolische Kommunikation von Konflikten und Notlagen; latente Belastungen und Konflikte, die für das Kind nicht direkt thematisierbar bzw. auflösbar sind (Cave: Zunächst oft „leere" Konfliktanamnese),
- psychophysische (stammesgeschichtlich instinktgebundene, reflexgesteuerte) Disposition zur leichten Auslösung z.B. eines Totstellreflexes.

M02 Kernbotschaften der Diagnosemitteilung und Behandlungsvereinbarung am Beispiel dissoziativer Anfälle

- Es handelt sich um echte Anfälle, die verständlicherweise Besorgnis auslösen und beeinträchtigend wirken.
- Es handelt sich jedoch nicht um epileptische Anfälle. Es fehlen epilepsietypische EEG-Veränderungen.
- Es handelt sich um ein zwar eher seltenes, aber in der Medizin gut bekanntes Phänomen.
- Dissoziative Anfälle können vereinfacht als ein unwillkürlicher Reflex verstanden werden. Das Gehirn entwickelt diesen Reflex, um mit belastenden Auslösern innerhalb oder außerhalb des Körpers umzugehen (wie körperliche Symptome, unangenehme Emotionen, bedrohliche Gedanken, belastende Erinnerungen oder unangenehme Empfindungen).
- Die meisten Reflexe haben sich über die Stammesgeschichte als schnelle und automatische Reaktionen herausgebildet, um den Körper bei akuter Gefahr zu schützen. Dieser Reflex versetzt den Patienten von einem Moment der wahrgenommenen Bedrohung in einen anderen Bewusstseinszustand. Eine Aufgabe wird es sein, die individuellen Auslöser zu verstehen, um darüber Kontrolle aufzubauen.
- Nach einem dissoziativen Anfall kann man sich erschöpft oder peinlich berührt fühlen. Man wird aber nicht dadurch verrückt. Auch eine wiederholte Serie von dissoziativen Anfällen führt weder zu Schäden im Körper noch im Gehirn.
- Man kann lernen, Anfallsvorboten schneller, genauer und besser zu bemerken. Man kann versuchen, das Gehirn zu trainieren, mit Anfallsauslösern anders umzugehen, sodass Anfälle überflüssig werden.
- Antiepileptisch wirkende Medikamente helfen nicht, außer wenn das Kind an einer Kombination von epileptischen und dissoziativen Anfällen leidet. Epileptische Anfälle werden durch abnormale elektrische Aktivität im Gehirn verursacht und können durch Medikamente blockiert werden, die diese Aktivität stoppen.
- Eine Vorhersage, wie lange die Anfälle noch auftreten werden, ist schwierig. Wir wollen jedoch gemeinsam alle sinnvollen Möglichkeiten ausschöpfen, um diese Zeit zu verkürzen und die Häufigkeit der Anfälle zu reduzieren. Wie bei vielen anderen Erkrankungen auch kann die Symptomatik sich jederzeit „von selbst“ wieder zurückbilden und auswachsen.
- Das Kind produziert die dissoziativen Anfälle nicht absichtlich. Mit einer solchen Unterstellung würden wir dem Kind Unrecht tun; aber es kann vielleicht schrittweise lernen, sie umzulenken oder sogar zu stoppen.
- In Abhängigkeit vom Ergebnis der Untersuchungen sollten wir gemeinsam eine passende Bezeichnung für diese Art von Anfällen suchen und vereinbaren, um dem schwer erklärlichen Phänomen einen Namen zu geben. Nennen Sie uns bitte die Bezeichnung, die Sie bisher zu Hause verwendet haben, vielleicht können wir diese übernehmen.
- Wir benötigen auch noch eine für Sie passende Formulierung, die Sie verwenden können, wenn Sie die Anfälle Ihrem Umfeld beschreiben.
- Wir möchten Ihnen die Natur der Anfälle, ihre Ursachen und die Behandlung plausibel und verständlich erläutern. Stellen Sie bei Bedarf auch wiederholt die gleichen Fragen. Wir greifen dabei auf verschiedene Bilder und Vergleiche zurück. Viele Kinder und Eltern benötigen Zeit, bis sich ein tieferes Verständnis entwickelt. Unsere Erklärungen und Ihre konkreten Erfahrungen mit den Anfällen müssen plausibel zusammenpassen und sich idealerweise wechselseitig bestätigen.

- Psychologische Hilfe ist bei engagierter Mitwirkung in mehrfacher Hinsicht eine sehr Erfolg versprechende Behandlungsmethode. Sie kann helfen, Wege zu finden, um mit vielschichtigen Belastungen klarzukommen, die aus dem Leben mit den Anfällen resultieren. Sie kann helfen, in der Anfallssituation anders zu reagieren, sodass der Organismus und das Gehirn des Kindes den Anfallsreflex nicht mehr auslösen. Und sie kann helfen, schrittweise immer besser zu verstehen, wovor genau sich der Organismus mit diesem Anfallsreflex schützen will. Wenn es gelingt, die Auslöser und Ursachen so zu verändern, dass der Anfallsreflex nicht mehr benötigt wird, hätten wir nicht nur die Anfälle überwunden, sondern das Leben Ihres Kindes insgesamt entlastet und erleichtert, vielleicht sogar bereichert.
- Eine Grundhaltung und innere Entscheidung des Patienten und der Familie, die Symptomatik aufgeben („loslassen“) und aktiv überwinden zu wollen, ist dabei förderlich.

M03 Metapher für die Edukation bei dissoziativem Anfall: Absturz eines PC

Die folgende Analogie zwischen einem dissoziativen Anfall und einem abstürzenden PC plausibilisiert, dass ein „Absturz“ bereits aufgrund einer Systemüberlastung (PC: Softwarefehler bzw. Softwareüberlastung; Psyche: Überforderndes Belastungserleben bei weiterhin erhaltener intakter Hardware [Gehirnstruktur] auftreten kann.

Botschaften:

- Bei einem dissoziativen Anfall stürzt das Gehirn ab wie ein Computer. Ein Computer stürzt ab, wenn man im Arbeitsspeicher zu viele oder komplexe Programme geladen hat.
- Wir haben die Hardware des Gehirns untersucht, sie ist vollständig intakt. Auch wenn ein Computer abstürzt, ist die Hardware meistens intakt.
- Wie bei dem Computer haben wir augenscheinlich ein Problem bei der Software bzw. den Programmen, die im Arbeitsspeicher geladen werden.
- Das Gehirn ist ebenfalls mit „Sorgen-Programmen“ überlastet, die zu komplex oder fehlprogrammiert sind und so die Kapazität des Arbeitsspeichers überfordern. Der PC hilft sich dann mit einem Absturz.
- Auch das Gehirn hilft sich bei Überlastung oder Fehlprogrammierung mit einem Systemabsturz, hier also einem dissoziativen Anfall.

M04 Metapher bei dissoziativem Anfall: Kurzschluss im Haus

- Ein dissoziativer Anfall ist wie ein elektrischer Kurzschluss im Haus. Wenn man in einer Wohnung sehr viele Elektrogeräte gleichzeitig anstellt, so kann das Stromnetz unter der Überlastung zusammenbrechen. Dann springt die Sicherung heraus, um die elektrische Anlage vor Überlastung zu schützen. Wenn eine Sicherung herausspringt, ist also nicht die elektrische Anlage kaputt, sondern es lastet zu viel Spannung darauf.
- Bei einem dissoziativen Anfall reagiert das Gehirn auch mit einem Kurzschluss. Das Gehirn reagiert mit einem Anfall, wenn es vor Aufgaben steht, die so viel Energie fressen, dass eine Überlastung des Nervensystems droht. Auch bei den dissoziativen Anfällen handelt es sich um einen solchen Schutzmechanismus.
- So wie Elektriker bei der Installation des Stromnetzes immer auch Sicherungen einbauen, um für den Fall von Überlastungen die Elektrik im Haus zu schützen, so hat die Evolution vom Tierreich bis zu den Menschen hin ebenfalls Schutzmechanismen für den Fall einer Überlastung eingebaut. Angriff, Flucht, Totstellreflexe und weitere Instinkte und Reflexe sind solche Schutzmechanismen bei Tier und Mensch. Konversionsreaktionen können solche Schutzmechanismen zugrunde liegen.
- So wie in manchen Wohnungen die Sicherungen leichter herausspringen als in anderen Wohnungen, so können auch bei manchen Kindern die Schutzreflexe und – bildlich gesprochen – die Sicherungen leichter herausspringen als bei anderen Kindern. Bei Ihrem Kind ist dies augenscheinlich der Fall. Manche Wohnungen haben eine besondere Empfindlichkeit des Stromnetzes erworben, etwa wenn Nässe in das Mauerwerk eindringt und die Kabel nass macht. Dann braucht es nur wenig Strombelastung auf dem Netz und schon springt die Sicherung heraus. Auch manche Kinder haben in ihrer Lebensgeschichte eine besondere Empfindlichkeit herausgebildet. Bei diesen braucht es nur eine geringe Belastung und schon springen die Schutzreflexe an, zum Beispiel in Form von Konversionsreaktionen.
- Eine wichtige Aufgabe für Sie als Familie und uns als Therapeuten ist es daher zu verstehen: Welche Anforderungen im Leben Ihres Kindes sind besondere Energiefresser? Wo finden wir Stromfresser, bei denen die Spannung so hoch ansteigt, dass das Gehirn sich nur zu helfen weiß, indem es kurzfristig die Sicherung herausspringen lässt und den Strom abstellt.
- Gibt es bestimmte „nasse Kabel" im früheren oder jetzigen Leben Ihres Kindes, die es besonders empfindlich machen, auch schon bei geringeren Belastungen mit dem Einsatz von Schutzreflexen zu reagieren?
- Manchmal sind bestimmte Stromfresser im Haus sehr versteckt. Das ist bei den Stromfressern im Gehirn oft genauso. Der Elektriker muss dann mit einem Spannungsprüfer die Leitungen durchprüfen, wir müssen uns auch gemeinsam auf den Weg einer systematischen Suche machen.

M05 Metapher bei motorischen Störungen: Verstimmtes Klavier

- Die Bewegungsstörung ist wie ein verstimmtes Klavier. Ein verstimmtes Klavier bringt falsche, unharmonische, schiefe Töne hervor. Auch die Bewegungen des Kindes (z. B. beim Gehen) sind irgendwie unharmonisch und in gewissem Sinne schief.
- Wenn ein Klavierbauer oder ein Musiker ein verstimmtes Klavier aufmacht und von innen untersucht, stellt er fest: Das Klavier ist nicht kaputt, es ist vollkommen in Ordnung. Trotzdem ist richtig: Es macht schiefe Töne!
- So ist es auch bei der Bewegungsstörung: Wir haben die Nerven und das Gehirn untersucht. Das Ergebnis der Untersuchungen lautet: Die Nerven sind genauso in Ordnung wie die Saiten in einem verstimmten Klavier. Das Klavier ist nicht kaputt, es ist nur verstimmt. Genauso ist das Gehirn nicht beschädigt, es ist ebenfalls nur „verstimmt", jedenfalls in den Teilen, die die Bewegung steuern.
- Was müssen wir tun? Wir müssen das Klavier neu stimmen. Dafür brauchen wir ein feines Gehör.
- Bei der Bewegungsstörung müssen wir auch genau hinhören und das Leben des Kindes dort neu stimmen, wo es momentan verstimmt ist.

M06 Metapher bei motorischer Lähmung: Ein Auto, das bei Frost im Winter nicht anspringt

- Bei der Lähmung der Beine verhält es sich wie bei einem Auto, das im Winter bei Frost nicht anspringen will. Es bewegt sich nicht.
- Ein KFZ-Mechaniker, der das Auto untersucht, stellt fest, dass der Motor, die gesamte Elektrik und die Batterie in Ordnung und heile sind. Genauso haben die medizinischen Untersuchungen gezeigt, dass das Gehirn und die elektrischen Kabel zu den Muskeln hin, also die Nervenbahnen, alle heile sind.
- Der KFZ-Mechaniker empfiehlt, dass wir das Auto anschieben oder den Berg herunterrollen lassen und dann die Kupplung kommen lassen müssen, damit der Motor wieder spontan anspringt und das Auto sich wieder bewegt. Wir empfehlen Krankengymnastik, damit das Bein wieder anspringt, die Kraft zurückkehrt und die Bewegung wieder anläuft. Wir schieben sozusagen das Bein mit Krankengymnastik wieder an, bis es wieder anspringt und wieder von allein läuft.
- Es bleibt die Frage, warum das Auto zunächst nicht anspringen wollte. Das Auto und der Motor sind eigentlich okay, aber draußen ist es sehr kalt. Die Umgebung und die Kälte sind schuld. Bei der Lähmung stellen wir ebenfalls fest, dass das Gehirn, die Nervenbahnen und die Muskeln ebenfalls okay sind, aber irgendetwas an der Umgebung nicht stimmt. Das müssen wir gemeinsam herausfinden.

M07 Arbeitsblatt für Eltern: Das Kaninchen und die Schlange

Bei vielen Kindern und Jugendlichen liegt die Veranlagung für Konversionsstörungen in alten Schutzprogrammen im Gehirn, die bei Gefahr und Überlastung aktiviert werden. Das Gehirn des Menschen hat sich in der Evolution des Tierreichs von den Insekten über die Reptilien und die Säugetiere bis hin zum heutigen Menschen entwickelt. Wir tragen auch als Menschen immer noch viele Instinkte und Reflexe aus dieser weit zurückreichenden Stammesgeschichte in uns. Diese steuern weiterhin wirkungsvoll und hoch effektiv körperliche Grundfunktionen wie Verdauung, Herzschlag, Atmung, Schlaf sowie die Anspannung und Entspannung unserer Muskulatur. Diese passen sich ständig an die wechselnden Anforderungen der Umwelt und unsere aktuellen Bedürfnisse an. Wenn wir rennen, beschleunigt sich der Puls und die Atmung. Wenn wir Nahrung brauchen, bekommen wir Hunger oder Durst, damit wir den Körper mit dem Lebensnotwendigen versorgen. Es gibt auch spezielle Programme, die uns dabei helfen, uns vor Gefahren zu schützen. Bei plötzlicher Bedrohung aktivieren und erregen sie den Organismus, um Energie zur Verfügung zu stellen. Bei Sicherheit und Sorglosigkeit entspannen sie. Diese Programme sind bei Tieren und bei Menschen immer noch sehr ähnlich. Und genau diese uralten, im Gehirn fest verdrahteten Instinktprogramme bei Gefahr und Bedrohung reagieren bei vielen Menschen mit Konversionsstörungen besonders empfindsam.

Die Standardprogramme im Tierreich bei Gefahr sind Angriff oder Flucht. Wenn ein Beutetier plötzlich einem Raubtier gegenübersteht, wird es kämpfen oder weglaufen. Vielleicht schützen Angriff oder Flucht aber nicht wirksam, weil das Raubtier stärker und schneller ist. In solchen fast aussichtslosen Situationen bleibt dem Beutetier als Ausweg immer noch der Totstellreflex. Ein Beutetier kann so einem Raubtier noch entkommen und überleben, weil das Raubtier es nicht sieht oder für tot hält. Das Raubtier zieht weiter, die Gefahr ist gebannt. Wenn bei Bedrohung weder Kampf noch Flucht helfen, kann der Totstellreflex noch lebensrettend sein. Sie kennen dies in der einfachen Form, wenn Ihnen der Schreck in die Glieder fährt und Sie sich wie eingefroren fühlen. Weil sich der Totstellreflex über die Evolution hinweg so bewährt hat, hat die Evolution ihn als Basisprogramm bis hin zum Menschen immer weiter beibehalten.

Menschen greifen nur sehr selten bei Bedrohung auf solche alte Schutzprogramm zurück. Wir werden nicht mehr von Raubtieren und Säbelzahntigern angegriffen. Unsere Bedrohungen sind anderer Art, zum Beispiel zwischenmenschliche Konflikte, seelische Kränkungen und sonstige Belastungen, bei denen wir uns überfordert fühlen. Wir haben über die Evolution neuere und in der Regel auch effektivere Programme im Umgang mit drohender Gefahr entwickelt. Im Unterschied zu Tieren können wir bei „Stress" nachdenken, miteinander sprechen, Lösungen suchen und auswählen und dann überlegt danach handeln. Manchmal funktioniert dies aber nicht, weil wir unser Problem nicht richtig verstehen, nicht die passenden Worte dafür finden, niemanden verletzen wollen, uns für unsere Sorgen schämen oder uns einfach nicht trauen, Probleme direkt anzusprechen. Wenn uns also eine echte Lösungsstrategie fehlt und wir keine schlüssige Idee haben, wie wir einer Notlage entkommen können, greift unser Organismus wieder als letzten Ausweg auf die alten Strategien von Kampf oder Flucht als Reserveprogramm zurück. Wir kämpfen oder vermeiden schwierige Situationen und gehen ihnen einfach aus dem Weg. Wenn man aber weder angreifen noch weglaufen kann und nichts wirklich funktioniert, bleibt als letzte Möglichkeit noch der Totstellreflex.

Sie kennen wahrscheinlich das sprichwörtliche Bild, dass man bei einer plötzlichen Gefahr vor Schreck starr wird wie „das Kaninchen vor der Schlange". Dieser Reflex kann prinzipiell in allen Menschen ausgelöst werden. Bei manchen Menschen wird dieses Schutzprogramm nun leichter ausgelöst als bei anderen Menschen. Bei manchen Menschen kann es fast zur Gewohnheit werden, insbesondere wenn eine bestimmte Bedrohung nicht von selbst vorüberzieht. Ihr Kind gehört augenscheinlich zu den Personen, bei denen das Programm sehr leicht und immer wieder anspringt. Ihr Kind hat nun eine besonders ausgeprägte Neigung, man darf auch schmunzelnd sagen, Begabung, auf dieses Notfallprogramm zurückzugreifen. Die Konversionsreaktion Ihres Kindes können wir – sehr vereinfacht gesprochen – als eine besondere Form dieses noch aus der Evolution stammenden Schutzprogramms verstehen. Dies ist der biologische Teil der Störung bei Ihrem Kind, der aus den alten Schutzprogrammen der Evolution bis heute hinüberreicht.

Wir haben den biologischen Teil des Problems Ihres Kindes nun erläutert. Es kommt nun ein zweiter Teil. Dies ist der psychologische Teil. Um im Bilde zu bleiben:
- Wo im Leben Ihres Kindes ist die Schlange?
- Welche Bedürfnisse hat das Kaninchen? Wo ist es besonders empfindsam, wo fühlt es sich bedroht, was macht es ängstlich oder besorgt?
- Was verhindert, eine Bedrohung, einen Konflikt, eine Belastung so zu verstehen und zu lösen, wie wir es als Menschen normalerweise können, also indem wir nachdenken, miteinander sprechen und gemeinsame Lösungen suchen.

Typisch für eine Konversionsreaktion und damit ein Zurückgreifen auf die alten Bewältigungsprogramme aus dem Tierreich ist eine Sorge oder ein Konflikt, für den noch keine einfach umsetzbare Lösungsidee in Sicht ist. Das ist der psychologische Teil der Störung.

Wo ist die Schlange? Manchmal hat das Kind selbst und haben auch die Eltern, die ihr Kind ja gut kennen, keine Idee, was so bedrohlich wirken könnte. Das ist auch logisch, denn wenn Ihr Kind den Konflikt klar benennen, aussprechen und mit Ihnen teilen könnte, bräuchte es nicht auf den Schutzreflex, also die Konversionsreaktion als Notfallprogramm zurückgreifen.

Der Schutzreflex löst natürlich kein Problem. Wir haben also die gemeinsame Aufgabe, zu verstehen, welche Bedrohung oder Belastung der Organismus Ihres Kindes unterschwellig erlebt. Wir müssen die Schlange finden. Und dann müssen wir eine Antwort und Lösung finden, die besser funktioniert als der Schutzreflex. Wenn wir die Bedrohung verstanden und eine Lösung gefunden haben, dann kann der Schutzreflex und die Konversionsreaktion wieder überflüssig werden und sich zurückbilden.

Die Konversionsreaktion hat also einen biologischen und einen psychologischen Teil. Es geht nicht darum, ob die Konversionsreaktion entweder biologisch oder psychisch bedingt ist. Beides wäre verkürzt. Vielmehr geht es um ein Sowohl-als-auch.

M08 Arbeitsblatt für Eltern: Was könnte los sein?

Mit diesem Arbeitsblatt möchten wir anregen, über mögliche Auslöser der Konversionsreaktion bei Ihrem Kind nachzudenken. Lassen Sie die untenstehenden typischen Sorgen von Kindern einmal in Ruhe auf sich wirken. Lassen Sie Ihre Fantasien wandern und sammeln Ideen, was auf Ihr Kind zutreffen könnte und was Ihnen dazu einfällt.

1. Manche Kinder fühlen sich überfordert, weil sie etwas nicht schaffen und hinbekommen. Sie schämen sich innerlich dafür. Sie sprechen nicht darüber, weil es ihnen peinlich ist oder sie niemanden enttäuschen möchten.
   Wenn ich an mein Kind denke, so fällt mir dazu ein:

   ____

   ____

   ____

2. Manche Kinder fühlen sich gekränkt, verletzt oder ungerecht behandelt. Sie trauen sich aber nicht, dies mitzuteilen. Vielleicht befürchten sie, dass sie zur Antwort erhalten, dass sie dafür keinen Grund hätten und sich nur anstellen und überempfindlich sind.
   Wenn ich an mein Kind denke, so fällt mir dazu ein:

   ____

   ____

   ____

3. Manche Kinder haben schlimme Dinge erlebt, die ihnen einen Schreck fürs Leben eingejagt haben, den sie innerlich immer noch nicht richtig überwunden haben.
   Wenn ich an mein Kind denke, so fällt mir dazu ein:

   ____

   ____

   ____

4. Manche Kinder sind sehr empfindsam und spüren eine Belastung oder einen Konflikt in der Familie, in der Schule oder im Freundeskreis. Sie machen sich Sorgen, haben aber keine richtige Idee, was sie tun können. Vielleicht haben sie auch Angst, jemanden anderen zu verletzen, zu verärgern oder gegen sich aufzubringen, wenn sie es ansprechen.
   Wenn ich an mein Kind denke, so fällt mir dazu ein:

   ____

   ____

   ____

5. Manche Kinder haben das Gefühl, dass sie nicht richtig dazugehören, keine wirklichen Freunde haben, nicht gemocht werden.
   Wenn ich an mein Kind denke, so fällt mir dazu ein:

   ___
   ___
   ___

6. Manche Kinder können sich selbst nicht leiden, sind unzufrieden mit sich und glauben, dass an ihnen irgendetwas falsch sei, sodass man sie nicht wirklich zum Freund haben will.
   Wenn ich an mein Kind denke, so fällt mir dazu ein:

   ___
   ___
   ___

7. *Mein Kind ist ein sehr spezielles Kind. Ich könnte mir vorstellen, dass mein Kind im Kern folgende Sorge und folgendes Problem umtreibt:*

   ___
   ___
   ___

M09 Arbeitsblatt für Kinder und Jugendliche: Was könnte los sein?

Viele Kinder und Jugendliche fühlen sich nicht wohl und machen sich Sorgen über etwas, was in ihrem Leben nicht gut läuft. Bei manchen Kindern und Jugendlichen zeigt sich dies auch körperlich, so wie bei dir. Wir möchten genauer verstehen, was bei dir los sein könnte. Unten stehen einige Beispiele von Sorgen, die sich Kinder und Jugendliche machen. Lass diese Beispiele einmal in Ruhe auf dich wirken. Vielleicht fällt dir etwas ein, was auch auf dich zutreffen könnte. Später können wir darüber sprechen.

1. Manche Kinder fühlen sich überfordert, weil sie etwas nicht hinbekommen. Sie schämen sich dies zu erzählen, weil es ihnen peinlich ist oder sie niemanden enttäuschen möchten.
   Wenn ich an mich selbst denke, so fällt mir dazu ein:

   ____

   ____

   ____

2. Manche Kinder fühlen sich gekränkt und verletzt oder ungerecht behandelt. Sie trauen sich aber nicht, dies mitzuteilen. Vielleicht haben sie Angst, dass man ihnen antwortet, dass sie dafür keinen Grund hätten und sich nur anstellen und überempfindlich sind.
   Wenn ich an mich selbst denke, so fällt mir dazu ein:

   ____

   ____

   ____

3. Manche Kinder haben schlimme Dinge erlebt, die sie immer noch beschäftigen und nicht richtig überwunden haben.
   Wenn ich an mich selbst denke, so fällt mir dazu ein:

   ____

   ____

   ____

4. Manche Kinder sind sehr empfindsam und spüren eine Belastung oder einen Konflikt in der Familie, in der Schule oder im Freundeskreis. Vielleicht haben sie auch Angst, jemanden anderen zu verletzen, zu verärgern oder gegen sich aufzubringen, wenn sie es ansprechen. Sie machen sich Sorgen, haben aber keine richtige Idee was sie tun können.
   Wenn ich an mich selbst denke, so fällt mir dazu ein:

   ____

   ____

   ____

5. Manche Kinder haben das Gefühl, dass sie nicht richtig dazugehören, keine wirklichen Freunde haben und nicht gemocht werden.
   Wenn ich an mich selbst denke, so fällt mir dazu ein:

   ___

   ___

   ___

6. Manche Kinder können sich selbst nicht leiden und sind unzufrieden mit sich und glauben, dass an ihnen irgendetwas falsch sei, sodass man sie nicht wirklich zum Freund haben will.
   Wenn ich an mich selbst denke, so fällt mir dazu ein:

   ___

   ___

   ___

7. *Ich bin schon ein sehr spezielles Kind. Ich könnte mir vorstellen, dass mich im Grunde folgende Sorge und folgendes Problem umtreibt:*

   ___

   ___

   ___

5 Fallbeispiele

Im Folgenden werden zwei Fallbeispiele vorgestellt. Der Vorstellungsanlass im ersten Fall sind dissoziative Anfälle und im zweiten Fall eine funktionell-neurologische Bewegungsstörung im Sinne eines Kraftverlustes bis hin zu einer passageren Lähmung der Beine. Beide Fallgeschichten zeigen das Zusammenwirken symptombezogener und nicht symptombezogener Interventionen auf. In beiden Fallgeschichten erweist sich eine flexible Kombination von kindzentrierten, elternzentrierten und familienzentrierten Interventionen in einem interdisziplinären Therapiesetting als wesentlich für den Therapieerfolg.

5.1 Marc (11 Jahre) – Dissoziative Anfälle

Aktuelle Symptomatik und Vorstellungsanlass

Der elfjährige Marc wird von seiner alleinerziehenden Mutter nach einem erstmaligen, unklaren Anfallsereignis in einer Universitätskinderklinik mit Verdacht auf einen epileptischen Anfall zur Abklärung vorgestellt. Die somatische und neurologische Eingangsdiagnostik bleibt unauffällig. Auch das EEG bleibt unter Schlafentzug sowie bei einer 24-Stunden-Ableitung ohne Hinweise auf epilepsietypische Zeichen. Das Kind wird unter der Annahme eines nur einmaligen, unklar bleibenden Ereignisses ohne Therapie bald wieder entlassen. In den folgenden Wochen ergeben sich drei weitere Episoden, die bei Nachuntersuchung ebenfalls keine epilepsietypischen EEG-Befunde erbringen. In der nun differenzierteren neuropädiatrischen Untersuchung inklusive Bildgebung ergeben sich erneut keine Hinweise für eine primäre ZNS-Erkrankung, die eine Epilepsie oder andere paroxysmale Anfallsform begründen könnten. Die Mutter kann einen neu auftretenden Anfall beobachten und filmen. Der begutachtende Kinderepileptologe kommt zu dem Schluss, dass das klinische Anfallsbild nicht wie ein epileptischer Anfall aussieht. Er äußert den Verdacht auf einen dissoziativen Anfall und leitet eine stationäre Aufnahme zur Abklärung ein.

Die Mutter bleibt zunächst weiter von der Diagnose einer Epilepsie überzeugt und fordert zusätzliche Diagnostik ein. Der Vater wird ebenfalls informiert. Ihm ist die Diagnose eines „stressbedingten" dissoziativen Anfalls unmittelbar plausibel. Er stellt sofort Bezüge zu der elterlichen Trennung und den aus seiner Sicht für Marc unzureichenden und abträglichen Umgangsregelungen mit ihm als Vater her. Der Epileptologe leitet ein Video-EEG ein. Darunter kommt es tatsächlich zu einem Anfall. Die EEG-Auswertung zeigt ein stabiles EEG während der Anfallsepisode, damit gilt eine Epilepsie im Grunde als ausgeschlossen. Der Epileptologe erkennt anhand der Videoaufnahme zusätzliche Bewegungs- und Verhaltenshinweise, die für das Vorliegen eines dissoziativen Anfalls sprechen.

Befund, Eigen- und Familienanamnese

Die Intelligenz liegt im Durchschnittsbereich, der Patient ist bewusstseinsklar und allseits orientiert, die Stimmungslage ist gedrückt. Komplikationslose Geburt, unauffällige frühkindliche Meilensteine und psychomotorische Entwicklung. Häufige Infektionserkrankungen, bei denen sich vor allem der Vater um ihn gekümmert hat. Zurückgezogen und schüchtern seit der Kindergarten- und Grundschulzeit, Einzelgänger. Marc besucht aktuell die fünfte Klasse einer Gesamtschule. Die Integration in die neue Klassengemeinschaft gestaltet sich schwierig.

Die Mutter ist Journalistin bei einer Tageszeitung mit hoher Präsenz in der Redaktion bzw. in Außenterminen. Der Vater arbeitet ebenfalls als Journalist, allerdings als freier Mitarbeiter für verschiedene Magazine mit hohem Homeoffice-Anteil. Vor der Trennung war er wichtigster Ansprechpartner für Marc.

Die Eltern haben sich vor etwa drei Jahren getrennt. Marc lebt jetzt als Einzelkind bei seiner Mutter. Die Großmutter wohnt in der Nachbarschaft und unterstützt die Betreuung von Marc, wenn die Mutter beruflich abwesend ist. Jedes zweite Wochenende verbringt Marc bei seinem Vater. Die Ehe war vor der Trennung hoch strittig. Streitpunkte waren neben partnerschaftlichen auch erzieherische Fragen. Der Vater warf der Mutter oft vor, ihn „zu hart" anzufassen und „manchmal lieblos" zu sein. Sie habe Marc verängstigt und sei schuld an seiner Schüchternheit. Die Mutter wirft dem Vater wiederum vor, er habe Marc verwöhnt. Er sei kein richtiges Vorbild als Mann, an dem Marc lernen könne, wie man sich durchsetze und sich seinen Platz erkämpfe. Daher sei er dafür verantwortlich, dass Marc auch auf dem Schulhof immer am Rand stehe und gehänselt werde. Sein Vater hätte ihm nie gezeigt, sich zu wehren und selbst einmal „auszuteilen", wenn er beleidigt und provoziert werde. Tatsächlich bleibt Marc bei Konflikten auf dem Schulhof wortlos, reagiert blass, regungslos, ausweichend und erschrocken. Verzögert sagt er kleinlaut: „Lasst mich in Ruhe", und wartet ab, bis alles vorüber ist. Wenn er gefragt wird, wie es ihm geht, sagt er nur: „Nicht gut." Auf weitere Nachfragen wiederholt er diese Worte ohne weitergehende Erläuterung einfach wieder („Ich habe doch schon gesagt, nicht gut!").

Marc hat unter der damaligen Scheidung sehr gelitten. Sein Vater sagt, dies habe ihm einen „Knacks" gegeben, er sei richtig „depressiv" gewesen, habe sich manchmal ziellos draußen herumgetrieben, wenn zu Hause „dicke Luft gewesen" sei. In der langen Phase vor der Trennung habe Marc seinen Eltern manchmal gesagt, sie sollten sich doch einfach wieder vertragen. Das würden seine Eltern von ihm doch auch erwarten, wenn er Streit mit Klassenkameraden habe.

Neben den anamnestischen Befunden und der Verhaltensbeobachtung erbringt auch die testpsychologische Psychodiagnostik (Child Behavior Checklist, Strength and Difficulties Questionnaire, Depressionsinventar für Kinder und Jugendliche, Problemfragebogen für Kinder) Hinweise auf eine komorbide leichtgradige depressive Störung sowie eine mittelgradige soziale Angststörung.

Therapieschwerpunkte und Behandlungsverlauf

Diagnosegespräch und Edukation. Beim Diagnosegespräch erläutern Neuropädiater und Kinder- und Jugendlichenpsychotherapeut gemeinsam die Diagnose eines dissoziativen Anfalls. Diese beruhe auf einer reflexartigen Reaktion des Gehirns, die vor allem durch Stress, Sorgen und ungelöste Konflikte ausgelöst würde. Stresssituationen könnten manchmal von außen klar erkennbar sein, meistens würden sie aber durch innere Sorgen, Ängste und wichtige unerfüllte Bedürfnisse ausgelöst, die selbst für den Patienten oft nicht klar bewusst seien. Wenn sie bewusst wären, würde es den Patienten oft schwerfallen, dafür die richtigen Worte zu finden, oder sie trauen sich aus verschiedenen Gründen nicht, diese mitzuteilen. Die entscheidende Therapie wäre daher Psychotherapie bzw. psychologische Unterstützung. Diese solle helfen, mit den Folgeeinschränkungen besser umgehen zu können sowie die Auslöser möglichst aufzuklären und besser bewältigen zu lernen. Dies erfordere Beteiligung und oft auch Veränderungsbereitschaft vonseiten der Bezugspersonen. Zusätzlich könne man psychotherapeutisch dem Gehirn helfen, sich wieder umzuprogrammieren, indem es lerne, auf Belastungen wieder anders als mit einem dissoziativen Anfall zu reagieren. Marcs dissoziative Anfälle werden edukativ mit einem PC verglichen, der abstürzt, weil der Arbeitsspeicher durch zu viele, Speicherplatz fressende, geöffnete Programme überlastet sei und sich dann durch Absturz schütze (vgl. M03 in Kapitel 4). Psychotherapie könne helfen, offene Programme zu schließen und abzulegen und so den „gedanklichen und emotionalen Arbeitsspeicher" wieder zu entlasten. Die Wahrscheinlichkeit für neue Anfälle könne so wieder gesenkt werden, der Verlauf sei aber letztlich offen. Es wird betont, dass keine Simulation vorliege, weder bei Marc noch bei anderen Patienten mit dissoziativen Anfällen.

Im Elterngespräch berichtet die Mutter, dass sie vor sechs Monaten eine neue Beziehung eingegangen sei, die zunehmend enger wird. Ihr Ex-Mann weiß davon. Der neue Partner (Alexander) übernachtet des Öfteren in ihrer Wohnung. Er bemüht sich sehr um Marc, lädt ihn zu gemeinsamen Unternehmungen ein, bringt ihm kleinere Geschenke mit und verhält sich „kumpelhaft" zu ihm. Marc reagiert darauf sehr zurückhaltend und „gequält". Wenn sie allein sind, fragt die Mutter Marc, was er gegen Alex eigentlich habe. Dieser sei doch so nett zu ihm. Es sei nicht fair, wenn Marc ihn so abweisend behandle. Er solle freundlicher und aufgeschlossener zu ihm sein. Sie könne sich vorstellen, dass Alexander später bei ihnen einziehe.

Der Kinder- und Jugendlichenpsychotherapeut beginnt nach der Diagnosestellung eine Psychotherapie mit kind-, eltern- und familienzentrierten Anteilen. In größer werdenden Abständen erfolgen begleitende neuropädiatrisch-epileptologische Verlaufstermine zum Monitoring des Symptomverlaufs und zur Rückversicherung für die Familie, dass eine medizinische Beobachtung weiter gewährleistet wird.

Anfallstagebuch. Mit Marc wird vereinbart, dass er ein Tagebuch zu seinen Anfällen führt. Dieses enthält folgende Zeilen:

- Wo war ich, wer war dabei, was war gerade los?
- Woran habe ich gedacht? Gab es etwas Stressiges, das mir durch den Kopf ging?
- Wie habe ich mich gefühlt?
- Woran habe ich in meinem Körper und meinem Geist gespürt, dass jetzt ein Anfall losgehen könnte?
- Habe ich etwas probiert, um den Anfall noch zu stoppen oder mich zu schützen?
- Hat es geholfen?
- Wenn andere Menschen anwesend waren: Wie haben sie reagiert? Hat mir das gut getan oder mich eher gestört? Was hätte ich mir gewünscht?
- Gibt es etwas, was ich aus dieser Situation lernen kann? Über Möglichkeiten wie ich die Anfälle besser bemerken und steuern kann? Über die Gründe und Auslöser für meine Anfälle?

Marc führt dieses Tagebuch nur für sich. Niemand darf hineinsehen, um zu verhindern, dass er Einträge unterlässt, die er zunächst nicht offen kommunizieren möchte. Er bringt das Tagebuch zu jeder Therapiesitzung mit. Er berichtet gestützt auf seine Aufzeichnungen von seinen Anfallsepisoden. Diese werden jeweils Zeile für Zeile durchgesprochen zur Identifikation externer und interner Triggerfaktoren, kognitiver und emotionaler Anfalls- und Selbstbewertungen, physiologischer und interozeptiver Vorwarnzeichen, operanter Verstärkungseffekte bzw. Stigmatisierungserfahrungen sowie Optionen einer Selbstkontrolle der Anfälle und verbesserter Wahrnehmung von Belastungsfaktoren und Emotionen.

Störungsbezogene Kommunikation. Im Elterngespräch wird erkennbar, dass Vater und Mutter ihre jeweiligen Störungstheorien für wechselseitige Vorwurfshaltungen aus der Zeit vor, während und nach der Trennung in Stellung bringen und instrumentalisieren, um „offene Rechnungen“ zu präsentieren und vorwurfsvoll alte Kränkungen vorzutragen. Der Vater bezeichnet die dissoziativen Anfälle als „Quittung“ für den harschen Umgang der Mutter mit Marc. Die Mutter entgegnet, dass er gut reden habe, weil er mit der Alltagserziehung von Marc „nichts zu tun“ habe, alle zwei Wochen mit Marc in den Zoo gehe und „den freundlichen Freizeit-Papa mit der Bonbontüte“ spiele. Bei gemeinsamen Therapiesitzungen mit Vater, Mutter und Marc schaut Marc bei solchen Vorwürfen zwischen den Eltern betreten auf den Boden und schweigt. Dennoch sieht man ihm seine starke emotionale Beteiligung an. Fragt ihn jemand, wie es ihm in solchen Momenten gehe, antwortet er einsilbig und ausweichend.

Schulvermeidung und Sprachregelung gegenüber Dritten. Der Therapeut verbalisiert und spiegelt den Eltern stellvertretend für Marc dessen Gefühlslage und Loyalitätskonflikte. Er schlägt der Familie vor, thematisch zunächst die Folgen der Anfälle in den Fokus zu nehmen, nicht zuletzt auch aus dem Grund, dass man bei diesen Fragen gemeinsam „an einem Strang ziehen“ könne.

Nach der Entlassung aus der Klinik weigert sich Marc, den Schulbesuch wieder aufzunehmen. Er fürchtet sich, während des Unterrichts oder auf dem Schulhof einen Anfall zu erleiden, der dann Schulgespräch werden könnte. Er sei ratlos, wie er die Anfälle erklären solle, wenn sie auftreten sollten. Es wird vereinbart, gemeinsam nach einer Sprachregelung zu suchen. Marc besteht darauf, dass darin keine Worte wie „Stress“ oder „psychisch“ vorkommen dürften. Er gelte sowieso schon als „Opfer“. „Psychoerklärungen“ würden diesen Eindruck nur noch bestätigen und zu weiteren Hänseleien einladen. Es wird im Konsens mit beiden Elternteilen eine Formulierung im folgenden Sinne entwickelt:

„Die Ärzte haben gesagt, eigentlich wäre ich vollkommen gesund. Ich hätte aber einen seltsamen Reflex, der manchmal spontan ausgelöst wird. So ähnlich wie bei einer Ohnmacht. Es ist aber keine Ohnmacht, es ist auch keine Epilepsie. Die Ärzte kennen diesen Reflex. Sie können aber nicht viel dagegen tun, es gibt keine Medikamente dagegen. Im Moment lerne ich, möglichst früh mitzubekommen, wenn so ein Reflex losgeht. Dann versuche ich dagegen anzukämpfen. Manchmal funktioniert das, manchmal aber auch nicht. Wenn es passiert, ist das zwar blöd und es nervt mich, aber eigentlich ist es gesundheitlich nicht schlimm. Ich brauche dann keinen Notarzt, der kann sowieso nichts machen. Wie bei einer Ohnmacht brauche ich einfach ein bisschen Zeit und Ruhe bis ich wieder richtig klar und fit bin. Danach ist eigentlich wieder alles wie vorher. Es ist also halb so wild, es sieht heftiger aus, als es wirklich ist. Wenn es im Unterricht losgehen sollte, setze ich mich danach noch etwas auf den Flur. Bei der nächsten Stunde versuche ich wieder, normal mitzumachen. Mir ist am liebsten, wenn man keine große Welle macht, wenn es passiert. Das haben auch die Ärzte empfohlen und daran halte ich mich.“

Achtsame Selbstkontrolle der Anfälle. Marc identifiziert als erstes Frühwarnzeichen ein Kribbeln im Brustbereich, das sich bis zum Kopf hochzieht. Wenn es einsetzt, kommt schnell ein Angstgefühl hinzu. Gedanken rasen, trotzdem kann er keine richtig klaren Gedanken fassen. Spontan schwankt er zwischen dem Versuch sich abzulenken und Beobachtung der Symptome. In der Therapie werden folgende Etappenschritte zur Selbstwahrnehmung und Selbstkontrolle der Anfälle eingeübt:

- Zunächst werden grundlegende Körperwahrnehmungsübungen („Body Scan“) praktiziert, um die Fähigkeit zur Fokussierung der Aufmerksamkeit auf Körperempfindungen zu habitualisieren. Zusätzlich wird die Beobachtung des Atmens eingeübt. Der Fokus liegt auf einer ruhigen und gleichmäßigen Atmung mit einer etwas verlängerten Ausatemphase.
- Nach einem Body Scan lernt Marc, auf seinen Brust- und Kopfbereich zu fokussieren und dort das Kribbelgefühl sich plastisch vorzustellen und in Erinnerung zu rufen, wie er es aus den Episoden kennt. Parallel atmet er ruhig weiter. Wenn seine Aufmerksamkeit abschweift, soll er wieder zum Kribbelgefühl und zur Atembeobachtung zurückkehren.

- In der nächsten Stufe übt Marc die Vorstellung ein, mit jedem Ausatemzug das Kribbelgefühl auszuatmen.
- Marc wird gebeten, mindestens einmal tagsüber sowie abends vor dem Einschlafen die Vorstellung zu üben, wie er das Kribbelgefühl wahrnimmt und dann mit dem Atem wieder heraustransportiert.
- Es wird vereinbart, dass während der Therapiesitzungen der Therapeut manchmal ganz unvermittelt klatschen wird. Dies dient als Signal für den prompten Start der Selbstkontrollübung. Marc beginnt dann sofort seine Übung. Dies soll den Transfer der Selbstkontrolltechnik in Alltagssituationen erleichtern. Je besser Marc die Übung beherrscht, desto weiter wird sie verkürzt. Schließlich startet Marc auf ein kurzes Zeichen hin sekundenschnell mit der Vorstellung des Ausatmens des Kribbelgefühls.
- Begleitend übt Marc noch knappe Selbstinstruktionen ein. Diese lauten: „Ich kenne das. Keine Panik. Es geht vorüber. Ich weiß was ich tun muss. Ich bin sicher."

Ausgehend von dem Symptomtagebuch werden die Episoden durchgesprochen und die eingeübten Skills weiter verfeinert.

Modifikation der Reaktion der Eltern in Anfallsepisoden. Den Eltern werden die Selbstkontrolltechniken erläutert. Mit Marc wird besprochen, wie sie ihn am besten unterstützen können, wenn sich ein Anfall ankündigt. Man vereinbart, dass sie ruhig mit etwas Abstand in der Nähe bleiben, gegebenenfalls am Anfang nur kurz sagen: „Mach deine Übung. Immer ruhig atmen." Nach dem Anfall fragen sie kurz, ob Marc etwas erzählen möchte. Wenn nicht, respektieren sie dies und gehen möglichst bald wieder zu den Alltagsaktivitäten zurück.

Klärung der Auslöser und psychosozialen Anfallsgründe. Das Symptomtagebuch zeigte eine Häufung der Anfälle, wenn Marc von den Wochenendbesuchen bei seinem Vater zurückkommt. Unmittelbar auslösend können sarkastisch gemeinte Sätze der Mutter sein, die den Vater als Person und den Kontakt zu ihm herabsetzen: „Na, habt ihr euch wieder eine schöne Zeit gemacht? Habt ihr wieder bis nachts um zwei am PC gespielt? Welche Belohnung hast du diesmal von ihm bekommen, ohne etwas dafür zu tun?" In diesen Situationen reagiert Marc sprachlos, fast mutistisch. Gleichzeitig fühlt er emotional eine starke Aufregung, er kann das Gefühl aber nicht zuordnen und findet keine passenden Worte, die er entgegnen könnte. Einmal hat er seine Mutter angeschrien: „Du bist ungerecht und fies zu Papa!" Die Mutter hat prompt gekontert: „Dein Vater ist ungerecht zu mir. Ich mache hier die ganze Arbeit. Und du bist auch ungerecht zu mir, weil du das nicht einsehen willst." Ab diesem Moment schweigt Marc in solchen Situationen, weil er sich nicht zutraut, sich argumentativ gegen seine Mutter behaupten zu können.

Ausgehend von dem Symptomtagebuch arbeitet der Therapeut differenziert die verschiedenen kognitiven und emotionalen Bewertungen heraus und versprachlicht die zunächst dumpfen, präverbalen, aber starken Gefühle und differenziert diese mit unterschiedlichen Gefühlsvokabeln aus. Als eine zentrale Bewertung wird identifiziert, dass Marc das Gefühl hat, dass seine Mutter seinen Vater „nur schlecht machen will", um ihn durch „Alexander zu ersetzen, der sich bei ihm nur einschleimen will". Andererseits fühlt sich Marc verunsichert, ob seine Mutter nicht Recht habe, weil er tatsächlich mit seinem Vater bis spät in die Nacht am PC gespielt habe, was er zu Hause bei seiner Mutter nie dürfte.

Der Therapeut vertieft die Edukation dahingehend, dass Anfälle oft durch wichtige, aber nicht ausdrückbare Gefühle ausgelöst werden. Der Therapeut führt zusätzlich das Instrument der Teilearbeit ein. Mithilfe von Playmobilfiguren stellt er auf dem Tisch zwei Anteile auf: eine Figur für das Alltagsbewusstsein und eine Figur für den „Reflex", also Marcs Bezeichnung für seine Anfallsneigung. In mehreren Sequenzen werden verschiedene Konstellationen aufgestellt und in kleinere Rollenspiele überführt. Es gibt zusätzliche Figuren für seine Mutter, seinen Vater, Alexander und den Therapeuten. In einer Schlüsselsituation bittet die Figur des Therapeuten die Figur des Alltagsbewusstseins, die Figur des Reflexes zu fragen, was denn passieren müsse, damit er keine Anfälle mehr produzieren müsse. Aus der Figur des Reflexes platzt es dann heraus: „Die Mama soll endlich kapieren, dass mein Papa der Papa ist und auch bleibt. Sie kann ja von mir aus mit dem Alexander zusammen sein, aber der soll sich nicht einbilden, dass er meinen Papa ersetzen und dessen Platz einnehmen kann. Mein Papa ist und bleibt mein Papa. Basta. Das soll er kapieren und Mama auch. Und die beiden sollen aufhören, über Papa zu lästern."

Der Therapeut fragt Marc um sein Einverständnis und seine Bereitschaft, diese Botschaft auch so direkt an die Mutter zu richten. Der Therapeut sichert seine Unterstützung zu, falls es Marc in der Sitzung schwerfallen sollte, die richtigen Worte zu finden. Der Therapeut würde dann formulieren und übersetzen helfen. Im Rollenspiel wird in mehreren Durchgängen geübt, wie Marc seine Botschaft und sein Anliegen am besten formulieren kann. Es wird eine Sitzung zu dritt anberaumt, bei der Marc diese Botschaft mit Unterstützung direkt an die Mutter richtet. Die Mutter reagiert sehr betroffen und konsterniert. Sie schwankt zwischen Einsicht und Verständnis und dem Argwohn, Marc würde die Anfälle extra produzieren, nur um sie damit zu erpressen und ihre neue Beziehung zu Alexander kaputt zu machen. Der Therapeut stützt die Authentizität des Gefühlsausdrucks von Marc, nimmt ihn vor dem Vorwurf der Manipulation und Simulation in Schutz und bietet der Mutter einen Einzeltermin zur vertieften Klärung der neuen Situation an. Er gibt ihr die Hausaufgabe, sich bis zum Termin weitere Gedanken zu machen, wie eine verträgliche und gelingende Beziehungskonstellation zwischen Marc, seinen beiden Eltern und Alexander aussehen und gestaltet werden könne. Im Einzeltermin mit der Mutter startet der Therapeut mit weiterer Edukation zur Natur der dissoziativen Anfälle und erläutert, dass Konstellationen wie jetzt bei Marc typisch für dissoziative Anfälle seien. Marcs Botschaft sei also hoch glaubwürdig und müsse ernst genommen werden. Die Erwachsenen seien herausgefordert, ihm darauf am besten gemeinsam eine passende Antwort zu geben, die ihm den Druck nehme. Im Ergebnis gelingt es der Mutter, ihren eigenen, fortbestehenden Groll auf ihren ehemaligen Partner von Marcs unverändertem Bedürfnis nach einer fortbestehenden Vaterbeziehung zu trennen. Schrittweise kann sie dies nicht nur kognitiv unterscheiden, sondern auch emotional akzeptieren und respektieren. In einer späteren Sitzung mit allen Beteiligten formuliert Marc unterstützt vom Therapeuten diese Zielkonstellation („Mein Papa soll mein Papa bleiben und das sollen auch alle mal kapieren und akzeptieren!"). Alle Anwesenden respektieren nun Marcs Anliegen und Bedürfnis. Alexander sagt: „Ich bin einfach der Freund von deiner Mama, nicht mehr und nicht weniger. Dein Papa bleibt dein Papa."

Parallel zu diesem Prozess kommt es zu einer stetigen Abnahme der Anfallshäufigkeit. Marc ist jetzt geübt darin, bei immer noch auftretenden Anfällen seinen „Reflex" zu befragen, was gerade emotional nicht gestimmt hat und was man tun kann, um den Reflex überflüssig zu machen.

5.2 Thorsten (13 Jahre) – Funktionelle neurologische Bewegungsstörung

Aktuelle Symptomatik und Vorstellungsanlass

Thorsten wird in der Universitätskinderklinik vorgestellt wegen eines über zwei Tage rasch zunehmenden Kraftverlusts in beiden Beinen. Die Symptomatik stellt sich variabel dar; mal ist ein

Bein, dann das andere Bein stärker betroffen, mal ist der Oberschenkel mitbetroffen, dann ist dieser wieder bewegungsfähig und der Kraftverlust beginnt mit dem Knie abwärts. Passager steigert sich der Kraftverlust bis zu einer kompletten Lähmung. Unter Ablenkung reduziert sich die Symptomatik. In guten Phasen mit nur reduziertem Kraftverlust kann er sich auf Krücken fortbewegen, manchmal auch frei am Geländer. Dabei fordert er ein, dass jemand neben ihm geht, um ihn auffangen zu können, falls er stürzen sollte. Thorsten sitzt aber die meiste Zeit im Rollstuhl. Den Rollstuhl fährt er geschickt, fast sportlich.

Befund, Eigen- und Familienanamnese

Die neuropädiatrische Untersuchung (u.a. Reflexe, Entzündungszeichen, Liquorpunktion, Bildgebung, Nervenleitgeschwindigkeit) erbringt durchgängig Normalbefunde. Auch in Phasen von Lähmung zeigen sich minimale Mitbewegungen in den Beinen und Füßen. Wenn Thorsten zum Beispiel mit seinen Händen die Beine anhebt, um diese auf das Trittbrett des Rollstuhls zu setzen, so hilft vor allem unter Ablenkung das Bein mit minimaler Kraft mit. Setzt er wiederum mithilfe seiner Arme die Füße auf dem Boden ab, so ist im Moment des Bodenkontaktes eine minimale Tonuserhöhung in der Fußspitze zu sehen.

Ein Großvater leidet an einem Morbus Parkinson. Er lebt in einem Pflegeheim. Die Familie besucht ihn regelmäßig dort und nimmt an den Funktionseinschränkungen mitfühlend Anteil. Die Gespräche bei den Besuchen kreisen regelmäßig um die Fortschritte und Rückschritte bei der Therapie, andere Themen geraten in den Hintergrund. Der Großvater wird fürsorglich aufgefordert sich zu schonen und aufzupassen, dass er nicht stürzt und sich verletzt. Eine Modellwirkung auf Thorsten, dass eine solche Bewegungsstörung fürsorgliche Zuwendung und Aufforderung zum Rückzug auslöst, wäre plausibel.

Thorsten besucht die achte Klasse des Gymnasiums. Er hatte beim Übergang von der Grundschule von seinem Klassenlehrer „bestenfalls" eine Realschulempfehlung bekommen, sein Vater drängte jedoch auf die Aufnahme in das örtliche Gymnasium, die schließlich auch vollzogen wurde. Alle Klassenversetzungen wurden nur knapp erreicht. Thorsten gehört seit Aufnahme in das Gymnasium immer zu den schwächsten Schülern seiner Klasse. Dabei ist sein Nachmittag wesentlich von der Erledigung seiner Hausaufgaben und von Nachhilfeunterricht geprägt. Zurückliegenden Schulstoff wie zum Beispiel Englischvokabeln muss er wiederholen, weil er schnell wieder vergisst. Ein Intelligenztestung ergibt im HAWIK einen IQ von 82. Manchmal schaut er neidisch auf seine Schulkameraden, die sich nachmittags verabreden, während er noch an den Hausaufgaben oder an Zusatzaufgaben seines Nachhilfelehrers sitzt.

Der Vater hat eine Ausbildung als Handwerksmeister und hat sich zum technischen Leiter in einem mittelständischen Unternehmen hochgearbeitet. Er arbeitet viele Überstunden und ist als Handwerker dennoch Vorgesetzter von angestellten Ingenieuren. Trotz dieses beruflichen Erfolgs ist er emotional sehr verbittert, weil er kein Maschinenbaustudium absolviert hat, weil er „als Jugendlicher zu viele Flausen im Kopf hatte und nicht fleißig genug gewesen sei". Seiner Frau sagt er immer wieder, dass sich ein solcher Fehler bei Thorsten nicht wiederholen dürfe („Später wird Thorsten mir noch dankbar sein, dass ich ihn ansporne und nicht lockerlasse"). Die Mutter, von Beruf Hausfrau, entgegnet ihrem Mann, dass er „vernarrt" sei und dass es darauf ankomme, dass Thorsten glücklich werde, das könne er auch ohne Studium. Sie spürt aber auch, dass ihr Mann seinen Sohn sehr liebt und subjektiv das Beste für ihn will. Bei schlechten Schulnoten appelliert der Vater stereotyp an Fleiß und Einsatzbereitschaft und verkündet „Durchhalteparolen" („Nächstes Schuljahr platzt der Knoten!").

Die Bewegungsstörung mündet in eine Krankschreibung und Unterbrechung des Schulbesuchs auf weiterhin unbestimmte Zeit. Thorsten versäumt viel Schulstoff. Er wirkt einerseits bedrückt, manchmal aber auch entspannt und gelassen, so als wenn er nicht unbedingt eine Veränderung seiner Situation anstrebe und sich mit der Situation arrangiert habe.

Diagnosegespräch und Edukation

Das Diagnosegespräch wird gemeinsam in der Kinderklinik von dem Neuropädiater und dem Kinder- und Jugendlichenpsychotherapeuten geführt. Es wird die Diagnose einer funktionellen neurologischen Störung im Sinne eines Kraftverlustes bzw. einer Lähmung gestellt. Diese wird einerseits über die durchgängig unauffälligen somatischen wie neurologischen Untersuchungsbefunde und andererseits über die positiven Hinweiszeichen für eine funktionelle Störung gestellt. So werden die fluktuierende Symptomausbreitung und das variable Verlaufsmuster als Belege für eine Unvereinbarkeit mit der funktionellen Neuroanatomie und einer strukturellen Schädigung angeführt.

Die Entwicklung der Störung wird erläutert als Zusammenwirken einer biologisch in der Stammesgeschichte verankerten Schutzreaktion mit der auslösenden Wirkung vergangener oder gegenwärtiger Sorgen oder erlebter Bedrohung. Die Schutzreaktion müsse man durch Training und Übung neu auslenken, die Belastungsfaktoren müsse man identifizieren und gemeinsam angehen. Edukativ wird die Metapher des verstimmten Klaviers verwendet (vgl. M05 in Kapitel 4), das im Grunde nicht „kaputt", aber eben verstimmt sei. Man müsse fein zuhören und es neu stimmen.

Die Eltern reagieren skeptisch auf die Diagnose. Nach einer Befragung ihres Störungskonzeptes wird pragmatisch vereinbart, dass die Eltern sich eine zweite qualifizierte Meinung einholen. Um den Untersuchungsaufwand zu begrenzen, werden den Eltern Kopien aller Untersuchungsbefunde ausgehändigt, um die Belastung für Thorsten durch Wiederholungsuntersuchungen und den finanziellen Aufwand zu minimieren. Es wird vereinbart, dass die Eltern sich an eine fachkompetente Adresse, in diesem Fall an eine andere universitäre Neuropädiatrie ihrer Wahl wenden. Es wird ebenso vereinbart, dass die Familie sich bei Bestätigung der Diagnose durch die zweite Universitätsklinik dann auf eine Therapie im Sinne einer funktionellen Störung, respektive dissoziativen Bewegungsstörung einlassen. Bei einer Nichtbestätigung der Diagnose soll zwischen erst- und zweitdiagnostizierender Klinik unter Beteiligung der Eltern eine Abstimmung über den weiteren Untersuchungsgang herbeigeführt werden. Tatsächlich bekräftigt die zweite Klinik die Diagnose. Die Eltern erklären ihre fortbestehende Skepsis aber auch „bis auf Weiteres" ihre Bereitschaft zur Mitwirkung bei der Therapie unter der Vorstellung einer dissoziativen Konversionsstörung.

Mit Einverständnis von Thorsten filmt die Nachtschwester per Video die Beinbewegungen im Schlaf nach einem Tag, an dem eine fast komplette Lähmung zu sehen war. Die Videoaufnahme zeigt eine nahezu komplett freie Beweglichkeit der Beine und Füße. Am Folgetag ist wiederum eine deutliche Lähmung zu sehen. Das Video wird gegenüber der Familie so kommuniziert, dass es nicht als Beleg für eine bewusste Simulation durch Thorsten fehlinterpretiert werden dürfe, sondern vielmehr als ermutigende und optimistische Botschaft, dass die Symptome prinzipiell umkehrbar seien („Nachts kann das Gehirn die Beine flüssig und kraftvoll bewegen. Das ist eine sehr gute Nachricht, denn das belegt, dass weder im Gehirn noch in den Beinen grundsätzlich etwas beschädigt ist. Jetzt müssen wir dem Gehirn helfen, auch tagsüber das zu tun, was es nachts schon gut kann.").

Therapieplan

Der Therapieplan wird als dreigleisig vorgestellt:
- Eingrenzung des Rückzugsverhaltens von Thorsten in Schule und Freizeit und Wiedergewinn von Lebensqualität,
- symptomorientierte Therapie zum Training der Muskulatur und der Bewegungssteuerung durch das Gehirn durch Krankengymnastik (Physiotherapie) und Vorstellungsübungen (Mentales Training, Imagination),
- Psychotherapeutische Erkundung der Hintergründe und Auslöser für die Konversionsreaktion und möglichst Auflösung und Überwindung dieser Ursachen.

Therapieschwerpunkte und Behandlungsverlauf

Initiale Fokussierung der Behandlung auf eine Verbesserung von Mobilität, Lebensqualität und Teilhabe. Es wird eine vergleichende Exploration eines normalen Tagesablaufs seit Symptombeginn und eines Tagesablaufs aus der prämorbiden Phase durchgeführt. Daraus wird abgeleitet, welche Aktivitäten, Hobbys und Alltagsrollen zwischenzeitlich aufgegeben wurden. Es finden sich viele Einbußen nach Manifestation, die nicht zwingend erforderlich wären. Daher werden Entwicklungsziele abgeleitet, welche Aktivitäten, gegebenenfalls in angepasster Form, wieder aufgenommen werden können. Dazu werden konkrete, verhaltensnah beschriebene Etappenstufen zu einem schrittweisen Wiedergewinn von motorischen Fertigkeiten, Aktivitäten und Partizipation im Sinne der International Classification of Functioning, Disability and Health (ICF) vereinbart. Zum Beispiel war Thorsten früher ein begeisterter Schwimmer. Dies hat er vollständig aufgegeben. Er nimmt nun den Besuch des Schwimmbades wieder auf, nutzt aber zunächst nur das Nichtschwimmerbecken, vollzieht die Schwimmbewegungen mit den unbeeinträchtigten Armen und versucht mit den Beinen so gut wie möglich zu unterstützen.

Physiotherapie. Im Rahmen der Edukation wird Thorsten der Ansatz und Sinn der Physiotherapie entwicklungsgerecht vermittelt. Motivational wird betont, dass Thorstens Entscheidung, die Symptome überwinden zu wollen, und sein Engagement in der Therapie sehr entscheidend für einen Behandlungserfolg sind. Thorsten kann sich dies zu Eigen machen.

Auf die Frage, warum er den Rollstuhl gegenüber Krücken bevorzuge, gibt Thorsten an, dass er sich fürchte, plötzlich die Kraft zu verlieren, zu stürzen und sich eine Verletzung zuzufügen. Faktisch hat er nur einen einzigen Sturz erlebt, der ohne Verletzung ausging. Damit er Vertrauen zurückgewinnt bzw. Angst vor dem Fallen verliert, übt die Physiotherapeutin mit ihm auf einer Sportmatte Fallübungen aus dem Karate und Judo. Dies stärkt die Selbstwirksamkeitserwartung, sich auch bei einem Sturz noch schützen zu können. Dies steigert wiederum die Bereitschaft, auf Krücken überzuwechseln. Die Verwendung von Krücken stärkt wiederum die Muskelkraft, Koordination und Assoziationsbahnen zwischen ZNS und Muskeln.

Bis die Sturzangst hinreichend eingegrenzt ist, werden verschiedene Bewegungsübungen eingeführt, bei denen keine Sturzgefahr besteht. Konkret wird die Fortbewegung im Vierfüßlerstand eingeübt. Zusätzlich nutzt Thorsten einen Fahrrad-Hometrainer, mit dem er gefahrlos in die Pedale treten kann. An Tagen mit relativ guter Kraft wird mit variierenden Schweregraden am Geländer geübt: flache Strecke, Treppen steigen, Beschleunigung des Gehens, rückwärtsgehen, übertriebene Bewegung wie Storchengang, Gewichtsverlagerungen von einem Bein zum anderen, Einbeinstand bei gleichzeitigem Festhalten am Geländer etc.

In Zusammenarbeit von Physiotherapeut, Psychotherapeut und Thorsten werden Zielhierarchien mit erreichbaren und motivierenden Nahzielen festgelegt. Thorsten wird immer wieder um eigene Vorschläge und Ideen für die jeweils nächste Etappenstufe von Bewegungsübungen gebeten.

Die wiederkehrende Beobachtung, dass die Bewegungsfunktion unter Ablenkung oft besser koordiniert ist als bei Konzentration auf die Bewegungsausführung, führt zu wichtigen therapeutischen Konsequenzen. Die physiotherapeutischen Übungen werden vielfach gezielt unter gleichzeitiger Ablenkung durch begleitende Konversation oder Musikhören durchgeführt. Eine andere Möglichkeit sind Rechenaufgaben (Rückwärtszählen), die den Aufmerksamkeitsfokus binden. Formulierungen, die eine willkürliche Steuerung induzieren, wie zum Beispiel „Setz jetzt den Fuß auf die nächste Treppenstufe", werden vermieden. Sie werden ersetzt durch Formulierungen, wie sie auch in der Hypnotherapie zum Aktivieren unwillkürlicher Reaktionen verwendet werden: „Lass deinen Fuß wie von selbst auf die nächste Stufe ziehen, so wie dein Fuß schon millionenfach auf die nächste Treppenstufe gerutscht ist, ohne dass du darüber nur irgendeinen Gedanken verschwenden musstest. Lass deinen Fuß einfach machen was er kann, während wir uns weiter über deine Lieblingsmusik unterhalten."

Verknüpfung der Physiotherapie mit Imaginativen Techniken. Die physiotherapeutischen Gehübungen werden mit einer Standardvorstellungsübung verknüpft, die Thorsten einsetzen soll, wenn er ohne professionelle Unterstützung seine Gehübungen praktiziert. Er soll mit seinem Blick einen Punkt in einiger Entfernung, zum Beispiel am Ende des Flurs fixieren. Er stelle sich vor, dass dort eine Seilwinde mit einem Gummiband fixiert ist, dessen anderes Ende um seine Brust geschlungen ist. Dieses Gummiband zieht ihn stetig nach vorne, sodass er wie von selbst vorwärts gezogen wird und seine Beine sich ohne eigene Kraftanstrengung vorwärtsbewegen.

Imaginative Techniken zur Visualisierung von Bewegungsabläufen. Am Beispiel von Skispringern, Rennfahrern oder Zirkusartisten wird Thorsten erläutert, wie sich Bewegungsabläufe besser lernen und einprägen lassen, wenn das Gehirn sie einfach nur in der Vorstellung bei geschlossenen Augen immer wieder mental durchgeht. So ist es auch für ihn hilfreich, mit seiner Vorstellungskraft und seinem Erinnerungsvermögen sich bestimmte Bewegungsabläufe so genau wie möglich mit geschlossenen Augen vorzustellen (Treppen steigen, einen Fußball schießen, Skateboard fahren, auf einer Schaukel wippen). So wird Thorsten nach einer einleitenden Kurzentspannung angeleitet, bei geschlossenen Augen zu visualisieren, wie er in gesunden Zeiten „mühelos, ohne Anstrengung und wie von selbst" auf seinem Fahrrad gefahren ist und in die Landschaft geschaut hat, ohne ständig an das Trampeln der Pedale zu denken.

Weitere Fantasiereisen gehen zurück in frühere Zeiten mit intakter Bewegungsfunktion wie zum Beispiel das Wiedererleben einer bestimmten Wanderung oder Bergbesteigung in der Erinnerung mit normaler Kraft. Thorsten fokussiert während der Visualisierung immer wieder darauf, die Empfindungen gesunder Funktion zu spüren und sich in Erinnerung zu rufen.

Integration der Übungsbehandlung in die Alltagsroutinen. Die Familie wird instruiert, gelernte Bewegungsübungen in die Alltagsverrichtungen einzubauen. Fast jede Alltagsbewegung bietet eine Gelegenheit zum Üben (z. B. während des Sitzens bei Mahlzeiten immer wieder die Füße fest auf den Boden drücken und dann loslassen analog zur Progressiven Muskelrelaxation). Die Therapiestunde leitet an und instruiert für Hausaufgaben im Alltag.

Klärung der Auslöser und psychosozialen Anfallsgründe via Teilearbeit. Schon Anamneseerhebung und Exploration hatten erkennen lassen, dass ein relevantes Belastungs- und Konfliktfeld im Bereich der hohen schulischen Anforderungen und Erwartungen des Vaters liegt, die im Widerspruch zu dem im unteren Durchschnitt liegenden Intelligenzpotenzial von Thorsten stehen.

Vor diesem Hintergrund wird Thorsten im Sinne einer Teilearbeit eine therapeutische Dissoziation in zwei Persönlichkeitsanteile angeboten. Die beiden Anteile werden plastisch als „Kopf" bzw. als „Bein" bezeichnet. Der Kopf repräsentiert das Alltagsbewusstsein und den Willen, wieder gesund werden zu wollen. Das Bein repräsentiert den Anteil der Bewegungsstörung und der Anliegen, die sich darin verdeckt zeigen. Die Anteile werden mit Playmobilfiguren auf dem Tisch symbolisch abgebildet.

Der Therapeut befragt gemeinsam mit dem Anteil des Kopfes das Bein, was geschehen muss, damit das Bein wieder gesund werden kann. Das Bein antwortet zunächst pauschal, dass sich etwas an der Situation mit der Schule ändern müsse. Der Therapeut befragt nun den Kopf, was dieser davon halte. Der Kopf sagt, da könne man nichts ändern, weil der Vater total enttäuscht wäre, wenn Thorsten die Versetzung nicht schaffe oder vom Gymnasium wechseln würde. Der Kopf verlangt vom Bein, dass es sich eben mehr anstrengen müsse. Der Kopf befragt gemeinsam mit dem Therapeuten das Bein, ob es einverstanden sei, die Klasse zu wiederholen. Das Bein bittet um Bedenkzeit und antwortet nach mehreren Tagen, dass es zu diesem Vorschlag sein Einverständnis nicht geben kann, weil dieser Vorschlag das Problem nur wieder aufschiebe, aber nicht wirklich löse. Das Bein formuliert als Gegenvorschlag einen Schulwechsel auf die Gesamtschule. Der Kopf fügt hinzu, dass er nicht wisse, wie man die Eltern von so einem Lösungsvorschlag überzeugen könne, weil der Vater sich vom Bein und seiner Behinderung erpresst fühlen könnte. Der Therapeut bietet dem Kopf und dem Bein gemeinsam an, gegenüber den Eltern zu vermitteln und diesen Lösungsvorschlag vorzubringen und auszuloten. Es wird eine Sitzung mit der gesamten Familie anberaumt. In dieser berichtet der Therapeut den Eltern von den Dialogen zwischen den beiden Anteilen in Thorsten. Er formuliert stellvertretend für Thorsten, dass dieser sich einerseits von dem Gymnasium grundsätzlich überfordert fühlt (Stimme des Beines) und dass er andererseits den Vater nicht enttäuschen möchte, weil er weiß, dass dieser nur das Beste für Thorstens Zukunft möchte. Die Eltern reagieren sehr berührt über die Schilderung dieses Konfliktes in Thorsten, der in dieser klaren und offenen Form zum ersten Mal von ihm ausgesprochen wird. Der Therapeut erzählt den Vorschlag des Wechsels auf die Gesamtschule, den die beiden Teile überlegt hätten. Nun bittet der Vater um ein Einzelgespräch mit dem Therapeuten. In diesem stellt auch er seine beiden Anteile gegenüber, einerseits seinen lang gehegten Wunsch, dass sein Sohn das Abitur ablegt, und andererseits sein Hadern, seinen Sohn nicht zu überfordern und damit dessen Kindheit und Jugendzeit zu verderben. Im Ergebnis entscheidet er sich, den Vorschlag des Schulwechsels auf die Gesamtschule mitzutragen, nicht zuletzt verbunden mit der Resthoffnung, dass Thorsten in der Oberstufe doch noch in seiner Leistungsfähigkeit anzieht und das Abitur schafft. Vater und Sohn vereinbaren, dass sie einen gemeinsamen Rundgang durch den Betrieb des Vaters machen, damit Thorsten aus eigener Anschauung sich ein Bild machen kann, welche typischen Arbeiten die handwerklichen Facharbeiter und welche die akademisch ausgebildeten Ingenieure verrichten. So soll Thorstens eigene Entscheidungsfähigkeit für seine weitere Ausbildung angereichert werden.

Die Symptomatik bessert sich zunehmend. Es ist nicht klar abgrenzbar, welche Faktoren letztlich den Behandlungserfolg herbeigeführt haben: die eher symptomorientierten Interventionen von Physiotherapie und Imaginationsverfahren, die Kompromissbildung und Auflösung des Hintergrundkonfliktes oder auch die Wirkungsanteile einer zeitgleich sich vollziehenden Spontanremission. Thorsten wird vom Therapeuten, aber auch den Eltern große Anerkennung ausgesprochen für die Beharrlichkeit seines Übens. Ihm wird ein sehr entscheidender Anteil an seiner Genesung zugeschrieben. Dies kommuniziert Thorsten auch in die Klassengemeinschaft hinein („Ich habe sehr intensives Training mit den Beinen gemacht und sie haben sich daraufhin wieder erholt"). Die Reaktion der Mitschüler ist nun eher respektvoll als herabsetzend. Um bei den Eltern und Thorsten eine angemessene Verarbeitung zu unterstützen, wird gegen Therapieende edukativ das Störungsgeschehen noch einmal eingeordnet. Demnach stellte die schulische Überforderung für Thorsten eine dauerhafte Belastungssituation dar, für die aus seiner Sicht kein Ende in Sicht war. Aus Loyalität seinem Vater gegenüber hat er immer versucht durchzuhalten und seinen Konflikt nicht thematisiert. Die Bewegungsstörung konnte nun sehr indirekt anzeigen, dass ein Problem vorliegt, das sich durch die „erzwungene" Unterrichtsabwesenheit noch verstärkte. Mit den Lösungen, die die Familie nun einvernehmlich für diesen Ursprungskonflikt gefunden hat, ist die Bewegungsstörung nun überflüssig geworden, und so kann sie sich zurückbilden.

6 Literatur

Ahmedani, B.K., Osborne, J., Nerenz, D.R., Haque, S., Pietrantoni, L., Mahone, D. et al. (2013). Diagnosis, costs, and utilization for psychogenic non-epileptic seizures in a US health care setting. *Psychosomatics, 54,* 28–34. https://doi.org/10.1016/j.psym.2012.08.005

Allendorfer, J.B. & Szaflarski, J.P. (2014). Contributions of fMRI towards our understanding of the response to psychosocial stress in epilepsy and psychogenic nonepileptic seizures. *Epilepsy & Behavior, 35,* 19–25. https://doi.org/10.1016/j.yebeh.2014.03.023

Arain, A., Tammaa, M., Chaudhary, F., Gill, S., Yousuf, S., Bangalore-Vittal, N. et al. (2016). Communicating the diagnosis of psychogenic nonepileptic seizures: The patient perspective. *Journal of Clinical Neuroscience: Official Journal of the Neurosurgical Society of Australasia, 28,* 67–70. https://doi.org/10.1016/j.jocn.2015.10.030

Arnsten, A.F. (2015). Stress weakens prefrontal networks: Molecular insults to higher cognition. *Nature Neuroscience, 18,* 1376–1385. https://doi.org/10.1038/nn.4087

Aybek, S., Nicholson, T.R., O'Daly, O., Zelaya, F., Kanaan, R.A. & David, A.S. (2015). Emotion-motion interactions in conversion disorder: An FMRI study. *PloS one, 10,* e0123273. https://doi.org/10.1371/journal.pone.0123273

Aybek, S. & Vuilleumier, P. (2016). Imaging studies of functional neurologic disorders. *Handbook of Clinical Neurology, 139,* 73–84. https://doi.org/10.1016/B978-0-12-801772-2.00007-2

Baslet, G. (2012). Psychogenic nonepileptic seizures: A treatment review. What have we learned since the beginning of the millennium? *Neuropsychiatric Disease and Treatment, 8,* 585–598.

Baslet, G., Dworetzky, B., Perez, D.L. & Oser, M. (2015). Treatment of psychogenic nonepileptic seizures: updated review and findings from a mindfulness-based intervention case series. *Clinical EEG and Neuroscience, 46,* 54–64. https://doi.org/10.1177/1550059414557025

Bass, C. & Halligan, P. (2016). Factitious disorders and malingering in relation to functional neurologic disorders. *Handbook of Clinical Neurology, 139,* 509–520. https://doi.org/10.1016/B978-0-12-801772-2.00042-4

Becker, R.E. (2021). Psychiatry's past can be psychiatry's future. *Journal of Nervous and Mental Disorders, 209,* 85–87. https://doi.org/10.1097/NMD.0000000000001242

Bhatia, M.S. & Sapra, M.A. (2005). Pseudoseizures in children: A profile of fifty cases. Clinical analyses in the diagnosis and prognosis of seizures. *Seizure, 47,* 51–65.

Brown, R.J. (2016). Dissociation and functional neurologic disorders. *Handbook of Clinical Neurology, 139,* 85–94. https://doi.org/10.1016/B978-0-12-801772-2.00008-4

Brown, R.J. & Reuber, M. (2016a). Psychological and psychiatric aspects of psychogenic non-epileptic seizures (PNES): A systematic review. *Clinical Psychology Review, 45,* 157–182. https://doi.org/10.1016/j.cpr.2016.01.003

Brown, R.J. & Reuber, M. (2016b). Towards an integrative theory of psychogenic non-epileptic seizures (PNES). *Clinical Psychology Reviews, 47,* 55–70. https://doi.org/10.1016/j.cpr.2016.06.003

Brunner, R.M. (2012). *Dissoziative und Konversionsstörungen.* Berlin: Springer. https://doi.org/10.1007/978-3-540-48849-1

Brunner, R.M., Resch, F., Parzer, P. & Koch, E. (2008). *Heidelberger Dissoziations-Inventar* (2. Auflage). Frankfurt: Pearson.

Büch, H., Döpfner, M. & Petermann, U. (2015). *Soziale Ängste und Leistungsängste* (Leitfaden Kinder- und Jugendpsychotherapie). Göttingen: Hogrefe. https://doi.org/10.1026/02537-000

Calvert, P. & Jureidini, J. (2003). Restrained rehabilitation: An approach to children and adolescents with unexplained signs and symptoms. *Archives of Disease in Childhood, 88,* 399–402. https://doi.org/10.1136/adc.88.5.399

Caplan, R. & Plioplys, S. (2009). Psychiatric features of children with psychogenic non-epileptic seizures. In S. Schachter & W.C. LaFrance Jr. (Eds.), *Gates and Rowan's Nonepileptic Seizures* (3rd edition, pp. 163–178). Cambridge, UK: Cambridge University Press.

Chandra, P., Kozlowska, K., Cruz, C., Baslet, G.C., Perez, D.L. & Garralda, M.E. (2017). Hyperventilation-induced non-epileptic seizures in an adolescent boy with pediatric medical traumatic stress. *Harvard Review of Psychiatry, 25,* 180–190. https://doi.org/10.1097/HRP.0000000000000131

Chinta, S.S., Malhi, P., Singhi, P. & Prabhakar, S. (2008). Clinical and psychosocial characteristics of children with nonepileptic seizures. *Annals of the Indian Academy of Neurology, 11,* 159–163.

Cope, S.R., Poole, N. & Agrawal, N. (2017). Treating functional non-epileptic attacks – Should we consider acceptance and commitment therapy? *Epilepsy & Behavior, 73,* 197–203. https://doi.org/10.1016/j.yebeh.2017.06.003

Czarnecki, K., Thompson, J.M., Seime, R., Geda, Y.E., Duffy, J.R. & Ahlskog, J.E. (2012). Functional movement disorders: Successful treatment with a physical therapy rehabilitation protocol. *Parkinsonism & Related Disorders, 18,* 247–251. https://doi.org/10.1016/j.parkreldis.2011.10.011

Deeley, Q. (2016). Hypnosis as therapy for functional neurologic disorders. *Handbook of Clinical Neurology, 139,* 585–595. https://doi.org/10.1016/B978-0-12-801772-2.00047-3

Demartini, B., Batla, A., Petrochilos, P., Fisher, L., Edwards, M.J. & Joyce, E. (2014). Multidisciplinary treatment for functional neurological symptoms: A prospective study. *Journal of Neurology, 261,* 2370–2377. https://doi.org/10.1007/s00415-014-7495-4

Ding, J., An, D., Liao, W., Wu, G., Xu, Q., Zhou, D. et al. (2014). Abnormal functional connectivity density in psychogenic non-epileptic seizures. *Epilepsy Research, 108,* 1184–1194. https://doi.org/10.1016/j.eplepsyres.2014.05.006

Diseth, T.H. & Christie, H.J. (2005). Trauma-related dissociative (conversion) disorders in children and adolescents – an overview of assessment tools and treatment principles. *Nordic Journal of Psychiatry, 59,* 278–292. https://doi.org/10.1080/08039480500213683

Domsch, H. & Lohaus, A. (2010). Elternstressfragebogen (ESF). Göttingen: Hogrefe.

Döpfner, M. (2019). Ticstörungen. In S. Schneider & J. Margraf (Hrsg.), *Lehrbuch der Verhaltenstherapie* (Band 3, 2. Auflage, S. 659–674). Berlin: Springer.

Döpfner, M. & Petermann, F. (2012). *Diagnostik psychischer Störungen im Kindes- und Jugendalter* (3. Auflage; Leitfaden Kinder- und Jugendpsychotherapie). Göttingen: Hogrefe.

Döpfner, M., Roessner, V., Woitecki, K. & Rothenberger, A. (2010). *Tic-Störungen.* Göttingen: Hogrefe.

Doss, J.L. & Plioplys, S. (2018). Pediatric psychogenic nonepileptic seizures: A concise review. *Child and Adolescent Psychiatric Clinics of North America, 27,* 53–61. https://doi.org/10.1016/j.chc.2017.08.007

Dreissen, Y.E.M., Cath, D.C. & Tijssen, M.A.J. (2016). Functional jerks, tics, and paroxysmal movement disorders. *Handbook of Clinical Neurology, 139,* 247–258. https://doi.org/10.1016/B978-0-12-801772-2.00021-7

Düchting-Röth, A., Noeker, M. & Schmidt-Schönbein, C. (1995). Psychologische Interventionsansätze zur Anfallskontrolle bei Kindern und Jugendlichen mit Epilepsien. *Kindheit und Entwicklung, 4,* 96–105.

Duncan, R. (2016). Psychogenic nonepileptic seizures: EEG and investigation. *Handbook of Clinical Neurology, 139,* 305–311. https://doi.org/10.1016/B978-0-12-801772-2.00027-8

Edwards, M.J., Stone, J. & Lang, A.E. (2014). From psychogenic movement disorder to functional movement disorder: It's time to change the name. *Movement Disorders, 29,* 849–852. https://doi.org/10.1002/mds.25562

Edwards, M.J., Stone, J. & Nielsen, G. (2012). Physiotherapists and patients with functional (psychogenic) motor symptoms: a survey of attitudes and interest. *Journal of Neurology, Neurosurgery and Psychiatry, 83,* 655–658. https://doi.org/10.1136/jnnp-2011-302147

Eggleston, K.S., Olin, B.D. & Fisher, R.S. (2014). Ictal tachycardia: the head-heart connection. *Seizure, 23,* 496–505. https://doi.org/10.1016/j.seizure.2014.02.012

Ercan, E.S., Varan, A. & Veznedaroglu, B. (2003). Associated features of conversion disorder in Turkish adolescents. *Pediatrics International, 45,* 150–155. https://doi.org/10.1046/j.1442-200X.2003.01698.x

Fitzgerald, T.L., Southby, A.K., Haines, T.P., Hough, J.P. & Skinner, E.H. (2015). Is physiotherapy effective in the management of child and adolescent conversion disorder? A systematic review. *Journal of Paediatric Child Health, 51,* 159–167. https://doi.org/10.1111/jpc.12630

Fobian, A.D., Long, D.M. & Szaflarski, J.P. (2020). Retraining and control therapy for pediatric psychogenic non-epileptic seizures. *Annals of Clinical and Translational Neurology, 7,* 1410–1419. https://doi.org/10.1002/acn3.51138

Fredwall, M., Terry, D., Enciso, L., Burch, M.M., Trott, K. & Albert, D. (2021). Outcomes of children and adolescents 1 year after being seen in a multidisciplinary psychogenic nonepileptic seizures clinic. *Epilepsia, 62,* 2528–2538. https://doi.org/10.1111/epi.17031

Freud, S. & Breuer, J. (1895). *Studien über Hysterie*. Leipzig und Wien: Franz Deuticke.

Frucht, L., Perez, D.L., Callahan, J., MacLean, J., Song, P.C., Sharma, N. et al. (2021). Functional dystonia: Differentiation from primary dystonia and multidisciplinary treatments. *Frontiers in Neurology, 11,* 605262. https://doi.org/10.3389/fneur.2020.605262

Gehring, T.M. (1998). *Familiensystemtest (FAST)* (2. Auflage). Göttingen: Beltz Test GmbH.

Goldstein, L.H., Chalder, T., Chigwedere, C., Khondoker, M.R., Moriarty, J., Toone, B.K. et al. (2010). Cognitive-behavioral therapy for psychogenic nonepileptic seizures: a pilot RCT. *Neurology, 74*(24), 1986–1994. https://doi.org/10.1212/WNL.0b013e3181e39658

Grob, A. & Smolenski, C. (2009). *Fragebogen zur Erhebung der Emotionsregulation bei Kindern und Jugendlichen (FEEL-KJ)* (2. Auflage). Bern: Hogrefe.

Gudmundsson, O., Prendergast, M., Foreman, D. & Cowley, S. (2001). Outcome of pseudoseizures in children and adolescents: A 6-year symptom survival analysis. *Developmental Medicine and Child Neurology, 43,* 547–551. https://doi.org/10.1017/S0012162201000986

Hampel, P. & Petermann, F. (2016). *Stressverarbeitungsfragebogen nach Janke und Erdmann angepasst für Kinder und Jugendliche (SVF-KJ)* (2. Auflage). Göttingen: Hogrefe.

Haverkamp, F. & Noeker, M. (1998). Traditional view empirically revisited: normal intellectual functioning in breath holding spells. *European Journal of Pediatrics, 157,* 354 https://doi.org/10.1007/s004310050829

Herrmann, B., Noeker, M. & Franke, I. (2020). Misshandlung, Missbrauch und Vernachlässigung von Kindern. In G. Hoffmann, M. Lentze, J.A. Spranger & F. Zepp (Hrsg.), *Pädiatrie – Grundlagen und Praxis* (5. Auflage, S. 822–824). Heidelberg: Springer.

Holtmann, M., Legenbauer, T. & Grasmann, D. (2017). *Störungen der Affektregulation*. Göttingen: Hogrefe. https://doi.org/10.1026/02510-000

Irwin, K., Edwards, M. & Robinson, R. (2000). Psychogenic non-epileptic seizures: Management and prognosis. *Archives of Diseases in Childhood, 82,* 474–478. https://doi.org/10.1136/adc.82.6.474

Janet, P. (1889). *L'Automatisme psychologique*. Paris: Alcan.

Jordbru, A.A., Smedstad, L.M., Klungsøyr, O. & Martinsen, E.W. (2014). Psychogenic gait disorder: a randomized controlled trial of physical rehabilitation with one-year follow-up. *Journal of Rehabilitation Medicine, 46,* 181–7. https://doi.org/10.2340/16501977-1246

Kapfhammer, H.-P. (2018). Das Konversionsmodell S. Freuds in neurobiologischer Perspektive. Der Weg von der Neurologie des ausgehenden 19. Jahrhunderts über die Psychoanalyse wieder zurück zur Neurologie des 21. Jahrhunderts? *Psychologische Medizin, 29,* 12–23.

Karterud, H.N., Risör, M.B. & Haavet, O.R. (2015). The impact of conveying the diagnosis when using a biopsychosocial approach: A qualitative study among adolescents and young adults with NES (non-epileptic seizures). *Seizure, 24,* 107–113. https://doi.org/10.1016/j.seizure.2014.09.006

Keynejad, R.C., Frodl, T., Kanaan, R., Pariante, C., Reuber, M. & Nicholson, T.R. (2019). Stress and functional neurological disorders: Mechanistic insights. *Journal of Neurology, Neurosurgery and Psychiatry, 90,* 813–821. https://doi.org/10.1136/jnnp-2018-318297

Kleinstäuber, M., Bleichhardt, G., Gottschalk, J.-M. & Rief, W. (2018). *Somatoforme Störungen. Therapie-Tools.* Weinheim: Beltz.

Kleinstäuber, M., Thomas, P., Witthöft, M. & Hiller, W. (2012). *Kognitive Verhaltenstherapie bei medizinisch unerklärten Körperbeschwerden und somatoformen Störungen.* Berlin: Springer. https://doi.org/10.1007/978-3-642-20108-0

Kozlowska, K. (2005). Healing the disembodied mind: Contemporary models of conversion disorder. *Harvard Reviews in Psychiatry, 13,* 1–13. https://doi.org/10.1080/10673220590923137

Kozlowska, K. (2007). The developmental origins of conversion disorders. *Clinical Child Psychology and Psychiatry, 12,* 487–510. https://doi.org/10.1177/1359104507080977

Kozlowska, K. (2013). Functional somatic symptoms in childhood and adolescence. *Epileptic Disorders, 22,* 15–31.

Kozlowska, K., Chudleigh, C., Cruz, C., Lim, M., McClure, G., Savage, B. et al. (2018a). Psychogenic non-epileptic seizures in children and adolescents: Part I – Diagnostic formulations. *Clinical Child Psychology and Psychiatry, 23,* 140–159. https://doi.org/10.1177/1359104517732118

Kozlowska, K., Chudleigh, C., Cruz, C., Lim, M., McClure, G., Savage, B., et al. (2018b). Psychogenic non-epileptic seizures in children and adolescents: Part II – Explanations to families, treatment, and group outcomes. *Clinical Child Psychology and Psychiatry, 23,* 160–176. https://doi.org/10.1177/1359104517730116

Kozlowska, K., English, M. & Savage, B. (2012). Multimodal rehabilitation: A mind-body, family-based intervention for children and adolescents impaired by medically unexplained symptoms. Part 1: The program. *American Journal of Family Therapy, 40,* 399–419. https://doi.org/10.1080/01926187.2012.677715

Kozlowska, K., English, M. & Savage, B. (2013a). Multimodal rehabilitation: A mind-body, family-based intervention for children and adolescents impaired by medically unexplained symptoms. Part 2: Case studies and outcomes. *American Journal of Family Therapy, 41,* 212–231. https://doi.org/10.1080/01926187.2012.677723

Kozlowska, K., English, M. & Savage B. (2013b). Connecting body and mind: The first interview with somatizing patients and their families. *Clinical Child Psychology and Psychiatry, 18,* 223–245. https://doi.org/10.1177/1359104512447314

Kozlowska, K., Gray, N., Scher, S. & Blanche, S. (2021). Psychologically informed physiotherapy as part of a multidisciplinary rehabilitation program for children and adolescents with functional neurological disorder: Physical and mental health outcomes. *Journal of Paediatrics and Child Health, 57,* 73–79.

Kozlowska, K., Walker, P., McLean, L. & Carrive, P. (2015). Fear and the defense cascade: Clinical implications and management. *Harvard Reviews of Psychiatry, 23,* 263–287. https://doi.org/10.1097/HRP.0000000000000065

Kranick, S.M., Gorrindo, T. & Hallett, M. (2011). Psychogenic movement disorders and motor conversion: A roadmap for collaboration between neurology and psychiatry. *Psychosomatics, 52,* 109–116. https://doi.org/10.1016/j.psym.2010.12.017

Kupper, K. & Rohrmann, S. (2018). *Ein Diagnostik- und Therapieverfahren zum Zugang von Emotionen bei Kindern und Jugendlichen (EMO-KJ).* Bern: Hogrefe.

LaFrance, W.C., Jr., Baker, G.A., Duncan, R., Goldstein, L.H. & Reuber, M. (2013). Minimum requirements for the diagnosis of psychogenic nonepileptic seizures: A staged approach: A report from the International League Against Epilepsy Nonepileptic Seizures Task Force. *Epilepsia, 54,* 2005–2018. https://doi.org/10.1111/epi.12356

Lawton, G., Mayor, R.J., Howlett, S. & Reuber, M. (2009). Psychogenic nonepileptic seizures and health-related quality of life: The relationship with psychological distress and other physical symptoms. *Epilepsy and Behavior, 14,* 167–171. https://doi.org/10.1016/j.yebeh.2008.09.029

Lazarus, R.S. (1991). *Emotion and adaptation.* Oxford: Oxford University Press.

Leibetseder, A., Eisermann, M., LaFrance, W.C., Jr., Nobili, L. & von Oertzen, T.J. (2020). How to distinguish seizures from non-epileptic manifestations. *Epileptic Disorders: International Epilepsy Journal with Videotape, 22,* 716–738. https://doi.org/10.1684/epd.2020.1234

Lohaus, A., Eschenbeck, H., Kohlmann, C.-W. & Klein-Heßling, J. (2018). *Fragebogen zur Erhebung von Stress und Stressbewältigung im Kindes- und Jugendalter – Revision (SSKJ 3–8 R).* Göttingen: Hogrefe.

Lohaus, A. & Nussbeck, F.W. (2016). *Fragebogen zu Ressourcen im Kindes- und Jugendalter (FRKJ 8–16).* Göttingen: Hogrefe.

Loose, C. & Lechmann, C. (2019). *Schematherapie mit Jugendlichen.* Weinheim: Beltz.

Mander, J., Gschwendt, M., Schildmann, T., Blanck, P., Vonderlin, E. & Bents, H. (2018). Achtsamkeit in der Kinder- und Jugendlichenpsychotherapie. *Psychotherapeutenjournal, 16,* 106–113.

McCutcheon, I.E. (2022). Seizures and pseudoseizures: The great divide. *Progress in Brain Research, 272,* 143–151. https://doi.org/10.1016/bs.pbr.2022.03.003

Mcsweeney, M., Reuber, M. & Levita, L. (2017). Neuroimaging studies in patients with psychogenic non-epileptic seizures: A systematic meta-review. *Neuroimage Clinic, 27,* 210–221. https://doi.org/10.1016/j.nicl.2017.07.025

Mellers, A. & Goldstein, L. (2006). Ictal symptoms of avoidance behavior and dissociation in patients with dissociative seizures. *Journal of Neurology, Neurosurgery and Psychiatry, 77,* 616–621.

Michaelis, R., Tang, V., Wagner, J.L., Modi, A.C., LaFrance, W.C., Jr., Goldstein, L.H. et al. (2017). Psychological treatments for people with epilepsy. *The Cochrane Database of Systematic Reviews, 10,* CD012081. https://doi.org/10.1002/14651858.CD012081.pub2

Montenegro, M.A., Sproule, D., Mandel, A., Cappell, J., Chiriboga, C.A., Jacob, S. et al. (2008). The frequency of non-epileptic spells in children: Results of video-EEG monitoring in a tertiary care center. *Seizure, 17,* 583–587. https://doi.org/10.1016/j.seizure.2008.02.010

Morgan, L.A. & Buchhalter, J. (2015). Psychogenic paroxysmal nonepileptic events in children: A review. *Pediatric Neurology, 53,* 13–22. https://doi.org/10.1016/j.pediatrneurol.2015.03.017

Myers, L., Fleming, M., Lancman, M., Perrine, K. & Lancman, M. (2013). Stress coping strategies in patients with psychogenic non-epileptic seizures and how they relate to trauma symptoms, alexithymia, anger and mood. *Seizure, 22,* 634–639. https://doi.org/10.1016/j.seizure.2013.04.018

Nielsen, G. (2016). Physical treatment of functional neurologic disorders. *Handbook of Clinical Neurology, 139,* 555–569. https://doi.org/10.1016/B978-0-12-801772-2.00045-X

Nielsen, G., Stone, J. & Edwards, M.J. (2013). Physiotherapy for functional (psychogenic) motor symptoms: A systematic review. *Journal of Psychosomatic Research, 75,* 93–102. https://doi.org/10.1016/j.jpsychores.2013.05.006

Nielsen, G., Stone, J., Matthews, A., Brown, M., Sparkes, C., Farmer, R. et al. (2015). Physiotherapy for functional motor disorders: A consensus recommendation. *Journal of Neurology, Neurosurgery and Psychiatry, 86,* 1113–1119. https://doi.org/10.1136/jnnp-2014-309255

Noeker, M. (2004a). Artifizielle Störung und Artifizielle Störung by-proxy. *Praxis der Kinderpsychologie und Kinderpsychiatrie, 53,* 449–467.

Noeker, M. (2004b). Epilepsy – Improvement of giving the diagnosis between the demands for standardisation versus individualisation. *Seizure, 13,* 95–98. https://doi.org/10.1016/S1059-1311(03)00148-1

Noeker, M. (2008a). *Funktionelle und somatoforme Störungen im Kindes- und Jugendalter.* Göttingen: Hogrefe.

Noeker, M. (2008b). Das Gemeinsame im Speziellen: Krankheitsübergreifende Module und Lernziele der Patientenschulung. *Prävention und Rehabilitation, 20,* 2–11. https://doi.org/10.5414/PRP20002

Noeker, M. (2009). Patientenaufklärung und Patientenschulung. In C. von Hagen & H.-P. Schwarz (Hrsg.), *Psychische Entwicklung bei chronischer Erkrankung* (S. 241–255). Stuttgart: Kohlhammer.

Noeker, M. (2010). Skalen zur Erfassung von somatoformen Störungen im Kindes- und Jugendalter. *Klinische Diagnostik und Evaluation, 3,* 187–207.

Noeker, M. (2011). Konversionsstörungen: Störungsbild, Diagnostik, Psychoedukation und Intervention. *Kindheit und Entwicklung, 20,* 139–153. https://doi.org/10.1026/0942-5403/a000050

Noeker, M. (2012a). Somatoforme Störungen: Verhaltensmedizinisches Störungsmodell, Diagnostik und Intervention. *Zeitschrift für Medizinische Psychologie, 21*, 100–111. https://doi.org/10.3233/ZMP-2012-210012

Noeker, M. (2012b). Überlebende von Krebserkrankungen des Kindes- und Jugendalters: Entwicklungsverläufe zwischen Traumatisierung und Resilienz. *Bundesgesundheitsblatt - Gesundheitsforschung - Gesundheitsschutz, 55*, 481–492. https://doi.org/10.1007/s00103-012-1449-8

Noeker, M. (2013). Kindzentrierte Interventionen bei chronischen Erkrankungen. In M. Pinquart (Hrsg.), *Wenn Kinder und Jugendliche körperlich chronisch krank sind. Psychische und soziale Entwicklung, Prävention, Intervention* (S. 151–165). Berlin: Springer.

Noeker, M. (2019a). Verhaltenstherapie in der Pädiatrie. In S. Schneider & J. Margraf (Hrsg.), *Lehrbuch der Verhaltenstherapie* (Band 2, 2. Auflage, S. 999–1016). Berlin: Springer. https://doi.org/10.1007/978-3-662-57369-3_55

Noeker, M. (2019b). Verhaltenstherapie in der Kinderheilkunde. In F. Petermann (Hrsg.), *Kinderverhaltenstherapie. Grundlagen, Methoden und Anwendungen* (6. Auflage, S. 231–262). Göttingen: Hogrefe.

Noeker, M. (2020a). Chronisch-somatische Erkrankungen. In M. Döpfner, M. Hautzinger & M. Linden (Hrsg.), *Verhaltenstherapiemanual: Kinder und Jugendliche* (S. 241–247). Berlin: Springer. https://doi.org/10.1007/978-3-662-58980-9_48

Noeker, M. (2020b). Somatoforme Störungen. In M. Döpfner, M. Hautzinger & M. Linden (Hrsg.), *Verhaltenstherapiemanual: Kinder und Jugendliche* (S. 295–299). Berlin: Springer. https://doi.org/10.1007/978-3-662-58980-9_58

Noeker, M. (2020c). Chronische Erkrankungen. In F. Petermann (Hrsg.), *Entspannungsverfahren: Das Praxishandbuch* (6. Auflage, S. 315–319). Weinheim: Beltz.

Noeker, M. (2020d). Funktioneller Bauchschmerz. In F. Petermann (Hrsg.), *Entspannungsverfahren: Das Praxishandbuch* (6. Auflage, S. 399–418). Weinheim: Beltz.

Noeker, M. (2022). Psychische Gesundheit und Anpassung bei chronisch-körperlicher Erkrankung. In A. Heinen, R. Samuel, C. Vögele & H. Willems (Hrsg.), *Wohlbefinden und Gesundheit im Jugendalter.* Theoretische Perspektiven, empirische Befunde und Praxisansätze (S. 65–100). Berlin: Springer. https://doi.org/10.1007/978-3-658-35744-3_5

Noeker, M. (2023). Was führt Sie zu mir? Manipulationen, Motive und Management beim Münchhausen-by-proxy-Syndrom. *Kinder- und Jugendarzt, 54*, 24–31.

Noeker, M. (in Vorb.). *Rätselhafte neurologische Symptome. Informationen zu Konversionsstörungen für Betroffene, Eltern, Lehrkräfte und weitere Bezugspersonen* (Ratgeber Kinder- und Jugendpsychotherapie). Göttingen: Hogrefe.

Noeker, M., Franke, I. & Herrmann, B. (2020a). Prävention und Intervention bei Vernachlässigung und Deprivation. In G. Hoffmann, M. Lentze, J.A. Spranger & F. Zepp (Hrsg.), *Pädiatrie - Grundlagen und Praxis* (5. Auflage, S. 1838–1840). Heidelberg: Springer. https://doi.org/10.1007/978-3-662-60300-0_281

Noeker, M., Franke, I. & Herrmann, B. (2020b). Posttraumatische Belastungsstörungen. In G. Hoffmann, M. Lentze, J.A. Spranger & F. Zepp (Hrsg.), *Pädiatrie - Grundlagen und Praxis* (5. Auflage, S. 1835–1837). Heidelberg: Springer. https://doi.org/10.1007/978-3-642-54671-6_280-2

Noeker, M. & Haverkamp, F. (1997). Zur Konditionierbarkeit respiratorischer Affektkrämpfe. *Klinische Pädiatrie, 209*, 336–343. https://doi.org/10.1055/s-2008-1043973

Noeker, M. & Haverkamp, F. (2001). Successful cognitive-behavioral habituation training toward photophobia in photogenic partial seizure. *Epilepsia, 42*, 689–691. https://doi.org/10.1046/j.1528-1157.2001.24100.x

Noeker, M. & Haverkamp, F. (2003). Pathways to psychopathology in epilepsy. *Journal of Clinical Research in Neurology, 9*, 23–26.

Noeker, M., Haverkamp-Krois, A. & Haverkamp, F. (2005). Development of mental health dysfunction in childhood epilepsy. *Brain & Development, 27*, 5–16. https://doi.org/10.1016/j.braindev.2004.02.008

Noeker, M. & Keller, K. (2002). Münchhausen-by-proxy-Syndrom als Kindesmisshandlung. *Monatsschrift für Kinderheilkunde, 150,* 1357–1369. https://doi.org/10.1007/s00112-002-0608-7

Noeker, M., Mußhoff, F., Franke, I. & Madea, B. (2010). Münchhausen-by-proxy-Syndrom. *Rechtsmedizin, 20,* 223–235. https://doi.org/10.1007/s00194-009-0642-z

Noeker, M. & Petermann, F. (2003). Entwicklungsorientierte Betrachtung chronischer Krankheiten im Kindes- und Jugendalter. *Zeitschrift für Psychiatrie, Psychologie und Psychotherapie, 51,* 191–229.

Noeker, M. & Petermann, F. (2008). Resilienz: Funktionale Adaptation an widrige Umgebungsbedingungen. *Zeitschrift für Psychiatrie, Psychologie und Psychotherapie, 56,* 255–263. https://doi.org/10.1024/1661-4747.56.4.255

Noeker, M. & Petermann, F. (2011a). Konversion und Dissoziation. *Kindheit und Entwicklung, 20,* 119–126. https://doi.org/10.1026/0942-5403/a000048

Noeker, M. & Petermann, F. (2011b). Simulation neurologischer versus psychischer Beschwerden: zur Notwendigkeit unterschiedlicher Validierungsstrategien. *Psychotherapeut, 56,* 449–454. https://doi.org/10.1007/s00278-011-0851-2

Noeker, M. & Tourneur, D. (2005). Das Münchhausen-by-proxy-Syndrom: Familienrechtliche und forensisch-psychiatrische Aspekte. Das Jugendamt. *Zeitschrift für Jugendhilfe und Familienrecht, 78,* 167–175.

O'Connor, P. J. & Reuber, M. (2021). „It's both challenging and probably the most rewarding work" – A qualitative study of psychological therapy provider's experiences of working with people with dissociative seizures. *Epilepsy and Behavior, 122,* 108156. https://doi.org/10.1016/j.yebeh.2021.108156

Opp, J. & Job, B. (2022). Dissoziative Anfälle frühzeitig erkennen. *Monatsschrift für Kinderheilkunde, 170,* 77–85. https://doi.org/10.1007/s00112-021-01355-x

Pace-Schott, E. F., Amole, M. C., Aue, T., Balconi, M., Bylsma, L. M., Critchley, H. et al. (2019). Physiological feelings. *Neuroscience and Biobehavioral Reviews, 103,* 267–304. https://doi.org/10.1016/j.neubiorev.2019.05.002

Park, E. G., Lee, J., Lee, B. L., Lee, M. & Lee, J. (2015). Paroxysmal nonepileptic events in pediatric patients. *Epilepsy and Behavior, 48,* 83–87. https://doi.org/10.1016/j.yebeh.2015.05.029

Patel, H., Scott, E., Dunn, D. & Garg, B. (2007). Nonepileptic seizures in children. *Epilepsia, 48,* 2086–2092. https://doi.org/10.1111/j.1528-1167.2007.01200.x

Perez, D. L., Dworetzky, B. A., Dickerson, B. C., Leung, L., Cohn, R., Baslet, G. & Silbersweig, D. A. (2015). An integrative neurocircuit perspective on psychogenic nonepileptic seizures and functional movement disorders: Neural functional unawareness. *Clinical EEG and Neuroscience, 46,* 4–15. https://doi.org/10.1177/1550059414555905

Perez, D. L., Edwards, M. J., Nielsen, G., Kozlowska, K., Hallett, M. & LaFrance, W. C., Jr. (2021a). Decade of progress in motor functional neurological disorder: continuing the momentum. *Journal of Neurology, Neurosurgery and Psychiatry, 92,* 668–677. https://doi.org/10.1136/jnnp-2020-323953

Perez, D. L. & LaFrance, W. C., Jr. (2016). Nonepileptic seizures: An updated review. *CNS Spectrums, 21,* 239–246. https://doi.org/10.1017/S109285291600002X

Perez, D. L., Nicholson, T. R., Asadi-Pooya, A. A., Bègue, I., Butler, M., Carson, A. J. et al. (2021b). Neuroimaging in functional neurological disorder: State of the field and research agenda. *Neuroimage Clinical, 30,* 102623. https://doi.org/10.1016/j.nicl.2021.102623

Petermann, F. & Noeker, M. (2008). Entwicklungspsychopathologie. *Zeitschrift für Psychiatrie, Psychologie und Psychotherapie, 56,* 239–241. https://doi.org/10.1024/1661-4747.56.4.239

Petermann, F., Noeker, M. & Bode, U. (1987). *Psychologie chronischer Krankheiten im Kindes- und Jugendalter.* München: Psychologie Verlags Union.

Petermann, F., Schmidt, M. H. & Suing, M. (2012). *Kompetenzanalyseverfahren. Fremdbeurteilung beobachtbarer personaler Ressourcen bei Kindern und Jugendlichen (KANN).* Göttingen: Hogrefe.

Pick, S., Goldstein, L. H., Perez, D. L. & Nicholson, T. R. (2019). Emotional processing in functional neurological disorder: A review, biopsychosocial model and research agenda. *Journal of Neurology, Neurosurgery and Psychiatry, 90,* 704–711. https://doi.org/10.1136/jnnp-2018-319201

Pick, S., Mellers, J.D.C. & Goldstein, L.H. (2017). Dissociation in patients with dissociative seizures: Relationships with trauma and seizure symptoms. *Psychological Medicine, 47,* 1215–1229. https://doi.org/10.1017/S0033291716003093

Plioplys, S., Asato, M.R., Bursch, B., Salpekar, J.A., Shaw, R. & Caplan, R. (2007). Multidisciplinary management of pediatric nonepileptic seizures. *Journal of the American Academy of Child and Adolescent Psychiatry, 46,* 1491–1495. https://doi.org/10.1097/chi.0b013e31814dab98

Plioplys, S., Doss, J. & Siddarth, P. (2016). Risk factors for comorbid psychopathology in youth with psychogenic nonepileptic seizures. *Seizure, 38,* 32–37. https://doi.org/10.1016/j.seizure.2016.03.012

Plioplys, S., Doss, J., Siddarth, P., Bursch, B., Falcone, T., Forgey, M. et al. (2014). Multisite controlled study of risk factors in pediatric psychogenic nonepileptic seizures. *Epilepsia, 55,* 1739–1747. https://doi.org/10.1111/epi.12773

Ponnusamy, A., Marques, J.L. & Reuber, M. (2012). Comparison of heart rate variability parameters during complex partial seizures and psychogenic nonepileptic seizures. *Epilepsia, 53,* 1314–1321. https://doi.org/10.1111/j.1528-1167.2012.03518.x

Popkirov, S. (Hrsg.). (2020). *Funktionelle neurologische Störungen.* Berlin: Springer. https://doi.org/10.1007/978-3-662-61272-9

Popkirov, S., Asadi-Pooya, A.A., Duncan, R., Gigineishvili, D., Hingray, C., Kanner, A. et al. (2019). The aetiology of psychogenic non-epileptic seizures: Risk factors and comorbidities. *Epileptic Disorders, 21,* 529–547.

Radmanesh, M., Jalili, M. & Kozlowska K. (2020). Activation of functional brain networks in children and adolescents with psychogenic non-epileptic seizures. *Frontiers of Human Neuroscience, 14,* 339. https://doi.org/10.3389/fnhum.2020.00339

Reinsberger, C., Perez, D.L., Murphy, M.M. & Dworetzky, B.A. (2012). Pre- and postictal, not ictal, heart rate distinguishes complex partial and psychogenic nonepileptic seizures. *Epilepsy Behavior, 23,* 68–70. https://doi.org/10.1016/j.yebeh.2011.10.008

Reissner, R., Hebebrand, J. & Knollmann, M. (2015). *Beratung und Therapie bei schulvermeidendem Verhalten: Multimodale Interventionen für psychisch belastete Schulvermeider – das Essener Manual.* Stuttgart: Kohlhammer.

Reuber, M. (2008). Psychogenic nonepileptic seizures: Answers and questions. *Epilepsy & Behavior, 12,* 622–635. https://doi.org/10.1016/j.yebeh.2007.11.006

Reuber, M. (2009). The etiology of psychogenic non-epileptic seizures: Toward a biopsychosocial model. *Neurological Clinics, 27,* 909–924. https://doi.org/10.1016/j.ncl.2009.06.004

Reuber, M. (2018). Trauma, traumatisation, and functional neurological symptom disorder – what are the links? *Lancet Psychiatry, 5,* 288–289. https://doi.org/10.1016/S2215-0366(18)30101-9

Reuber, M. & Brown, R.J. (2017). Understanding psychogenic nonepileptic seizures – Phenomenology, semiology and the Integrative Cognitive Model. *Seizure, 44,* 199–205. https://doi.org/10.1016/j.seizure.2016.10.029

Ristic, A.J., Dakovic, M., Kerr, M., Kovacevic, M., Parojcic, A. & Sokic, D. (2015). Cortical thickness, surface area and folding in patients with psychogenic nonepileptic seizures. *Epilepsy Research, 112,* 84–91. https://doi.org/10.1016/j.eplepsyres.2015.02.015

Robson, C., Myers, L., Pretorius, C., Lian, O. & Reuber, M. (2018). Health related quality of life of people with non-epileptic seizures: The role of socio-demographic characteristics and stigma. *Seizure, 55,* 93–99. https://doi.org/10.1016/j.seizure.2018.01.001

Rommelfanger, K.S. (2016). The role of placebo in the diagnosis and treatment of functional neurologic disorders. *Handbook of Clinical Neurolology, 139,* 607–617. https://doi.org/10.1016/B978-0-12-801772-2.00049-7

Rotge, J.Y., Lambrecq, V., Marchal, C., Pedespan, J.M., Burbaud, P., Rougier, A. et al. (2009). Conversion disorder and coexisting nonepileptic seizures in patients with refractory seizures. *Epilepsy & Behavior, 16,* 350–352. https://doi.org/10.1016/j.yebeh.2009.07.032

Sachse, R. (2018). *Klärungsorientierte Psychotherapie psychosomatischer Störungen.* Göttingen: Hogrefe. https://doi.org/10.1026/02918-000

Salmon, P., Al-Marzooqi, S. M., Baker, G. & Reilly, J. (2003). Childhood family dysfunction and associated abuse in patients with nonepileptic seizures: Towards a causal model. *Psychosomatic Medicine, 65,* 695–700. https://doi.org/10.1097/01.PSY.0000075976.20244.D8

Salpekar, J. A., Plioplys, S., Siddarth, P., Bursch, B., Shaw, R. J., Asato, M. R. et al. (2010). Pediatric psychogenic nonepileptic seizures: A study of assessment tools. *Epilepsy & Behavior, 17,* 50–55. https://doi.org/10.1016/j.yebeh.2009.10.002

Sasikumar, S. & Strafella, A. P. (2021). The neuroimaging evidence of brain abnormalities in functional movement disorders. *Brain, 144,* 2278–2283. https://doi.org/10.1093/brain/awab131

Schmerler, D. A. & Espay, A. J. (2016). Functional dystonia. *Handbook of Clinical Neurology, 139,* 235–245. https://doi.org/10.1016/B978-0-12-801772-2.00020-5

Schürmann, S. & Döpfner, M. (2018). *Family Relations Test (FRT-KJ). Deutschsprachige Adaptation für Kinder und Jugendliche des Family Relations Test: Children's Version (FRT-C) von Eva Bene und James Anthony.* Göttingen: Hogrefe.

Schwingenschuh, P., Pont-Sunyer, C., Surtees, R., Edwards, M. J. & Bhatia, K. P. (2008). Psychogenic movement disorders in children: A report of 15 cases and a review of the literature. *Movement Disorders, 15,* 1882–1888. https://doi.org/10.1002/mds.22280

Selkirk, M., Duncan, R., Oto, M. & Pelosi, A. (2008). Clinical differences between patients with nonepileptic seizures who report antecedent sexual abuse and those who do not. *Epilepsia, 49,* 1446–1450. https://doi.org/10.1111/j.1528-1167.2008.01611.x

Semple, R. & Lee, J. (2014). *Achtsamkeitsbasierte Therapie für Kinder mit Angststörungen.* Paderborn: Junfermann.

Shapiro, R. (2019). *Ego-State-Interventionen leicht gemacht. Strategien für die Teilearbeit* (2. Auflage). Lichtenau: Probst Verlag.

Shapiro, A. P. & Teasell, R. W. (2004). Behavioural interventions in the rehabilitation of acute v. chronic non-organic (conversion/factitious) motor disorders. *British Journal of Psychiatry, 185,* 140–146. https://doi.org/10.1192/bjp.185.2.140

Sojka, P., Losak, J., Lamos, M., Bares, M., Kasparek, T., Brazdil, M. et al. (2019). Processing of emotions in functional movement disorder: An exploratory fMRI study. *Frontiers of Neurology, 10,* 861. https://doi.org/10.3389/fneur.2019.00861

Spranz, S., Loos, L. & Steil, R. (2018). *Trauma-Symptom-Checkliste für Kinder und Jugendliche (TSC-KJ).* Göttingen: Hogrefe.

Steil, R. & Füchsel, G. (2006). *Interviews zu Belastungsstörungen bei Kindern und Jugendlichen (IBS-KJ).* Göttingen: Hogrefe.

Stephen, C. D., Fung, V., Lungu, C. I. & Espay, A. J. (2021). Assessment of emergency department and inpatient use and costs in adult and pediatric functional neurological disorders. *JAMA Neurology, 78,* 88–101. https://doi.org/10.1001/jamaneurol.2020.3753

Stone, J. & Aybek, S. (2016). Functional limb weakness and paralysis. *Handbook of Clinical Neurology, 139,* 213–228. https://doi.org/10.1016/B978-0-12-801772-2.00018-7

Stone, J., Campbell, K. & Sharma, N. (2003). What should we call pseudoseizures? The patient's perspective. *Seizure, 12,* 568–572. https://doi.org/10.1016/S1059-1311(03)00055-4

Stone, J., Carson, A. & Hallet, M. (2016). Explanation as treatment for functional neurologic disorders. *Handbook of Clinical Neurology, 139,* 543–553. https://doi.org/10.1016/B978-0-12-801772-2.00044-8

Stone, J., Reuber, M. & Carson A. (2013). Functional symptoms in neurology: mimics and chameleons. *Practice of Neurology, 13,* 104–113. https://doi.org/10.1136/practneurol-2012-000422

Sueri, C., Gasparini, S., Balestrini, S., Labate, A., Gambardella, A., Russo, E. et al. (2018). Diagnostic Biomarkers of Epilepsy. *Current Pharmaceutical Biotechnology, 19,* 440–450. https://doi.org/10.2174/1389201019666180713095251

Sundararajan, T., Tesar, G. E. & Jimenez, X. F. (2016). Biomarkers in the diagnosis and study of psychogenic nonepileptic seizures: A systematic review. *Seizure, 35,* 11–22. https://doi.org/10.1016/j.seizure.2015.12.011

Sunde, K.E., Hilliker, D.R. & Fischer, P.R. (2020). Understanding and managing adolescents with conversion and functional disorders. *Pediatric Reviews, 41,* 630–641. https://doi.org/10.1542/pir.2019-0042

Teismann, T. & Ehring, T. (2019). *Pathologisches Grübeln.* Göttingen: Hogrefe. https://doi.org/10.1026/02748-000

Tewes, A. & Naumann, A. (2019). Neue Methoden der Kinderverhaltenstherapie: Die dritte Welle. In F. Petermann (Hrsg.). (2019), Kinderverhaltenstherapie. *Grundlagen, Methoden und Anwendungen* (6. Auflage, S. 156–177). Göttingen: Hogrefe.

Titze, K. & Lehmkuhl, U. (2010). *Elternbildfragebogen für Kinder und Jugendliche (EBF-KJ).* Göttingen: Hogrefe. https://doi.org/10.1026/0012-1924/a000002

Valente, K.D., Alessi, R., Vincentiis, S., Santos, B.D. & Rzezak, P. (2017). Risk factors for diagnostic delay in psychogenic nonepileptic seizures among children and adolescents. *Pediatric Neurology, 67,* 71–77. https://doi.org/10.1016/j.pediatrneurol.2016.10.021

van der Kruijs, S.J., Bodde, N.M., Vaessen, M.J., Lazeron, R.H., Vonck, K., Boon, P. et al. (2012). Functional connectivity of dissociation in patients with psychogenic non-epileptic seizures. *Journal of Neurology, Neurosurgery and Psychiatry, 83,* 239–247. https://doi.org/10.1136/jnnp-2011-300776

van der Kruijs, S.J., Jagannathan, S.R., Bodde, N.M., Besseling, R.M., Lazeron, R.H., Vonck, K.E. et al. (2014). Resting-state networks and dissociation in psychogenic non-epileptic seizures. *Journal of Psychiatric Research, 54,* 126–133. https://doi.org/10.1016/j.jpsychires.2014.03.010

Velani, H. & Gledhill, J. (2021). The effectiveness of psychological interventions for children and adolescents with non-epileptic seizures. *Seizure, 93,* 20–31. https://doi.org/10.1016/j.seizure.2021.09.006

Verrotti, A., Agostinelli, S., Mohn, A., Manco, R., Coppola, G., Franzoni, E. et al. (2009). Clinical features of psychogenic non-epileptic seizures in prepubertal and pubertal patients with idiopathic epilepsy. *Neurological Science, 30,* 319–323. https://doi.org/10.1007/s10072-009-0107-x

Vincentiis, S., Valente, K.D., Thome-Souza, S., Kuczinsky, E., Fiore, L.A. & Negrao, N. (2006). Risk factors for psychogenic nonepileptic seizures in children and adolescents with epilepsy. *Epilepsy & Behavior, 8,* 294–298. https://doi.org/10.1016/j.yebeh.2005.08.014

Walter, D. & Döpfner, M. (2020). *Schulvermeidung.* Göttingen: Hogrefe. https://doi.org/10.1026/02810-000

Wardrope, A., Newberry, E. & Reuber, M. (2018). Diagnostic criteria to aid the differential diagnosis of patients presenting with transient loss of consciousness: A systematic review. *Seizure, 61,* 139–148. https://doi.org/10.1016/j.seizure.2018.08.012

Weiss, K.E., Steinman, K.J., Kodish, I., Sim, L., Yurs, S., Steggall, C. et al. (2021). Functional neurological symptom disorder in children and adolescents within medical settings. *Journal of Clinical Psychology in Medical Settings, 28,* 90–101. https://doi.org/10.1007/s10880-020-09736-2

Winter, S.M., Quinn, C., Murray, E. & Lenz, K. (2018). *Screening für Somatoforme Störungen des Kindes- und Jugendalters (SOMS-KJ).* Bern: Hogrefe.

Wolf, P., Benbadis, S., Dimova, P.S., Vinayan, K.P., Michaelis, R., Reuber, M. et al. (2020). The importance of semiological information based on epileptic seizure history. *Epileptic Disorders, 22,* 15–31.

Wöller, W. (2022). *Psychodynamische Psychotherapie: Lehrbuch der ressourcenorientierten Praxis.* Stuttgart: Schattauer.

Wöller, W. & Kruse, J. (Hrsg.). (2018). *Tiefenpsychologisch fundierte Psychotherapie* (5. Auflage). New York: Schattauer.

Wyllie, E., Glazer, J.P., Benbadis, S., Kotagal, P. & Wolgamuth, B. (1999). Psychiatric features of children and adolescents with pseudoseizures. *Archives of Pediatrics and Adolescent Medicine, 153,* 244–248. https://doi.org/10.1001/archpedi.153.3.244

Yeom, S.Y., Bernard, H. & Koh, S. (2021). Myths and truths about pediatric psychogenic nonepileptic seizures. *Clinical and Experimental Pediatrics, 64,* 251–259. https://doi.org/10.3345/cep.2020.00892